JN335487

《最新版》歯科診療所経営のマーケティングリサーチ戦略

患者満足度向上・患者数増大の実践プログラム

監修　一般社団法人 全日本医療経営研究会

はじめに

「マーケティング・リサーチ」という経営手法は、医療界にとっては、「診療圏調査」という形で紹介されました。

これは「地域住民の人口、地域の受療率、競合医療機関の有無等の状況から、その地に開業した場合にどの程度の来院患者数を見込むことができるのかを予測する」というもので、開業時にこの調査分析法を用いた開業医も少なくないはずです。

この「診療圏分析」の手法というものは、「供給が需要を生む」という考え方、その当然の帰結としての医療費の増大というものを前提にしたものであり、「患者の選択」という要素を無視した、供給側の一方的な思い入れによって成り立つものであると思います。

歯科医療供給が不足していた時期、あるいは地域においてはこの考え方は成立したのかもしれませんが、**歯科医療供給が過剰になった時代、地域においてはこのような単純な考え方は成り立たない**ように思います。

歯科医療供給が過剰になった現状では、つぎの 2 点が重要となります。

> ・時代や地域の状況に見合ったマーケティング・リサーチの考え方、手法、技術の導入
> ・保険診療という「量」の医療ではなく、歯科医療の「質」に対応したリサーチ法、リサーチ技術の確立

一般医科の分野では、診療ガイドラインの整備等によって医療の標準化が進み、時間あたり報酬の考え方が導入されて保険診療の範囲が相対的に縮小し、特定療養費制度の拡大、自由診療、混合医療が導入されるようになってくると通常の保険診療によって得られる収入というものは一定の範囲内に集約していくことになります。

こういった現状では、設備等に投資できる金額も人件費も院長の所得そのものも制限されることになり、**自由開業医制度のもとでの医療の多様性**というメリットが損なわれることになります。

したがって、現実の開業医の行動としては、**否応なく通常の保険診療以外の医療を行わざるを得なくなる**と考えられます。

別の言い方をすれば、**保険診療外の部分での競合が行われる**ことになるわ

けです。

　そのような環境下にあっては、どのような医療技術をどの程度の価格で提供すれば、患者に受け入れてもらえるのか、といった歯科医療の質に関連した患者情報を入手するためのリサーチ術が重要になってきます。

　また、医療広告規制が撤廃されていく流れの中で、どのような形のPRがより集患効果があるのかといったリサーチなども重要になります。

　これまでの歯科医療経営というのは、いわば院長の医療理念や持てる技術を中心にそれらを発信すれば患者は集まる、収入は得られるということを前提として組み立てられ、院内での問題を改善、解決していくという内向きのものであったわけです。

　しかし、これからは外部とのかかわり、患者との関係性といった要素により比重を置いたものになっていくということです。

　極端な言い方をすれば、次のような発想の転換が行われることになるでしょう。

> 「院長が提供できる歯科医療」、「院長が提供したい歯科医療」
> ⇩
> 「患者が望んでいる歯科医療」

　この両者が一致していればいいのですが、一致しない場合には当然後者を優先させなければなりません。

　歯科医療には情報の非対称性があり、もちろん患者が常にベストチョイスをできるわけではありません。そのことは患者自身が一番よく知っていることです。

　したがって、「患者の望む歯科医療」とは次にあげる項目です。

> ▶多様な歯科医療技術の提供
> ▶自分（患者）の選択が正しいかどうかの判断基準の提供
> ▶選択が間違っていた場合の「納得できる説得」

　「より正しい選択のための情報提供」といった無形のソフトも含まれると考えるべきです。

　この無形のソフト部分が欠落した歯科医療技術の提供は「過ぎたるは猶及

ばざるが如し」で、典型的な算術医療になるといえます。

　医療技術の提供との調和を図りながら、現実に経営を担う院長として患者との関係性を大切にすべきであり、そのためのツールとして改めて「マーケティング・リサーチ」という技術に着目すべきであると思われます。

　なお、本書は体系的なマーケティングの実践書になっています。
　歯科医療の学術的な研究とともに、「患者が望んでいる歯科医療」「患者のための歯科診療所」を目指して、歯科診療所の経営についても合理化する努力をしていただきたいと思います。
　どんなに優秀な技術と豊富な学識があろうとも、それが患者の中に生かされなければそれは無きに等しいことであり、患者あってこその歯科医療であり歯科診療所なのです。
　いわば、歯科診療所は患者とともにあるわけで、だからこそ歯科医療の学術的研鑽と並んで、いかにして多くの来院患者を迎えるかについて工夫し、努力しなければなりません。
　今日の歯科医療過当競争の時代を迎えて、せっかく優秀な技術と豊富な学識を持ちながらも敗退していく歯科医師が、今後ますます増えてくることと思われます。
　日夜腐心している歯科の先生方に対し、患者を集めるノウハウを公開し、公平な競争のためのスタートラインに立っていただきたいと思います。
　提供するべき歯科医療の充実は、歯科医療の経営戦略・営業戦略がその基礎にあってこそ考えられるということを、ぜひ、本書を通じて、ご理解いただきたいと思います。

平成26年2月

一般社団法人 全日本医療経営研究会
渡邉　滋巳

第1部 患者数増加の実践プログラム

第1章 **患者数が増加する仕組みとは？** ……… 2

    1.1 患者が歯科診療所を選択する理由　2

        1.1.1 「よい評判」は患者がつくり出してくれるもの　2

        1.1.2 歯科診療所における患者の流れ　3

    1.2 歯科診療所の患者数の構造　6

第2章 **患者数増加へ向けての現状把握** ……… 7

    2.1 診療実績データによる患者数分析　8

        2.1.1 患者数実績表を作成しましょう　8

        2.1.2 患者数実績の分析・考察　16

        2.1.3 患者数増加取り組み項目の検討　20

    2.2 来院患者の分布調査　24

        2.2.1 自院周辺の患者の実態を知っておきましょう　24

        2.2.2 調査の目的と進め方　26

第3章 **患者数増加対策と進め方** ……… 42

    3.1 再診患者を増やす（その1）〜中断患者対策　42

        3.1.1 中断患者とは　42

        3.1.2 中断患者への再来院を促すアプローチ　43

        3.1.3 無断キャンセル・予約連絡待ち患者への早期フォロー　47

        3.1.4 無断キャンセル患者の減少法　54

    3.2 再診患者を増やす（その2）〜終了患者対策　60

        3.2.1 終了患者の減少と患者数増加　60

		3.2.2 治療提供量の増加を図る	61
3.3	再初診患者を増やす（その3）		72
	3.3.1	再初診患者の増加	72
	3.3.2	リコール患者の増加	72
	3.3.3	過去の終了患者へのアプローチ	94
	3.3.4	患者満足度の向上	101
3.4	紹介有り新患を増やす		117
	3.4.1	紹介有り新患の増加	117
	3.4.2	紹介者フォローシステムの構築	117
	3.4.3	院内で診療所のよさをPRする	125
	3.4.4	診療所の情報が話題にのぼる仕掛けづくり	129
	3.4.5	院外における紹介拠点の開拓	132

第4章　患者数増加へ向けた実践スケジュールの作成　138

4.1　患者数増加へ向けたスケジュールの作成　138

第5章　患者数増加を実現した歯科診療所の事例　145

5.1　再診患者の増加を実現したK歯科医院の事例　145
  5.1.1　中断患者の減少により患者数増加を実現　145

5.2　再診患者の増加を実現したS歯科医院の事例　151
  5.2.1　終了患者の減少により再診患者が増加　151

5.3　再初診患者の増加を実現したY歯科医院の事例　154
  5.3.1　リコールシステムの導入・継続的な見直しにより
     リコール患者数の増加を実現　154

5.4　再初診患者の増加を実現したN歯科医院の事例　158
  5.4.1　患者満足度向上活動により、患者数増加を実現　158

5.5　紹介有り新患の増加を実現したM歯科医院の事例　163

5.5.1　紹介促進活動により新患数の増加を実現　　163

第2部　患者満足度の診断・向上・改善戦略

第1章　患者満足度向上のための施策 168
　1.1　自院でできる患者満足度の測定・診断　　168
　　1.1.1　自院が患者に満足してもらえる診療所づくりのために十分努力しているか　　168
　　■患者満足度向上のための課題抽出・対応施策チャート図　170

第2章　なぜ、PS（Patient Satisfaction）経営なのか 172
　2.1　患者満足への4つの視点　　172
　　2.1.1　中断患者防止のために（なぜ、中断患者は発生するのか）　　172
　　2.1.2　新患獲得のために（どうすれば新患が獲得できるのか）　　173
　　2.1.3　自費率向上のために　　176
　　2.1.4　愛顧患者づくりのために　　176

第3章　PS経営の進め方 177
　3.1　PS経営を実践するために必要なこと　　177
　　3.1.1　「よい評判」は患者がつくり出してくれるもの　　177
　　3.1.2　アンケート形式こそ患者満足度を知る最善の方法　177

第4章　患者満足度診断の進め方 179
　4.1　院内アンケートの目的の明確化　　179
　4.2　アンケートの作成　　180

4.2.1	基本サービスのアンケート作成	180
4.2.2	応用編（デンタルIQ度チェック）のアンケート作成	185

4.3 院内アンケート配布の手順と留意点　186
4.4 院内アンケート結果の分析の視点　189
 4.4.1 レーダーチャートにする方法　190
 4.4.2 レーダーチャートからの分析の視点　192

第5章 患者満足度診断結果と改善活動　193

5.1 時間サービス（待ち時間、治療時間、治療期間等）の見直しによる満足度向上　193
 5.1.1 時間サービスに対する不満とは　193
 5.1.2 治療時間の不満をなくすための対策（A歯科医院の事例）　194
 5.1.3 待ち時間の不満をなくすための対策（B歯科医院の事例）　206

5.2 応対サービスの見直しによる満足度向上　213
 5.2.1 応対サービスに対する不満とは　213
 5.2.2 受付応対をよくするための対策（C歯科医院の事例）　213

5.3 情報サービス見直しによる満足度向上　220
 5.3.1 情報サービスに対する不満とは　220
 5.3.2 治療の内容説明についての不満をなくす対策（D歯科医院の事例）　221

5.4 施設・設備サービス見直しによる満足度向上　228
 5.4.1 施設・設備サービスに対する不満とは　228
 5.4.2 診療室の清潔度の満足を高める対策（E歯科医院の事例）　229

第6章	診断結果の活用の仕方	236
	6.1　スタッフ教育における活用ポイント	236
	6.2　患者広報の仕方	238
	6.3　経営方針をつくる	238

第7章	患者管理データによる経営管理	241
	7.1　アンケート方式以外の患者満足度の確認の仕方	241
	7.1.1　無断キャンセル率	241
	7.1.2　紹介数	246
	7.2　最後に	247
	実践フォーマット集	249

第3部　自費率向上の経営手法と改善事例

第1章	自費率向上マニュアル	264
	患者に選ばれる診療所づくりをめざして	264
	1.1　自由診療システムの構築	264
	1.1.1　自由診療移行率向上のポイント	264
	1.1.2　自費切り換えのパターン分類	269
	1.2　自由診療スイッチング・システム	272
	1.2.1　スイッチング業務マニュアルの作成	272
	1.2.2　自由診療スイッチング・ツールの整備と活用	276
	1.2.3　治療計画書作成マニュアル	298
	1.2.4　自費支払い方法の設定と入金管理	304
	1.2.5　自由診療保証制度とリコールシステム	310

	1.2.6　自由診療移行率の管理	316
1.3	**診療業務の効率化**	**322**
	1.3.1　業務効率化の基本的な考え方	322
	1.3.2　予約管理の徹底	323
	1.3.3　適切な診療業務の分担	329

第2章　自費トーク・マニュアル　343

2.1	**患者応対トーク・マニュアルの作成**	**343**
	2.1.1　患者サービスと応対マニュアル	343
	2.1.2　マニュアル作成のポイント	345
	2.1.3　トーク・マニュアル作成の手順	346
2.2	**自費トーク・マニュアル事例集**	**350**
	2.2.1　患者に対して的確に説明を行うために	350
	2.2.2　カウンセリング・トークマニュアル	351
	2.2.3　自費治療説明トーク・マニュアル	364

第3章　自費率向上のための経営改善手法　375

3.1	**自費率向上のための経営改善施策**	**375**
	3.1.1　自費率向上の前提条件ってなに？	375
3.2	**患者サービス向上のための施策**	**378**
	3.2.1　それぞれの場面での患者応対のあり方を明確に	378
3.3	**無断キャンセル・治療中断防止対策**	**389**
	3.3.1　無断キャンセル・中断への適切な応対	389
	3.3.2　無断キャンセル対応システムの構築	391
	3.3.3　中断防止のための改善施策	398
3.4	**患者紹介システムの構築**	**402**
	3.4.1　患者の愛顧化を図る前提となるもの	402
	3.4.2　患者紹介システムのポイント	406

第4章　自費率向上成功事例集 ……… 413

4.1　自費率38%から51%に〈G医院のケース〉　413
- 4.1.1　効率的な自費カウンセリングの確立が課題　413
- 4.1.2　自由診療移行率アップのための施策　415
- 4.1.3　スタッフ・ミーティングでスタッフの活性化　424

4.2　自費率24%から30%に〈O歯科医院のケース〉　428
- 4.2.1　新規開業で2億5,000万円借入　428
- 4.2.2　無断キャンセル防止のための施策　429
- 4.2.3　カウンセリング・システムの導入　433
- 4.2.4　成果の確認　438

4.3　自費率20%弱から35%に〈C歯科医院のケース〉　439
- 4.3.1　診療規模に限界、単価アップがポイント　439
- 4.3.2　患者啓蒙活動による愛顧患者化　440
- 4.3.3　自費切り換え促進のための施策　446

※本書の各章掲載の関連図表（CD収録）については、巻末の小目次一覧（458頁・459頁）に掲載してあります。ご参照ください（編集部）

第1部

患者数増加の実践プログラム

第1章　患者数が増加する仕組みとは？

第2章　患者数増加へ向けての現状把握

第3章　患者数増加対策と進め方

第4章　患者数増加へ向けた実践スケジュールの作成

第5章　患者数増加を実現した歯科診療所の事例

第1章 患者数が増加する仕組みとは？

1.1 患者が歯科診療所を選択する理由

1.1.1 「よい評判」は患者がつくり出してくれるもの

患者が来院する理想的な状態を整理すると、次の2つのポイントに分けられます。

> **POINT**
> ①自院が地域住民、診療圏の中でよい評価・評判を得ている
> ②評判・評価の好循環により集患活動を行う必要のない状態

「よい評判」とは、患者がつくり出してくれるものです。

「建物もこんなにきれいにしたのに患者が少しも増えない」とか「腕のよい歯科医師に来てもらっているが、収入は伸びない」という話を耳にしますが、これは当たり前のことです。

いくらよい治療サービスを提供していても、その"サービスのよさ"を患者自身が感じてくれて周りに伝えてくれなければ「よい評判」は生まれてきません。

患者が来院するしくみを考えるための最初のポイントとしては、「**誰に働きかけていかなければならないかを明らかにする**」ということです。

真っ先に働きかけるべき対象としては「診療所」が直接働きかけることのできる「**患者本人（自院の来院患者）**」ということになります。

次に、自院の患者を通して「**地域の潜在患者**」に働きかけていくことになります。

地域住民はどのような視点で診療所を選択するのでしょうか。

次頁の資料は、当会で実施した「歯科診療所の選択理由」に関するアンケート結果です。

この結果によってわかることは、「通院に便利」という理由で歯科診療所を選択する患者が約半数を占めるということです。歯科診療所が立地産業たるゆえんです。

一方で、「通院の利便性」の他に「紹介されて」「治療がよいから」「対応が

よいから」といった"診療所のサービスのよさ"に関する項目が上位にあげられています。

また、「紹介されて」という理由は、「治療が上手と聞いたので」「対応がよいからと勧められて」というように「"サービスのよさ"があるから紹介された」と考えることができます。

昨今、地域に多くの競合歯科診療所が存在している環境を考えますと、自院が患者に選択されるためには、単に通院の利便性だけではなく自院の"サービスのよさ"が重要な要素として求められます。

■ 表1.1：「歯科診療所の選択理由」に関するアンケート調査

選択理由	人　数	％
サンプル総計	4,320	100.0%
①紹介されて	794	18.4%
②治療がよいから	457	10.6%
③対応がよいから	230	5.3%
④施設や設備がよいから	22	0.5%
⑤費用が安いから	21	0.5%
⑥外観が立派だから	32	0.7%
⑦通院が便利だから	2,176	50.4%
⑧医師の知り合いだから	133	3.1%
⑨その他	455	10.5%

どんなに"よいサービス"を提供できるとしても、患者に自院の"サービスのよさ"を知ってもらわなければ選択してもらえません。

患者数を増加させるためには、自院の"サービスのよさ"をいかに地域の住民に広めていくか、すなわち、"いかによい口コミをつくるか"が非常に大切なポイントであるといえます。

1.1.2　歯科診療所における患者の流れ

患者が来院する流れは図1.1のとおりです。

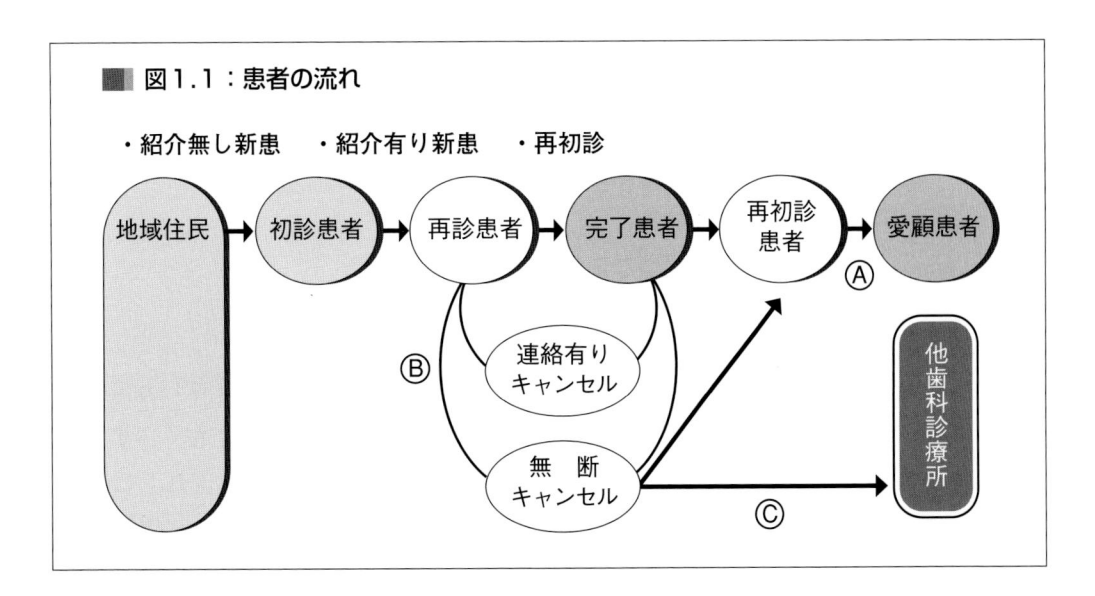

■ 図1.1：患者の流れ

・紹介無し新患　・紹介有り新患　・再初診

地域住民 → 初診患者 → 再診患者 → 完了患者 → 再初診患者 → 愛顧患者

連絡有りキャンセル
無断キャンセル
他歯科診療所

Ⓐ　Ⓑ　Ⓒ

> ●患者の流れの重要ポイント
> ①初診で来院した患者が、「スムーズ」に治療を終了する
> ②完了患者が「スピーディー」に再初診として戻ってくる
> ③来院患者が「スムーズ」に新たな患者を紹介してくれる

上記が歯科診療所の生命線であり、「初診患者の増加」において、大変重要なことです。

一方で、「キャンセル患者（特に無断）をいかに少なくし、中断患者を発生させないようにするか」ということも重要です。

患者数の増加に向けては、図1.1の「患者の流れ」をいかに「スムーズ」かつ「スピーディー」なものにしていくかということが大切なポイントです。

1 初診患者数の増加

初診患者数を増加させるうえで重要なことが「**紹介患者を増やす**」ことです。

紹介患者というのは、よい評価が口コミとして伝えられた結果であるケースがほとんどです。新患をどれだけ紹介してもらえるかが、歯科診療所の収益状況にきわめて大きな影響をもたらします。

そこで単に患者を紹介してもらうのを受け身の姿勢で待っているだけではなく、意図的に紹介患者を増やしていくことを考えなければいけません。

まず何よりも現在来院している患者自身が、自院の診療に満足し納得してくれているかが前提となります。

その条件として、次のような医療サービスのレベルアップを図ることが必要です。

> **POINT** ●**患者が満足してくれる医療サービスの条件**
> ①確かな技術
> ②的確で親切な応対
> ③院内の環境整備

サービスレベルを向上させることによって「患者と歯科診療所との信頼関係」が強化されれば、「再初診」として再び来院してくれるだけでなく、患者は自院のファンになってくれるわけですから、図1.1「患者の流れ」におけるⒶの「**愛顧患者**」化への流れを推進し「愛顧患者」を増加させることにつな

がります。
　「愛顧患者」は、次のような効果をもたらしてくれます。

> ①地域に自院の好ましい評判を広めてくれる
> ②自分自身がファンであるだけでなく、家族はもちろん友人や知人も紹介してくれる

2　中断患者数の減少

　口コミ促進を考えるうえで、歯科診療所にとって軽視できないのが「**治療中断**」です。治療中断患者が発生するのは、**自院に対してなんらかの不満があったから**で、この不満が口コミによって地域住民に流布され、好ましくない風評が立ってしまうことになるからです。
　この治療中断が発生する患者側の原因としては、主に次の5つが考えられます。

> **POINT　●治療を中断してしまう患者側の5つの理由**
> ①表面上の不具合がなくなった（痛みや腫れがひいた場合など）
> ②費用に対する不満がある（自由診療を勧めた場合など）
> ③治療期間に不満や不安がある（数回来院したが治療予定を説明していない場合や、長期間の通院が必要なことがはっきりした場合など）
> ④治療内容や治療技術に不満がある（痛かった、痛くない歯を削られた、あるいは歯科医師が替わった場合など）
> ⑤応対接遇に不満な点がある（待たされたなど）

　これらのうち、②から⑤は場合によっては口コミなどを通じ、地域における自院の評価を落とすことになりかねません。
　中断患者は図1.1「患者の流れ」のⒸの矢印の流れにあるように、時には"他歯科診療所"への転院という流れにつながります。
　中断患者は、その前段階として（無断）キャンセルをします。そして、キャンセルが続くようですと、そのまま中断患者になってしまいます。
　事前対策を打つとすれば、図1.1「患者の流れ」におけるⒷの「無断キャンセル」に向かう段階で行っていかなければなりません。

1.2　歯科診療所の患者数の構造

「患者数の増加」というと一般には「初診患者」、特に「新患」の増加をイメージしがちですが、患者数の増加方法は「新患」の増加だけではありません。

新患以外にも、総患者人数を構成しているそれぞれの患者数項目について継続的、安定的に患者数の増加を実現していくための"しくみ"を構築していくことが必要です。

■ 図1.2：歯科診療所に来院する患者人数の構造

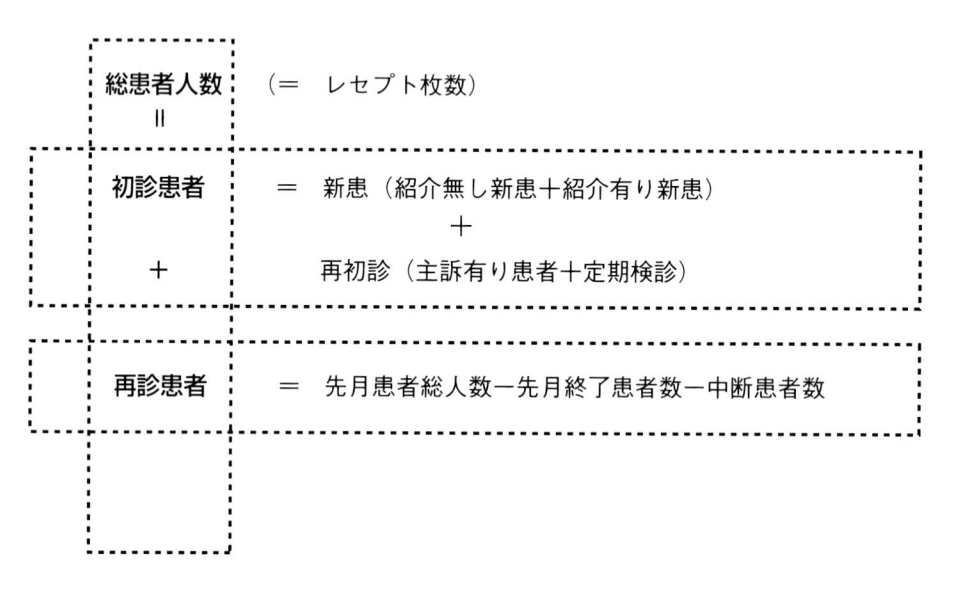

```
総患者人数     （＝ レセプト枚数）
    ＝

  初診患者     ＝  新患（紹介無し新患＋紹介有り新患）
                          ＋
    ＋             再初診（主訴有り患者＋定期検診）


  再診患者     ＝  先月患者総人数－先月終了患者数－中断患者数
```

●患者数を増加させる取り組みの上で大切な6項目
①中断患者数を減らす　　　⑤紹介有り新患数を増やす
②終了患者数を減らす　　　⑥紹介無し新患数を増やす
③定期検診患者数を増やす　※上記の6項目を、以降本書では、
④再初診患者数を増やす　　　「患者数項目」と呼びます。

第2章 患者数増加へ向けての現状把握

　本章では「患者数増加へ向けての現状把握」について解説し、下記の「患者数増加へ向けた問題点の明確化」の流れに沿って進めます。

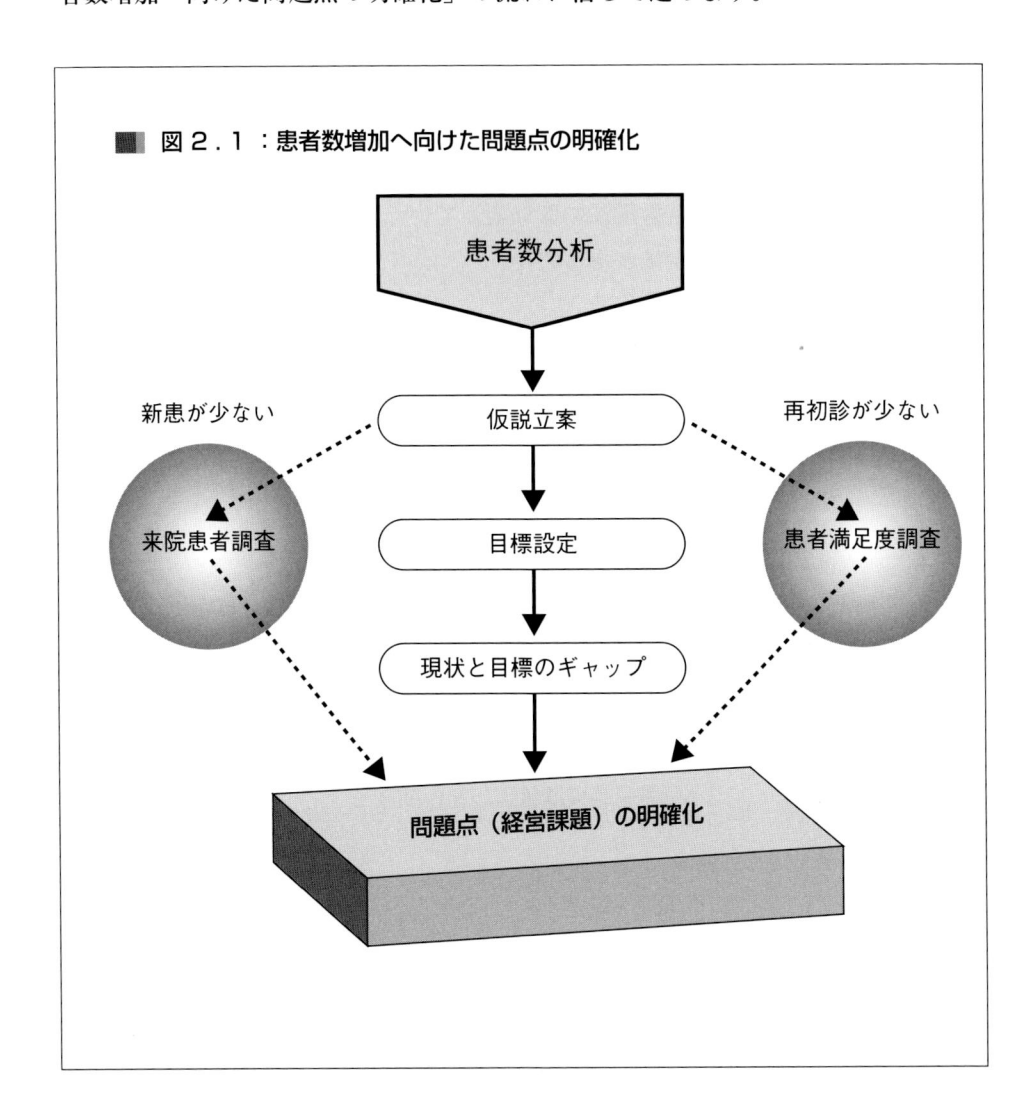

■ 図2.1：患者数増加へ向けた問題点の明確化

```
           患者数分析
              ↓
新患が少ない  仮説立案  再初診が少ない
    ↙         ↓          ↘
来院患者調査  目標設定   患者満足度調査
              ↓
         現状と目標のギャップ
              ↓
    問題点（経営課題）の明確化
```

2.1 診療実績データによる患者数分析

　患者数増加へ向けた取り組みにあたり、まずは自院の現状の患者構造を正しく把握する必要があります。
　自院の患者構造において、現状と方向性を正しく把握・考察し患者数増加へ向けての問題点を鮮明化することです。

POINT
①現状において、患者構造上のどこに問題があるのか
②過去からの推移において、どの患者数が減少しているのか
③今後患者数増加に取り組んでいくとすれば、どの患者数に増加の余地があるのか

　診療実績データの持つ意味合いと患者数の増加施策の明確化といった視点から「診療実績データの活用方法」について説明していきます。

2.1.1 患者数実績表を作成しましょう

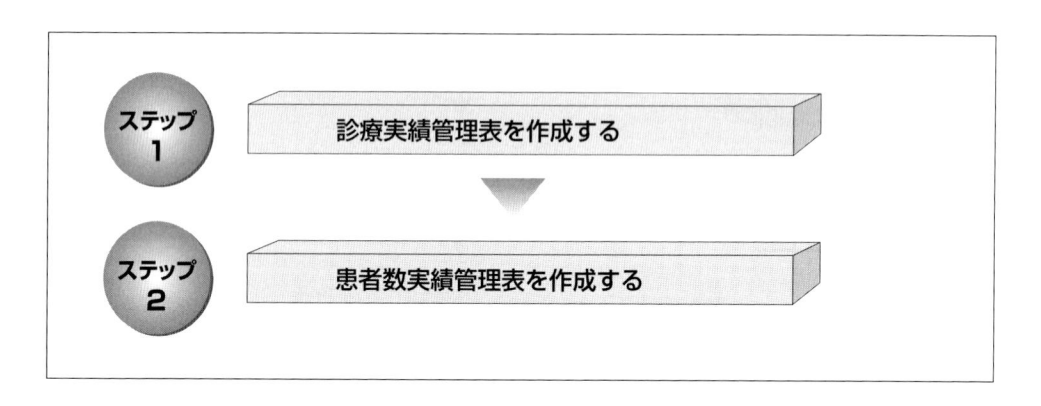

```
ステップ1 → 診療実績管理表を作成する
        ↓
ステップ2 → 患者数実績管理表を作成する
```

ステップ1　月度診療実績管理表を作成する

①毎日の診療終了後に、毎日の診療人数等を記入していきます。
　※記入事例およびフォーマットは、9〜12頁に掲載してあります。

SAMPLE　診療実績管理表（記入事例）

○月度　診療実績管理表

日	曜日	天気	予約患者数①	当日キャンセル患者数② 無断	当日キャンセル患者数② 連絡	急患③	実来院患者数④	自費患者数⑤	新患者数 紹介有り	新患者数 紹介無し	再初診	定期検診	終了患者	備考
1	火	○	39	2	1	2	38	2	1	1	2	0	4	
2	水	○	36	1	0	3	38	1	1	0	4	0	3	
③	木													
4	金	○	37	1	3	0	33	1	0	0	5	2	7	
5	土	◎	31	0	4	2	29	3	0	3	4	0	5	
⑥	日													
7	月	○	38	3	2	2	35	0	0	1	3	0	6	
8	火	●	33	3	6	4	28	1	3	0	1	0	2	
9	水	○	31	2	4	3	28	2	0	0	2	1	1	
⑩	木													
11	金	○	40	2	5	1	34	0	0	0	6	0	7	
12	土	●	29	1	1	1	28	1	2	1	1	0	4	
⑬	日													
14	月	○	38	3	3	0	32	1	0	0	3	0	3	
15	火	○	36	0	3	2	35	2	2	0	4	1	6	
16	水	○	32	2	0	0	30	1	2	0	1	0	4	
⑰	木													
18	金	○	30	4	5	2	23	3	0	3	1	0	1	
19	土	○	37	2	2	2	35	2	4	0	4	0	5	
⑳	日													
㉑	月													
22	火	◎	29	1	2	2	28	3	1	0	2	0	2	
23	水	●	35	3	1	0	31	1	0	2	5	0	4	
㉔	木													
25	金	○	41	2	2	1	38	0	2	0	5	0	4	
26	土	○	20	0	2	0	18	0	0	1	1	0	1	
㉗	日													
28	月	◎	43	1	4	2	40	1	1	1	4	0	6	
29	火	○	39	0	2	3	40	3	0	3	4	0	3	
30	水	○	36	3	1	2	34	2	1	1	2	0	2	
㉛	木													
合計		21	730人	36人	53人	34人	675人	30人	20人	17人	64人	5人	80人	

総患者数（レセプト枚数＋自由診療のみ）	289人	保険診療患者数（レセプト枚数）	241人

保険点数	413,725点	自由診療収入	683,000	自由診療患者人数	8人

第2章　患者数増加へ向けての現状把握

診療実績管理表フォーマット

_____月度　診療実績管理表

日	曜日	天気	予約患者数①	当日キャンセル患者数② 無断	当日キャンセル患者数② 連絡	急患③	実来院患者数④	自費患者数⑤	新患者数 紹介有り	新患者数 紹介無し	再初診	定期検診	終了患者	備考
1														
2														
3														
4														
5														
6														
7														
8														
9														
10														
11														
12														
13														
14														
15														
16														
17														
18														
19														
20														
21														
22														
23														
24														
25														
26														
27														
28														
29														
30														
31														
合計			人	人	人	人	人	人	人	人	人	人	人	

総患者数(レセプト枚数＋自由診療のみ)	人	保険診療患者数（レセプト枚数）	人

保険点数	点	自由診療収入		自由診療患者人数	人

月度診療実績管理表の記入方法

1. 曜日欄・天気欄を記入（天気：晴れ＝○、曇り＝◎、雨＝●）
2. 予約患者数①：その日の診療開始時点で予約を入れた患者数
3. 当日キャンセル患者数②：その日の診療開始時刻後にキャンセルした患者数
   ※無断……予約時刻までに連絡がなかった患者の数
   　　　　　（予約時刻以降に連絡があった場合も無断とみなす）
   ※連絡……予約時刻までに連絡があった患者の数
4. 急患③：予約なしで当日急に来院し診療した患者数
   ※当日の診療開始後に電話で予約をし、その日に来院した患者は急患とする
5. 実来院患者数④：その日、実際に診療した患者数

▶チェック❗　　①－②＋③＝④ 実来院患者数

以下の数値は、「④実来院患者数」の中からそれぞれ記入する

6. 新患者数：まったく初めて来院した患者数
   ※紹介有り……紹介により来院した患者数
   ※紹介無し……紹介以外の理由により来院した患者数
   ※紹介の有無がわかるように問診票、受診申込書等に工夫をする
   例）紹介者名を書く欄を設けるだけでなく、来院理由を選択肢の中から選ばせるような設問を設ける（受診申込書事例は次頁に掲載）
   再初診：以前に来院したことのある初診患者数
   定期検診：案内により定期検診に来院した患者数

受診申込書事例

受 診 申 込 書

NO._____　　　　　　　　　　　　　　　　　　　　　平成　年　月　日

	フリガナ		生年月日	明　大　昭　平	性別	
お名前			年　　月　　日		男 女	

ご住所	〒　　　　　区・市・郡　　　　　町
	TEL　　　（　　）

ご勤務先	
	TEL　　　（　　）

どうなさいましたか	☐ 歯が痛い （しみる、 ズキズキ痛い、 噛むと痛い、 腫れた、 その他(　　　　　)) ☐ 義歯が合わない ／ 義歯を入れたい ☐ 歯の掃除をしてほしい　☐ 歯並びを直したい　☐ 検診をしてほしい ☐ その他（　　　　　　）
当院は初めてですか	☐ はじめて　　　☐前に来たことがある　　　_____ヶ月位前
当院をお知りになった理由は	☐ 看板を見て　　☐建物を見て　　☐家族から聞いて ☐ 知人から聞いて　☐電話帳を見て　☐ホームページを見て ☐ その他（　　　　　　）
どなたかのご紹介ですか	ご紹介者名（　　　　　　　　　）
診療について ご希望があれば	☐ _____月_____日までに治療を終えてほしい ☐ 一度にたくさん治療し、来院回数を少なくしたい ☐ 来院の回数は増えても、一度の治療は少しずつにしてほしい ☐ 極端に"こわがり"なので、注意してほしい

来院しやすい時間帯に、線を入れてください

8:00　9:00　10:00　11:00　12:00　13:00　14:00　15:00　16:00　17:00　18:00　19:00　20:00

特に来院しやすい曜日があれば印をつけてください

　☐ 月　☐ 火　☐ 水　☐ 木　☐ 金　☐ 土　☐ 日

その他に、ご相談などがございましたら何でもお書きください。

ステップ2　患者数実績管理表を作成する

① 毎月の終了時に、月度診療実績管理表（ステップ1）のそれぞれについて日毎の数値を集計し、1ヶ月間の数値の合計を出します。
② レセプト枚数、患者人数などの必要なデータをそろえます。
③ 患者数実績管理表の（1）〜（10）の項目に数値を入れます。
④ （A）〜（E）の数値を（1）〜（10）の数値より計算し算出します。

> ●記入事例およびフォーマットは、次頁に記載してあります。
> ▶（A）〜（E）および（1）〜（10）の各項目の定義は、次頁以下をご参照ください。

患者数実績管理表（記入事例）

患者数実績管理表

			平成26年											合計	平均
		1月	2月	3月	4月	5月	6月	7月	8月	9月	10月	11月	12月	合計	平均
(1)	総患者人数（保険診療人数）	244	241	268	277	291	314	301	259	262	283	277	253	3,270	273
(2)	初診患者数　[(3)+(6)]	111	86	104	118	133	123	102	86	87	103	90	96	1,239	103
(3)	新患総数　[(4)+(5)]	30	23	28	36	35	25	24	20	22	25	23	32	323	27
(4)	（紹介有り）新患数	17	11	12	27	23	17	16	15	11	22	13	22	206	17
(5)	（紹介無し）新患数	13	12	16	9	12	8	8	5	11	3	10	10	117	10
(6)	再初診患者数	81	63	76	82	98	98	78	66	65	78	67	64	916	76
(7)	再診患者数　[(1)−(2)]	133	155	164	159	158	191	199	173	175	180	187	157	2,031	169
(8)	終了患者数	46	46	71	45	62	78	72	57	57	66	63	37	700	58
(9)	中断者数	21	29	30	26	31	37	31	32	17	14	15	14	297	25
(10)	診療日数	20	18	22	21	19	21	23	17	21	22	22	19	245	20
(A)	初診患者比率　[(2)÷(1)]	45.5%	35.7%	38.8%	42.6%	45.7%	39.2%	33.9%	33.2%	33.2%	36.4%	32.5%	37.9%	37.9%	37.9%
(B)	新患比率　[(3)÷(2)]	27.0%	26.7%	26.9%	30.5%	26.3%	20.3%	23.5%	23.3%	25.3%	24.3%	25.6%	33.3%	26.1%	26.1%
(C)	紹介比率　[(4)÷(3)]	56.7%	47.8%	42.9%	75.0%	65.7%	68.0%	66.7%	75.0%	50.0%	88.0%	56.5%	68.8%	63.8%	63.8%
(D)	中断患者率　[(9)÷(1)]	8.6%	12.0%	11.2%	9.4%	10.7%	11.8%	10.3%	12.4%	6.5%	4.9%	5.4%	5.5%	9.1%	9.1%
(E)	終了患者率　[(8)÷(1)]	18.9%	19.1%	26.5%	16.2%	21.3%	24.8%	23.9%	22.0%	21.8%	23.3%	22.7%	14.6%	21.4%	21.4%

患者数実績管理表フォーマット

患者数実績管理表

		1月	2月	3月	4月	5月	6月	7月	8月	9月	10月	11月	12月	合計	平均
(1)	総患者人数(保険診療人数)														
(2)	初診患者数　[(3)+(6)]														
(3)	新患総数　[(4)+(5)]														
(4)	(紹介有り)新患数														
(5)	(紹介無し)新患数														
(6)	再初診患者数														
(7)	再診患者数　[(1)−(2)]														
(8)	終了患者数														
(9)	中断患者数														
(10)	診療日数														
(A)	初診患者比率　[(2)÷(1)]														
(B)	新患比率　[(3)÷(2)]														
(C)	紹介比率　[(4)÷(3)]														
(D)	中断患者率　[(9)÷(1)]														
(E)	終了患者率　[(8)÷(1)]														

2.1.2　患者数実績の分析・考察

患者数実績管理表（14頁、15頁参照）を作成したら、患者数の各構造における数値について分析考察をしていきます。患者の変動や推移、比較をしてみましょう。

> **POINT** ●**患者の変動や推移、比較**
> ①過去からの変動の推移
> 　「前月、前々月からの推移はどうか」
> 　「過去1年間の推移はどうか」
> ②過去の同時期との比較
> 　「前年同月との比較においてどうか」
> ③標準値との比較
> 　「中央社会保険医療協議会（中医協）、各地区歯科医師会、などで発表している統計データと比較して自院の数値はどうか」

以上の視点から患者数実績を分析し、考察を進めていきます。

▶新患なのか中断患者なのか、どこの層の患者数に問題があるのか
▶総患者人数が減少しているとすれば、どこの層の患者数が減少しているのか

患者数実績管理表の (14頁、15頁参照) 各項目の意味・定義と分析の視点

1 総患者人数（＝レセプト枚数）

意味・定義 当月保険診療を受けた患者の総数＝レセプトの枚数

分析の視点 保険診療収入のベースとなる数値

2 初診患者数

意味・定義 その月に新しく来院した患者の総数
保険患者で初診料をいただいた患者と、自由診療のみの患者で今月新しく来院した患者の合計

分析の視点 新しい患者をどれだけ吸引できているかを捉える指標

3 新患総数

意味・定義 （紹介有り）新患数 ＋（紹介無し）新患数

4 （紹介有り）新患数

意味・定義 紹介により来院した新患の数
月度診療実績管理表の新患者数（紹介有り）欄の合計

分析の視点 新患の来院理由を紹介の有無によって分けることにより、
紹介有りの患者が多い
⇩
既来院患者の紹介率が高い
⇩
来院患者の愛顧度が高いということが推測できる

5 （紹介無し）新患数

意味・定義 紹介以外の理由で来院した新患の数
月度診療実績管理表の新患者数（紹介無し）欄の合計

分析の視点 紹介以外の理由（看板を見て、電話帳を見て、ホームページを見て、建物を見て等）で新しく来院した患者。来院理由をさらに細かく見ることにより、今後の新患吸引施策の検討に生かしていくことができる

6 | 再初診患者数

意味・定義 ▷ 初診患者のうち、以前に来院したことのある患者の数
診療実績管理表における再初診の欄の合計

分析の視点 ▷ 以前来院したことがある患者が、再度自院に来院する度合いを図る指標

7 | 再診患者数

意味・定義 ▷ 前月から継続して通院している患者の数
総患者人数（1）から初診患者数（2）を引いた数

分析の視点 ▷ 総患者数のベースとなる数値
診療所経営の安定性において、
適正な数値を確保できることが好ましい

8 | 終了患者数

意味・定義 ▷ 当月に終了した患者の数

分析の視点 ▷ 次月の再診患者数確保へ向けたバロメーターの数値である

9 | 中断患者数

意味・定義 ▷ 先月の来院患者のうち、終了していないのにもかかわらず、今月1度も来院しなかった患者の数

分析の視点 ▷ 中断患者は、自院に何らかの不満を持っている可能性があるので、中断患者が多い場合には、自院の診療・応対について考える必要がある

10 | 診療日数

意味・定義 ▷ 当月に診療を行った日数

分析の視点 ▷ (1) ～ (9) の各項目を日数で割ることによって1日あたりの平均患者数を知ることができる

以下の（A）～（E）の指標は、これまで説明した（1）～（10）の数値から計算によって出していく

A｜初診患者比率

意味・定義 ▷ 初診患者数（新患＋再初診）÷総患者人数（2）÷（1）

分析の視点 ▷ 患者総人数に対して初診患者の占める割合

B｜新患比率

意味・定義 ▷ 新患総数（紹介有り＋紹介無し）÷初診患者数（3）÷（2）

分析の視点 ▷ 初診患者数の中で新患の占める割合
患者構造の広がりを図る指標

C｜紹介比率

意味・定義 ▷ 紹介有り新患数÷新患総数（紹介有り＋紹介無し）（4）÷（3）

分析の視点 ▷ 新患の中で紹介有りの新患の占める割合
既来院患者からの紹介促進を図る指標

D｜中断患者率

意味・定義 ▷ 中断患者数÷総患者人数（9）÷（1）

分析の視点 ▷ 総患者人数に対する中断患者の比率
中断患者は自院に対して、何らかの不満を持っている可能性がある
この数値が高いとやや問題がある

E｜終了患者率

意味・定義 ▷ 終了患者数÷総患者人数（8）÷（1）

分析の視点 ▷ 総患者人数に対する終了患者の比率
一口腔単位診療の充実度を図る指標

2.1.3 患者数増加取り組み項目の検討

　現状において、患者数の構造のどの患者数項目に問題があるのかを分析した後「今後、患者数の増加に取り組んでいくとすれば、どの患者数項目において増加を図る余地があるのか」を明確にしていきます。

　「患者数増加取り組み検討シート」（次頁以降に記入事例およびフォーマットを掲載）を活用して、患者数増加取り組み項目の検討を行っていきます。

　検討の手順については、23頁を参照してください。

●患者数項目のチェックポイント
①中断患者数　　　　　④定期検診患者数
②終了患者数　　　　　⑤紹介有り新患数
③再初診患者数　　　　⑥紹介無し新患数

資料：患者数増加取り組み検討シート（記入事例）

患者数増加取り組み検討シート（記入事例）

	重点患者数項目	ステップ1 平成26年患者数実績							①6ヶ月合計 患者数実績	②(①÷6ヶ月) 平均患者実績	前年上・下期 6ヶ月平均患者実績	ステップ2 ③ 過去推移分析	ステップ3 ④目度患者 項目目標	⑤(④)−(②) 目標対実績差異	ステップ4 取り組み 優先順位
		1月	2月	3月	4月	5月	6月							
(1)	総患者人数（保険診療人数）	244	241	268	277	291	314	1,635	273	279	△	300	27	
(2)	初診患者数 [(3)+(6)]	111	86	104	118	133	123	675	113	114	△	120	7	
(3)	新患総数 [(4)+(5)]	30	23	28	36	35	25	177	30	37	×	35	5	2
(4)	（紹介有り）新患数	17	11	12	27	23	17	107	18	19	△	20	2	
(5)	（紹介無し）新患数	13	12	16	9	12	8	70	12	18	×	15	3	3
(6)	再初診患者数 [(7)+(8)]	81	63	76	82	98	98	498	83	77	○	90	7	
(7)	（定期検診患者数）	4	0	6	8	2	8	28	5	4	◎	10	5	
(8)	（主訴有り患者数）	77	63	70	74	96	90	470	78	73	○	80	2	
(9)	再診患者数 [(1)−(2)]	133	155	164	159	158	191	960	160	165	△	180	20	
(10)	終了患者数	46	46	71	45	62	78	348	58	60	△	55	−3	4
(11)	中断患者数	21	29	30	26	31	37	174	29	24	◎	20	−9	1
(12)	診療日数	20	18	22	21	19	21							

過去6ヶ月間の推移分析視点
◎…10％以上増加
○…0〜10％増加
△…0〜10％減少
×…10％以上減少

第2章　患者数増加へ向けての現状把握　患者数増加の実践プログラム

資料：患者数増加取り組み検討シート　フォーマット

患者数増加取り組み検討シート

重点患者数項目	ステップ1 患者数実績							①6ヶ月合計患者数実績	②(①÷6ヶ月) 6ヶ月平均患者実績	前年上・下期平均患者実績	ステップ2 ③過去推移分析	ステップ3 ④月度患者項目目標	⑤(④-②)目標対実績差異	ステップ4 取り組み優先順位
	月	月	月	月	月	月							
(1) 総患者人数(保険診療人数)													
(2) 初診患者数 [(3)+(6)]													
(3) 新患総数 [(4)+(5)]													
(4) (紹介有り)新患数													
(5) (紹介無し)新患数													
(6) 再初診患者数 [(7)+(8)]													
(7) (定期検診患者数)													
(8) (主訴有り患者数)													
(9) 再診患者数 [(1)-(2)]													
(10) 終了患者数													
(11) 中断患者数													
(12) 診療日数													

過去6ヶ月間の推移分析視点
◎……10%以上増加
○……0〜10%増加
△……0〜10%減少
×……10%以上減少

患者数増加取り組み項目検討の手順

ステップ1　過去6ヶ月間の診療実績をもとに基礎データの6ヶ月平均を計算する。

ステップ2　それぞれの患者数項目について、過去6ヶ月間のデータの推移を振り返り、「推移分析視点」に基づいてチェックをする。

ステップ3　患者数項目の各項目について、診療所として実現したい目標数値を記入する。そして過去6ヶ月平均の実績数値との差異を計算する。

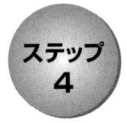

ステップ4　ステップ2、ステップ3の結果に基づき、患者数項目について、取り組みの優先順位を検討し、検討結果をシートに記入する。

　患者数増加に向けた重点取り組み、患者数項目および目標数値が明確になったら、目標と実績の数値の差を把握して目標と実績の差を埋めるための対策を検討し実施していきます。

　本書では、第3章において各患者数項目ごとに患者数増加の取り組み方法を解説しています。

> ▶中断患者が多い…………第3章の1．　　（44頁参照）
> ▶終了患者が多い…………第3章の2．　　（62頁参照）
> ▶再初診患者が少ない……第3章の3．　　（74頁参照）
> ▶定期検診患者が少ない…第3章の3・2　（74頁参照）
> ▶紹介有り新患が少ない…第3章の4．　　（119頁参照）

　患者数分析において「**新患数が減少していた**」場合は、仮説を深めるために24頁の来院患者の分布調査を実施してください。

「再初診が減少していた」場合の仮説を深めるための調査としては「患者満足度調査」という方法があります。本書第 2 部で紹介しています。

2.2　来院患者の分布調査

2.2.1　自院周辺の患者の実態を知っておきましょう

歯科診療所の患者数増加へ向けての活動は「自院の来院患者」と「地域の潜在患者」を対象に働きかけていくことになります。

そのポイントを整理すると次のようになります。

> POINT　①自院の患者がどのような構成（年齢、性別）になっているのか
> ②診療圏の住民（年齢、性別）がどのような構成になっているのか

これらのポイントを正確に把握した上で、次頁の表のように「ターゲット（年齢、性別など）を絞り込んだ活動」をしていかなければその効果は上がらないということです。

第 3 章において、増患のための具体的施策について解説していきますが、実際に自院で施策を検討、立案していく際には常にターゲット（地区、年齢、性別）を意識して検討を行ってください。

患者増数活動とターゲットのマトリックス（事例）

	女性 母親	女性 妊産婦	OL	学生	一般成人	会社員	経営者	老人	小児	園児	スポーツ愛好家	先天異常	事故障害
母親教室	○	○											
妊産婦教室		○											
健康教室	○		△	△	△			△			○		
夜間診療					○	○	○						○
休日診療			○		○	○	○						
在宅歯科								○				○	○
集中診療			○	△	○	○	○						
小児歯科									○	○			
審美歯科	○		○										
矯正歯科	○		○	○						○	△		
口腔外科												○	○
インプラントなど			△		○	○	○	○					○
予防	○		○	○	○				○	○			
会員制							○			○			
検診活動	○	○	○	○	○	○	○	○	○	○	○		○

2.2.2　調査の目的と進め方

1）調査の目的と狙い

　歯科診療所における来院患者分布調査は、診療圏を拡大していく（患者を増やしていく）ために来院患者の地区別分布、患者属性（年齢、性別）を正しく把握し、今後に向けた施策を検討することを目的としています。

　「診療圏」の定義は、一般的に「患者が来院する地理的範囲」ということですが、ここでは「自院の来院患者の8割以上が来院されている地域の範囲」と捉えます。

　都市近郊の住宅地の歯科診療所では、通常は自院の2km圏内程度が診療圏と考えられます。

　また、オフィス街のビル・クリニックなどでは、診療圏は自院を中心に半径500m～1kmであり、地方都市の駅前ビル・クリニックや幹線道路沿いの歯科診療所、農村地区などは半径2km圏外の来院患者の割合も高くなり、診療圏は広くなります。

　来院患者分布調査のポイントとしては、以下のような実態を把握することが狙いとなります。

> **POINT** ●来院患者分布調査のポイント
> ①自院の診療圏が現在どの地域まで及んでいるのか
> ②自院の来院患者はどのような性別、年齢別の構成になっているのか
> ③自院は診療圏内においてどの程度のシェアを占めているのか

2）調査の進め方

下記の手順で具体的に調査を進めます。

ステップ1 1ヶ月間のカルテを分類し、集計する
※必要資料：「自院患者の地域別・性別・年齢別構成シート」

ステップ2 地図に競合診療所をプロットする
※必要資料：住宅地図、歯科診療所数・場所

ステップ3 シェア率を算出する（行政区分毎の人口と受療率）
※必要資料：町丁別人口推移、歯科診療所数・場所
「自院患者の地域別・性別・年齢別構成シート」

手順1　1ヶ月間のカルテを分類し、集計する

1　準備資料を用意します

最近1ヶ月のカルテと「自院患者の地域別・性別・年齢別構成シート」を準備します。

2　調査地区の設定と住民人口を記入します

「自院患者の地域別・性別・年齢別構成シート」の地区欄に自院が所在する地域周辺の市町村別番地区分（資料：市区町村の人口統計表による年齢別人口数の調査区分等）を記入します。

各地区別に住民人数を「人口統計表・市区町村編」等から拾い出し、年齢区分ごとに記入してください。

> 【データと入手方法】
> 町丁別人口の年次推移…市・区役所の統計書（または統計課）

POINT ●**診療所がオフィス街にあるときの注意事項**

①オフィス街に歯科診療所が位置する場合は、昼間人口と夜間人口の差が激しい場合があるので、住民人口だけでは潜在患者数を正しく把握できないことがあります

②歯科診療所の最寄り駅の乗降客人数を地区合計欄に加算記入してください（乗降客人数は最寄り駅に聞けば教えてくれます）

③オフィス街で勤務する患者の地域の割り付けは、住所地が遠方（1km以上）の場合は、勤務地をもって住所とみなすのでカウントする際に注意してください

3 カルテの仕分け作業をします

1ヶ月分のカルテを前項で設定した「地域区分」に従って仕分けしてください。

4 自院患者数の集計・記入をします

地区ごとに仕分けをしたカルテの性別・年齢別に「自院患者の地域別・性別・年齢別構成シート」の記入欄にカウント記号（正…5人）を使用し記入してください。

シートへの記入が済めば、各地区ごとに年齢別・性別の患者数の集計および合計欄を「自院患者の地域別・性別・年齢別構成シート」に埋めてください（次頁の記入事例を参照）。

自院患者の地域別・性別・年齢別構成シート（記入事例）

自院患者の地域別・性別・年齢別構成シート

(Q)地区

	住民数	患者数	男	女
0～5歳未満	30	1		一
5～15歳未満	90	2	一	丁
15～25歳未満	100	4	一	下
25～40歳未満	150	10	正	正
40～60歳未満	80	7	丁	正
60歳以上	50	6	一	正
合計	A 500	B 30	13	17
自院患者奪取シェア率		67.3 ％		

( )地区

	住民数	患者数	男	女
0～5歳未満				
5～15歳未満				
15～25歳未満				
25～40歳未満				
40～60歳未満				
60歳以上				
合計	A	B		
自院患者奪取シェア率		％		

( )地区

	住民数	患者数	男	女
0～5歳未満				
5～15歳未満				
15～25歳未満				
25～40歳未満				
40～60歳未満				
60歳以上				
合計	A	B		
自院患者奪取シェア率		％		

( )地区

	住民数	患者数	男	女
0～5歳未満				
5～15歳未満				
15～25歳未満				
25～40歳未満				
40～60歳未満				
60歳以上				
合計	A	B		
自院患者奪取シェア率		％		

( )地区

	住民数	患者数	男	女
0～5歳未満				
5～15歳未満				
15～25歳未満				
25～40歳未満				
40～60歳未満				
60歳以上				
合計	A	B		
自院患者奪取シェア率		％		

( )地区 合計

	住民数	構成比	患者数	構成比
0～5歳未満		％		％
5～15歳未満		％		％
15～25歳未満		％		％
25～40歳未満		％		％
40～60歳未満		％		％
60歳以上		％		％
合計	A	％	B	％

＜記入上の注意＞

①地区割りは自院の所在地およびその周辺半径1km以内（または2km）以内の主要地区町村別にしてください。
②その内の主要地域を6つ指定し、それ以外はその他の地区にしてください。
③年齢区分ごとの患者数のカウントは（正…5人）とし、性別ごとに記入してください。

自院患者の地域別・性別・年齢別構成シート　フォーマット

自院患者の地域別・性別・年齢別構成シート

（　　　）地区

	住民数	患者数 男	女
0～5歳未満			
5～15歳未満			
15～25歳未満			
25～40歳未満			
40～60歳未満			
60歳以上			
合計	A	B	
自院患者奪取シェア率			％

（　　　）地区

	住民数	患者数 男	女
0～5歳未満			
5～15歳未満			
15～25歳未満			
25～40歳未満			
40～60歳未満			
60歳以上			
合計	A	B	
自院患者奪取シェア率			％

（　　　）地区

	住民数	患者数 男	女
0～5歳未満			
5～15歳未満			
15～25歳未満			
25～40歳未満			
40～60歳未満			
60歳以上			
合計	A	B	
自院患者奪取シェア率			％

（　　　）地区

	住民数	患者数 男	女
0～5歳未満			
5～15歳未満			
15～25歳未満			
25～40歳未満			
40～60歳未満			
60歳以上			
合計	A	B	
自院患者奪取シェア率			％

（　　　）地区

	住民数	患者数 男	女
0～5歳未満			
5～15歳未満			
15～25歳未満			
25～40歳未満			
40～60歳未満			
60歳以上			
合計	A	B	
自院患者奪取シェア率			％

（　　　）地区　合計

	患者数	構成比
0～5歳未満		％
5～15歳未満		％
15～25歳未満		％
25～40歳未満		％
40～60歳未満		％
60歳以上		％
合計		％

＜記入上の注意＞

①地区割りは自院の所在地およびその周辺半径1km以内（または2km）以内の市区町村別にしてください。

②その内主要地域を6つ指定し、それ以外はその他の地区にしてください。

③年齢区分ごとの患者数のカウントは（正…5人）とし、性別ごとに記入してください。

市区町村の人口統計表例

町丁目名	世帯数(合計)	人口男(合計)	人口女(合計)	人口計(合計)	年齢	人口男	人口女	人口計
板橋一丁目	4,104	3,248	3,415	6,663	0	2,279	2,032	4,311
板橋二丁目	3,380	2,776	2,685	5,461	1	2,219	2,122	4,341
板橋三丁目	2,889	2,585	2,561	5,146	2	2,214	1,996	4,210
板橋四丁目	2,688	2,327	2,147	4,474	3	2,062	1,995	4,057
加賀一丁目	1,091	1,288	1,408	2,696	4	2,180	1,994	4,174
加賀二丁目	2,110	2,260	2,438	4,698	5	1,997	1,860	3,857
大山東町	3,203	2,629	2,692	5,321	6	1,918	1,986	3,904
大山金井町	3,134	2,625	2,637	5,262	7	1,928	1,818	3,746
熊野町	2,171	1,941	1,886	3,827	8	1,961	1,817	3,778
中丸町	3,257	3,048	2,925	5,973	9	1,934	1,816	3,750
南町	2,537	2,267	2,128	4,395	10	2,026	1,917	3,943
稲荷台	1,360	1,430	1,449	2,879	11	1,975	1,943	3,918
仲宿	3,814	3,570	3,544	7,114	12	2,051	2,007	4,058
氷川町	2,294	2,010	2,111	4,121	13	2,009	1,929	3,938
栄町	2,514	2,123	2,271	4,394	14	2,044	1,873	3,917
大山町	2,484	2,097	2,102	4,199	15	1,945	1,961	3,906
大山西町	2,554	2,104	2,303	4,407	16	2,039	1,950	3,989
幸町	2,589	2,423	2,401	4,824	17	1,986	1,954	3,940
中板橋	2,240	1,859	1,907	3,766	18	2,096	2,030	4,126
仲町	2,519	2,019	2,101	4,120	19	2,282	2,136	4,418
弥生町	2,840	2,539	2,466	5,005	20	2,439	2,494	4,933
本町	3,229	2,788	3,012	5,800	21	2,730	2,765	5,495
大和町	2,583	2,262	2,282	4,544	22	2,832	3,065	5,897
双葉町	2,827	2,496	2,553	5,049	23	3,325	3,613	6,938
富士見町	2,263	1,913	1,979	3,892	24	3,617	3,841	7,458
大谷口上町	2,213	1,982	2,016	3,998	25	3,830	3,862	7,692
大谷口北町	2,887	2,883	2,980	5,863	26	3,966	3,998	7,964
大谷口一丁目	1,157	1,100	994	2,094	27	4,162	4,050	8,212
大谷口二丁目	1,860	1,809	1,748	3,557	28	4,402	4,132	8,534
向原一丁目	1,158	1,087	1,153	2,240	29	4,539	4,260	8,799
向原二丁目	1,449	1,220	1,222	2,442	30	4,383	4,170	8,553
向原三丁目	1,278	1,118	1,222	2,340	31	4,486	4,025	8,511
小茂根一丁目	2,394	2,026	2,214	4,240	32	4,411	4,168	8,579
小茂根二丁目	2,072	1,996	2,067	4,063	33	4,526	4,108	8,634
小茂根三丁目	1,218	1,342	1,427	2,769	34	4,597	4,158	8,755
小茂根四丁目	1,732	1,490	1,613	3,103	35	4,517	4,157	8,674
小茂根五丁目	460	506	479	985	36	4,618	4,257	8,875
常盤台一丁目	2,468	2,196	2,379	4,575	37	4,680	4,337	9,017
常盤台二丁目	1,016	928	1,024	1,952	38	4,819	4,585	9,404
常盤台三丁目	1,779	1,592	1,649	3,241	39	4,986	4,723	9,709
常盤台四丁目	1,492	1,253	1,378	2,631	40	4,843	4,622	9,465
南常盤台一丁目	2,087	1,654	1,769	3,423	41	4,918	4,371	9,289
南常盤台二丁目	1,773	1,542	1,524	3,066	42	4,723	4,237	8,960
東新町一丁目	2,570	2,323	2,374	4,697	43	4,474	4,281	8,755
東新町二丁目	2,154	2,333	2,317	4,650	44	4,552	4,097	8,649
上板橋一丁目	1,114	961	995	1,956	45	4,463	3,964	8,427

手順2　地図に競合診療所をプロットする

　たとえば、都市近郊の住宅地で開業している歯科診療所の場合は自院所在より半径2km範囲をカバーする住宅地図を準備します。

　住宅地図の地域内の歯科診療所の分布状況を住宅地図にプロットしてください。

【データと入手方法】
▶当該地域の地理―――住宅地図（次々頁にサンプルを掲載）
▶歯科診療所数―――市区町村等で発行している医療マップを参照
▶歯科診療所分布地図―ドクターズマップ（電話帳などで所在地を確かめてもよい）

手順3　シェア率の算出をする

　「自院患者の地域別・性別・年齢別構成シート」のシェア率の欄を各地区ごとに計算して記入してください。

　シェア率の定義と算出方法は、次頁を参照してください。

歯科診療所の患者数測定指標とシェア率

　厚生労働省の資料に基づいて、医療機関の市場調査によく使用される指標に「患者調査」の受療率があります。

　また、この調査は昭和59年以降3年に1度となっています。

　この資料は、新規開業の場合などに診療圏内における患者数の推定などによく利用される指標で、その「受療率」は人口10万人対で表現されています。

　たとえば平成23年の全国受療率は1,085人なので、立地条件、競合歯科診療所を勘案して診療圏内の人口に0.01085を乗じたものが1日の来院見込み患者数となります。

　「シェア率」とは、一定地区内での推定患者数に占める自院患者数の割合のことです。

POINT ●**自院患者の「シェア率」の算出方法**

▶ 自院患者奪取シェア率（％）＝ $\dfrac{\text{地区内における自院患者数}}{\text{地区内における推定患者数}}$ ×100

　※地区内における自院患者数＝自院の1ヶ月のカルテ枚数

▶ 地区内における推定患者数＝A×B×C÷D
　A：住民人口・・・一定地区内の住民人口
　B：受療率・・・人口10万人1日あたり歯科診療所患者人数
　　※下記事例では、全国平均の受療率1,085を使用。（厚生労働省平成23年患者調査）各都道府県別の直近の受療率は、次頁参照
　C：歯科診療所の1ヶ月平均稼働日数・・・22.6日
　D：患者1人あたり月間診療日数・・・2.6日（平成23年患者調査）

事例 Q地区での自院患者数30人、住民人口　500人の場合

Q地区におけるシェア率

$= \dfrac{30人}{500人 \times 0.01085 \times 22.6日 \div 2.6日} \times 100 = 63.6\%$

受療率の年次推移（歯科外来）

年	受療率	65～69	70～
1973年（昭和48年）	1,015	835	671
1974年（　　49年）	976	790	594
1975年（　　50年）	1,025	900	662
1976年（　　51年）	1,016	857	602
1977年（　　52年）	1,121	961	593
1978年（　　53年）	1,049	837	570
1979年（　　54年）	1,070	1,097	695
1980年（　　55年）	1,033	888	676
1981年（　　56年）	1,088	1,078	784
1982年（　　57年）	1,115	1,226	794
1983年（　　58年）	1,114	1,149	832
1984年（　　59年）	916	1,107	901
1987年（　　62年）	990	1,317	1,022
1990年（平成2年）	1,007	1,271	1,029
1993年（　　5年）	1,009	1,186	1,063
1996年（　　8年）	1,034	1,407	1,295
1999年（　　11年）	907	1,296	1,196
2002年（　　14年）	901	1,326	1,223
2005年（　　17年）	1,000	1,434	1,390
2008年（　　20年）	1,025	1,567	1,542
2011年（　　23年）	1,085	未公開	

都道府県別 歯科診療所 受療率（平成23年）

全　　国	1,085							
北　海　道	881	富　　山	852	鳥　　取	1,047			
青　　森	856	石　　川	913	島　　根	945			
岩　　手	831	福　　井	852	岡　　山	1,037			
宮　　城	883	山　　梨	1,057	広　　島	1,027			
秋　　田	1,083	長　　野	908	山　　口	1,057			
山　　形	1,115	岐　　阜	1,107	徳　　島	1,031			
福　　島	—	静　　岡	806	香　　川	914			
茨　　城	980	愛　　知	1,063	愛　　媛	891			
栃　　木	1,008	三　　重	1,109	高　　知	1,049			
群　　馬	1,126	滋　　賀	1,111	福　　岡	1,160			
埼　　玉	1,175	京　　都	926	佐　　賀	1,143			
千　　葉	1,026	大　　阪	1,239	長　　崎	889			
東　　京	1,228	兵　　庫	1,226	熊　　本	1,148			
神　奈　川	1,149	奈　　良	876	大　　分	934			
新　　潟	956	和　歌　山	1,041	宮　　崎	1,085			
				鹿　児　島	1,087			
				沖　　縄	763			

（注）平成23年は宮城県の石巻医療圏、気仙沼医療圏及び福島県を除いた数値である。

住宅地図のサンプル

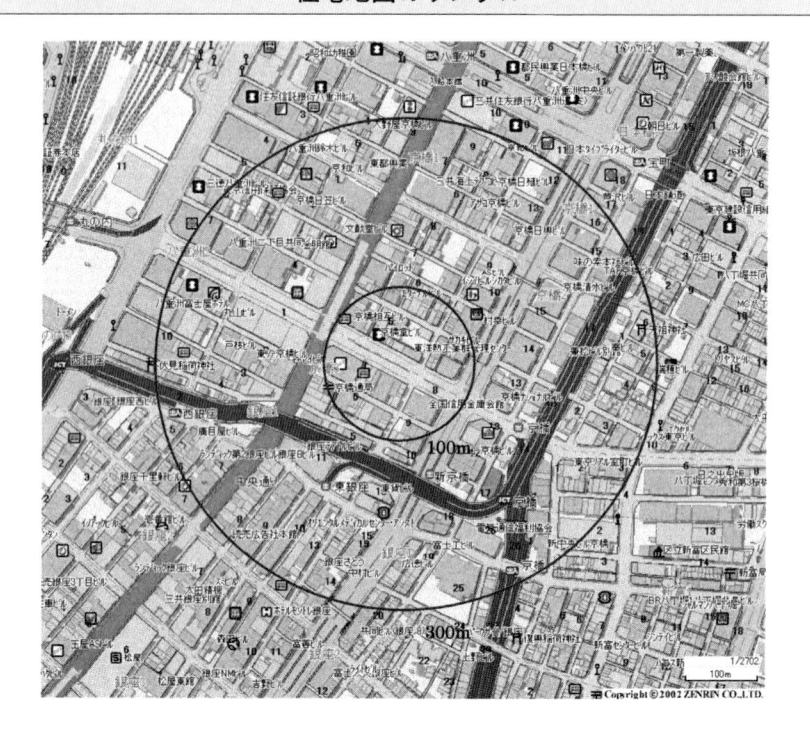

3）調査データの分析・考察

　前々項のシェア率のデータを踏まえて、診療圏全体において見直していきます。

　たとえば、自院のシェア率が低い場合には「どの地域」の「どの年齢区分」のシェア率が低くなっているからなのかを明らかにし、新患数の増加施策を検討していきます。

　問題点抽出と分析の流れ（次頁参照）を踏まえて、次々頁の「来院患者分布調査結果の問題点整理シート」を活用し、以下の手順で分析・考察を進めてください。

> **POINT**
>
> ●重点ターゲット（地区・患者層）を特定しましょう
> ① 基礎データを全地区・地区別×年齢別の視点で整理する
> ▼
> ② 上記データをもとに分析する
> ▼
> ③ 分析・考察結果を整理する

　分析・考察した結果をもとに、重点ターゲット（地区・患者層）を特定し紹介有り新患数増加策を検討していきます。

　「来院患者分布調査」は、新患数増加施策を実施した後の効果判定の際にも有効です。

問題点抽出と分析の流れ　フロー図

何故自院の診療圏全体の患者奪取シェア率は低いのか？

⬇

それはある地区のシェア率が低いからです

⬇

何故、その地区のシェア率が低いのか？

⬇

それは、その地区におけるある年齢区分のシェア率が低いからです

⬇

何故その年齢区分のシェア率が低いのか？

⬇

それはその地区の住民（年齢区分）が自院を選んでないからです

｝来院患者分布調査

⬇

何故自院を選ばないのか？

⬇

自院を紹介する患者が少ないからです

⬇

それは何故か？

⬇

紹介促進を意図的に高める手段を持っていないからです

来院患者分布調査結果の問題点抽出シート

全地区の調査結果	①自院が最低確保すべき患者奪取率以上のシェア率を取れているか ＊自院最低確保患者奪取シェア率（　　　％） 計算式＝$\dfrac{受療人口（地区内推定患者数）÷（地区内競合診療所数＋自院）}{受療人口（地区内推定患者数）}$	YES　NO
	②受療人口の多い年齢区分における自院のシェア率が他の年齢区分のシェア率と比較して低くなっているようなことはないか	YES　NO
	もしなっていた場合でも意図的にその年齢区分の比率を下げる正当な理由はあるか	YES　NO
	③年齢区分ごとのシェア率に大きなバラツキが発生しているようなことはないか	YES　NO
各地区別の調査結果	④自院の最低確保患者奪取シェア率よりも低い地区が発生しているようなことはないか	YES　NO
	⑤自院の実際の患者奪取シェア率と比較して大幅に低いシェア率になっている地区はないか	YES　NO
	⑥受療人口の多い地区で、自院のシェア率と比較して大幅に低いシェア率になってしまっているようなことはないか	YES　NO
	⑦自院の近隣の地区の方が、遠方の地区よりもシェア率が低いといった逆転現象が起こっていないか	YES　NO
	⑧特に住民構成比の高い年齢区分において自院の患者構成比が極端に低くなっているようなことはないか	YES　NO
	⑨地区によって男女構成比が極端に開いているようなことはないか	YES　NO

来院患者分布調査結果の問題点整理シート（事例）

	年齢区分	①住民人口	②受療人口	③1ヶ月患者数	③÷②シェア率	(1)	(2)	(3)
全地区合計	0～5歳	300	28	11	39.2%		○	
	5～15歳未満	900	85	14	16.5%	○	○	
	15～25歳未満	1,000	94	28	29.8%		○	
	25～40歳未満	1,500	141	77	54.6%			
	40～60歳未満	800	75	32	42.7%			
	60歳以上	500	47	27	57.4%			
	合計	5,000	472	189	④ 40.0%			
各地区別合計	○○1丁目	200	19	3	15.8%	○	○	○
	○○2丁目	400	38	18	47.4%			
	○○3丁目	150	14	2	14.3%	○	○	○
	○○4丁目	350	33	16	48.5%			
	△△1丁目	100	9	3	33.3%		○	
	合計	1,200	113	42	⑤ 37.2%			

⑥最低確保患者奪取シェア率＝ 25.0%

※②受療人口（推定患者数）＝①該当地区人口1,200人×0.01085×22.6日÷2.6日
※④自院の実際患者奪取シェア率
※⑤受療人口の多い地区での自院の実際患者奪取シェア率
※⑥最低確保患者奪取シェア率＝〔②÷（競合医院数3件＋自院）〕÷②×100

次の（1）～（3）に該当していれば○をつけてください。

(1) 自院の最低確保患者奪取シェア率⑥（25.0%）よりもシェア率が低い地区および年齢層
(2) 自院の実際の患者奪取シェア率④（40.0%）と比較して、シェア率が低い地区および年齢層
(3) 受療人口の多い地区で自院のシェア率が⑤（37.2%）よりもシェア率が低くなってしまっている地区

> 「来院患者分布調査結果の問題点抽出シート」を活用して問題点を整理してください。

▼

1 全地区の調査結果についての問題点

- ▶ 自院の実際のシェア率は40.0%とかなり高い水準にあり、この地域におけるNo.1（独占状態）になっている。
- ▶ 年齢別で見ると、5〜15歳の層のシェア率が極端に低くなっているが25歳以上は圧倒的なシェア率を誇っている。
- ▶ 全般的にきわめて好ましい状況にある。
  ただし、5〜25歳層のシェア率が他の年齢層に対して低くなっているので、この層を重点的に吸引すべきかどうかを念のため検討しておく必要がある。

2 各地区別の調査結果についての問題点

- ▶ ○○1丁目、3丁目では、最低シェア率よりも低くなっている。
- ▶ また、自院平均シェア率よりも△△1丁目は低くなっている。
- ▶ 重点地区（人口の多いところ）における自院のシェア率がきわめて高く好ましい状態にあるといえる。
  大きな問題点はとくに見受けられない。

来院患者分布調査結果の問題点整理シート

	年齢区分	① 住民人口	② 受療人口	③ 1ヶ月患者数	③÷② シェア率	(1)	(2)	(3)
全地区合計	0～5歳							
	5～15歳未満							
	15～25歳未満							
	25～40歳未満							
	40～60歳未満							
	60歳以上							
	合計				④			
各地区別合計	○○1丁目							
	○○2丁目							
	○○3丁目							
	○○4丁目							
	△△1丁目							
	合計				⑤			

⑥最低確保患者奪取シェア率＝ [　　]

※②受療人口（推定患者数）＝①該当地区人口 [　　] × [　　] × [　　]日 ÷ [　　]日

※④自院の実際患者奪取シェア率

※⑤受療人口の多い地区での自院の実際患者奪取シェア率

※⑥最低確保患者奪取シェア率＝〔②÷（競合医院数[　　]＋自院）〕÷②×100

次の（1）～（3）に該当していれば○をつけてください。

（1）自院の最低確保患者奪取シェア率⑥（　　％）よりもシェア率が低い地区および年齢層

（2）自院の実際の患者奪取シェア率④（　　％）と比較して、シェア率が低い地区および年齢層

（3）受療人口の多い地区で自院のシェア率⑤（　　％）よりもシェア率が低くなってしまっている地区

「来院患者分布調査結果の問題点抽出シート」を活用して問題点を整理してください。

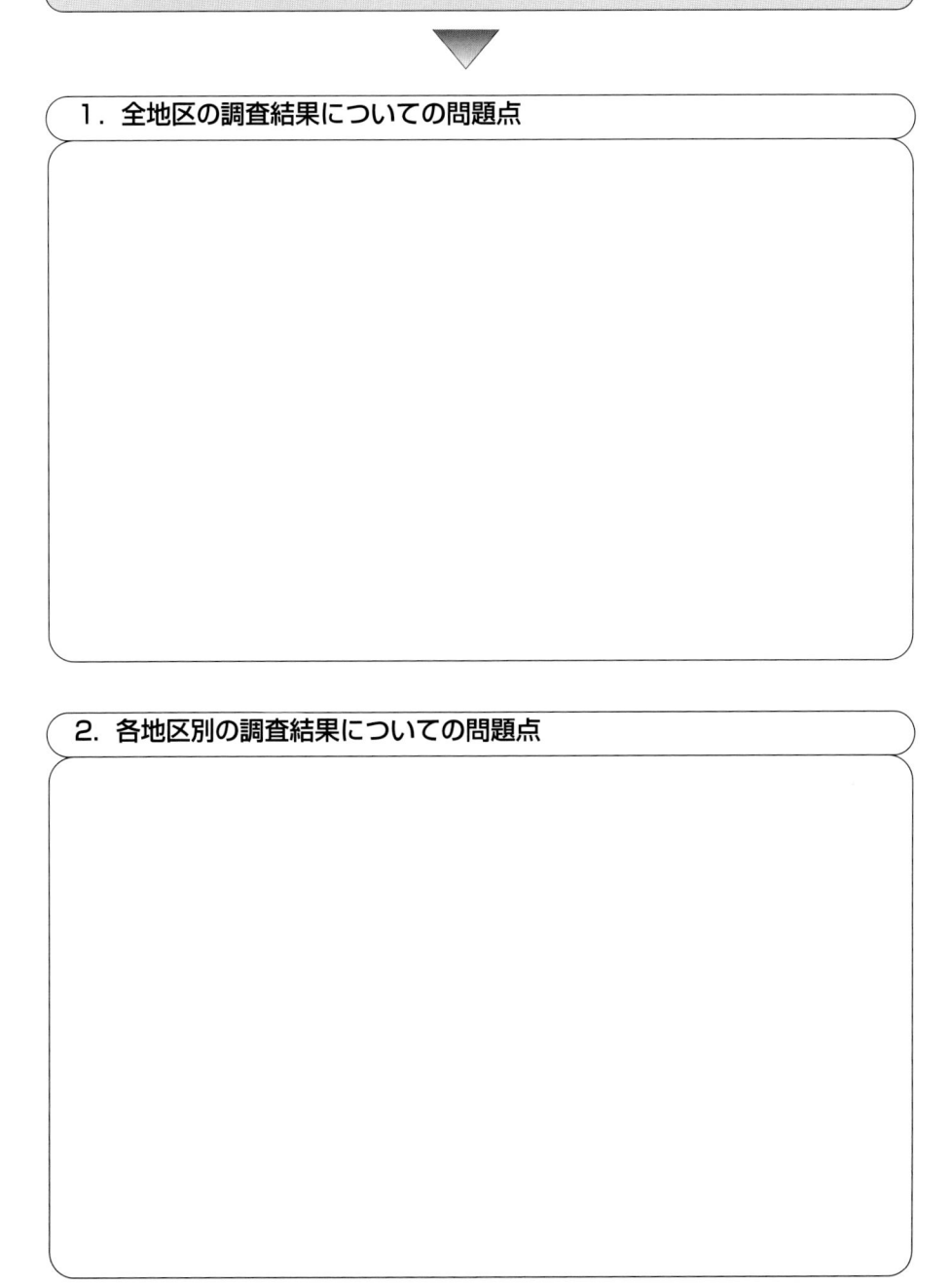

1. 全地区の調査結果についての問題点

2. 各地区別の調査結果についての問題点

第3章 患者数増加対策と進め方

3.1 再診患者を増やす（その1）〜中断患者対策

3.1.1 中断患者とは

1 中断患者の定義

中断患者とは、診療所が治療を行うべきと考えている治療がすべて終了していないにもかかわらず、治療途中で来院されなくなる患者のことですが、本書では、中断患者を以下のように定義します。

> **POINT** ●**中断患者となる患者のケース**
>
> （中断患者）治療途中にもかかわらず、1ヶ月間に1度も来院されなかった患者を、その時点で「中断になった」という。つまり次回来院された場合に、レセプト上で初診扱いになる患者のこと。
>
> （例）4月に来院された患者で、治療が終了していないにもかかわらず、5月中に1度も来院されなかった患者は、次回6月以降に来院された場合、レセプト上は初診となる。この患者を5月が終了した時点で、4月来院患者の内の中断患者という。

2 中断患者の減少と患者数増加

> 総患者人数＝初診患者＋再診患者
> ※再診患者＝先月総患者人数－先月終了患者－中断患者

上記の式からもわかるように、どんなに初診患者が多くても、一方で中断になる患者が多ければ決して総患者人数は増えないことになります。穴の空いたバケツに水を入れているようなものです。

患者数の増加に取り組むにあたっては、まず中断患者の減少に取り組む必

要があります。

　また逆にいえば、現状において中断患者が多く発生している場合には、中断患者を減少させることができれば、これまで以上に初診患者が増加しなくても確実に総患者人数は増えることになります。

　中断患者対策の取り組みの方向性としては、大きく以下の3つがあげられます。

> ①中断になってしまった患者への再来院を促すアプローチ
> ②中断させないための、無断キャンセル、予約連絡待ち患者への早期フォロー
> ③無断キャンセルを減少させる取り組みの実施

　それぞれの取り組み方について、以下に解説していきます。

3.1.2　中断患者への再来院を促すアプローチ

　中断患者の発生を減少させ、再診患者数の増加、総患者人数の増加に取り組んでいく前に、現状において中断患者が存在している場合には、まず現在存在している中断患者に対して、再来院を促すアプローチを行っていく必要があります。

　中断患者に対して再来院を促すアプローチを行う方法としては、

> ▶ハガキ、封書などの郵送によるアプローチ
> ▶電話（メール）でのアプローチ

があります。また、中断患者に対して再来院のアプローチをしていくためには、**中断患者の把握、抽出**が容易にできるシステムをつくっておくことも必要になります。

1　中断患者再来院促進アプローチの手順

①毎月月初（または月末最終日）に、先々月の来院患者で治療終了していないにもかかわらず、先月1度も来院されていない患者をピックアップする。
②再来院促進アプローチを実施すべき患者かどうかをチェックする。
　※患者の治療内容を見て、アプローチを実施すべきかどうかの判断、チ

ェックを歯科医師が行う。
③アプローチ方法の決定
　　※ハガキ、封書、電話（メール）などのアプローチの方法を決める

> ▶中断患者に対して再来院を促すハガキの郵送・メール送信
> 　をする場合
> 　・中断患者送付用ハガキ等、送付物の準備
> 　　　※中断患者送付用ハガキ文面事例 → 文面事例を掲載
> 　・宛名書きおよび発送
> ▶中断患者に対して再来院を促す電話をかける場合
> 　・中断患者フォロー電話トークの作成
> 　・電話フォローの実施

中断患者送付用ハガキ文面事例

　　前略　その後いかがお過ごしでしょうか。
　　　○○様が前回最後に来院されてからしばらく経ちますが、
　　お口の中のご様子はその後いかがでしょうか。
　　　前回の来院時にまだ治療が終了していないところがあります。
　　ご都合がつきましたら、また治療を再開していただくことを
　　お勧めいたします。
　　　歯科医師、スタッフ一同、ご来院をお待ちしております。
　　　　　　　　　　　　　　　　　　　　　　　　　　　草々
　　　手書きコメントの記入

　　　　　　　○○歯科医院　　○○市○○１−２−３
　　　　　　　　　　　　　　　Ｔｅｌ：○××−×××−１２３４

※余白部分には、患者の治療内容や、患者に応じたコメントを手書きで書
　き加えておく。

> **POINT** ●一言コメントの例文
> ▶まだ根の治療が途中です。このままにしておくとまた痛みが出てくることがあります。ご予約のご連絡をお待ちしています
> ▶お仕事がお忙しいこととは思いますが、歯の健康も大切になさってください。ぜひお早めにご来院ください
> ▶もう痛みは出ていませんか。まだ治療が途中の状態になっています。なるべくお早目にご来院ください

2 中断患者の把握・抽出の方法

①カルテをすべてチェックする

　中断患者を抽出する方法としては、該当月の来院患者のカルテをすべてチェックする方法があります。多少手間と時間がかかりますが、確実に中断患者を検索、抽出することができます。

　ただし、現在通院中（のはず）の患者のカルテと、治療が終了している患者のカルテが一緒の場所に保管されている場合は、すべてのカルテをチェックしなければならず、大変手間と時間のかかる作業となります。

②レセプトコンピュータの検索機能を使う

　レセプトコンピュータを導入している診療所においては、コンピュータの検索機能を活用して、中断患者を検索、抽出することができます。

> **POINT** ●例：4月の中断患者を抽出する手順
> ▶6月1日時点で、コンピュータで「最終来院日が4月1日～4月30日」の患者を検索、リストを印刷する
> ▶リストアップされた患者のカルテをチェックし、終了患者か中断患者かをチェックし、中断患者のみ抽出する

③中断患者を自動的に抽出できるカルテの保管方法

　カルテの保管、管理方法を工夫することによって、毎月月末に自動的に中断患者が抽出できる方法もあります。手順は次頁のとおりです。

■中断患者抽出のためのカルテの保管方法

（1）カルテの保管方法を、"全体のカルテ"と"通院中のはずの患者のカルテ"とを分けて保管できるようにする。

（2）月初の時点で、通院中の患者用のカルテ棚には、今月来院する予定の患者のカルテだけを入れる。

（3）カルテ棚の一番右端に仕切り板（厚紙や下敷きなど）を1枚入れる。五十音順などにカルテ棚が分かれている場合は、区分けされたそれぞれの棚に仕切り板を入れる。

（4）実際に患者が来院するとカルテがカルテ棚から取り出される。

（5）治療後、来院した患者のカルテを棚にしまう際には、仕切り板の右側にしまう。

（6）日が進み患者が来院するにつれ、今月一度でも来院した患者のカルテは徐々に仕切り板の右側に移動していくことになる。

（7）月の途中で終了となった患者のカルテは、"今月終了した患者のカルテ棚"など、通院中の患者のカルテ棚とは別にしまう。

（8）月末までこれを行っていくと、最後に、仕切り板の左側には、今月来院する予定だったにもかかわらず今月1度も来院されなかった患者のカルテだけが残る。これが中断患者である。

（9）月末（月初）の時点で、仕切り板の左側のカルテを取り出し、仕切り板をカルテの一番右に移す（これで（3）の状態に戻る）。これを繰り返していく。

日々のカルテの管理をこの方法で確実に行っていくと、月末の時点で自動的に中断患者をピックアップすることができます。毎月、中断患者をわざわざピックアップするための時間と手間がかからなくなります。

また、月の途中の時点でも定期的に仕切り板の左側のカルテをチェックすることにより、タイムリーに治療の予約が途切れている患者が把握でき、中断になる前に早め早めに再来院の働きかけを行うことも可能になります。

前ページのカルテ管理方法によるカルテの動きのイメージ

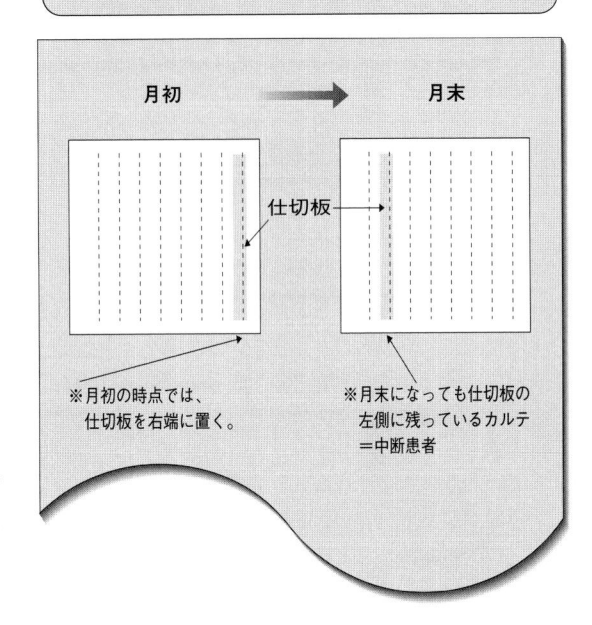

月初 → 月末

仕切板

※月初の時点では、仕切板を右端に置く。

※月末になっても仕切板の左側に残っているカルテ＝中断患者

3.1.3 無断キャンセル・予約連絡待ち患者への早期フォロー

予約制の診療所においては、患者が中断になる場合にはその前兆として「来院の予約が途切れる」ということが必ず発生しているはずです。来院の予約が途切れ、そのまま患者から連絡がなく、来院されない場合に中断ということになるのです。

そこで、中断患者の発生を減少させるためには、来院の予約が途切れている患者に対して早期に再来院のフォローを行っていくことが必要になります。

1 無断キャンセル患者フォロー

来院の予約が途切れるケースとしてまず考えられるのは、患者が予約を無断でキャンセルするケースです。

予約を無断でキャンセルした患者に対しては、早期に電話で連絡をし、次回の来院の予約を確実に再設定していきます。

無断キャンセル患者フォローシステム業務フロー図

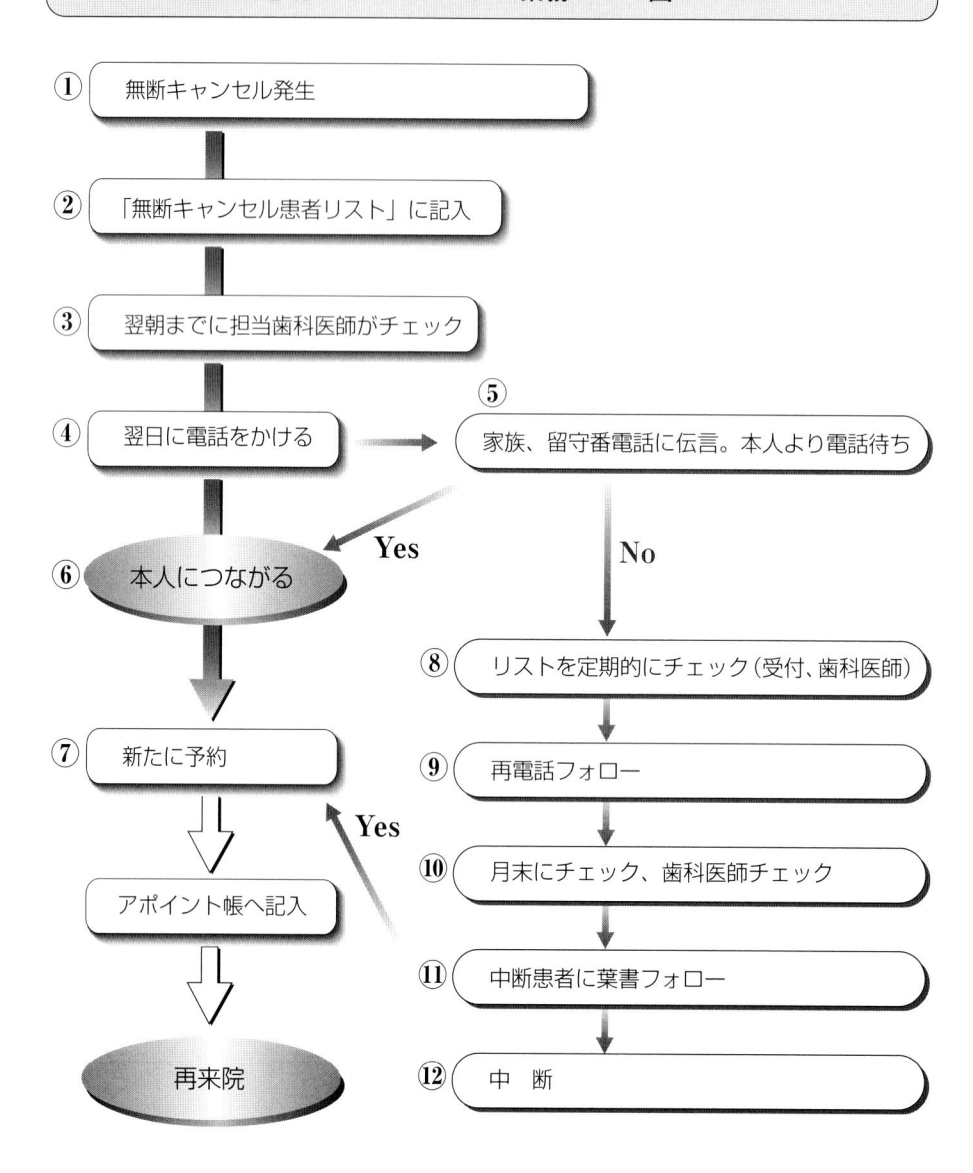

① 無断キャンセル発生

② 「無断キャンセル患者リスト」に記入

③ 翌朝までに担当歯科医師がチェック

④ 翌日に電話をかける

⑤ 家族、留守番電話に伝言。本人より電話待ち

⑥ 本人につながる　Yes / No

⑦ 新たに予約

アポイント帳へ記入

再来院

⑧ リストを定期的にチェック(受付、歯科医師)

⑨ 再電話フォロー

⑩ 月末にチェック、歯科医師チェック

⑪ 中断患者に葉書フォロー

⑫ 中断

(Yes → ⑦新たに予約)

無断キャンセル患者リスト

	キャンセル日付	患者名	TEL番号	性別	年齢	前回治療内容	予定治療内容	翌日TEL結果	再アポ日	来院チェック	備考
1	/			男・女				予約・伝言・不在	/	/	
2	/			男・女				予約・伝言・不在	/	/	
3	/			男・女				予約・伝言・不在	/	/	
4	/			男・女				予約・伝言・不在	/	/	
5	/			男・女				予約・伝言・不在	/	/	
6	/			男・女				予約・伝言・不在	/	/	
7	/			男・女				予約・伝言・不在	/	/	
8	/			男・女				予約・伝言・不在	/	/	
9	/			男・女				予約・伝言・不在	/	/	
10	/			男・女				予約・伝言・不在	/	/	
11	/			男・女				予約・伝言・不在	/	/	
12	/			男・女				予約・伝言・不在	/	/	
13	/			男・女				予約・伝言・不在	/	/	
14	/			男・女				予約・伝言・不在	/	/	
15	/			男・女				予約・伝言・不在	/	/	

無断キャンセル患者リスト

無断キャンセル患者電話フォロートークマニュアル事例

無断キャンセル患者対応電話トーク

「わたくし、○○歯科医院（の○○）と申します。いつもお世話になっております」
「（自宅の場合）○○さんはご在宅でしょうか」
「（携帯電話の場合）○○さんの携帯でしょうか」

・・● ～電話口に出たら ●・・

「こんにちわ。わたくし、○○歯科医院（の○○）と申しますが、いつもお世話になっております」
「昨日、治療のお約束をいただいていたんですが、お時間になりましてもご来院がなかったものですから、歯の具合はいかがと思いましてお電話させていただきました。痛みなどはございませんか？（歯の状態はその後異常はございませんか？）」

・・● 「○○さんは ・・・」～以下治療別の説明 ●・・

「次回はいつごろでしたらご来院いただけますか。宜しければ予約をお取りいたします」
「はい、それでは○月△日の□時にお待ちしております」
「お忙しいところ失礼いたしました。お大事にどうぞ」

　※来院を拒むようであったら、無理強いをしない。
　　「それではご都合がつくようになりましたら、またお電話で予約してください」
　※あくまでも、相手の歯の具合を心配して電話しているというスタンスで話す。

▶根管治療の途中：「今、歯の根の治療の途中なのですが、このままにしておくとどんどん悪くなってしまいます」

▶スケーリングの途中：「今、スケーリングの途中なのですが、このままにしておくとどんどん歯周病が進行してしまいます」

▶次回セット、形成：「この前、型を取って新しい歯を入れるところなのですが、時間が経つと合わなくなってしまい、また何度もご来院いただかなければなりません」

▶その他：「治療が途中になっておりますので、最後まで治療を進めておかないと、また痛みが出たり、症状が進んでしまいます」

●●● 本人が不在の場合 ●●●

▶自宅の場合：
「昨日、治療のお時間のお約束をいただいていたんですが、お時間になりましてもご来院がなかったものですから、痛みなど、歯の具合はいかがかと思いましてお電話させていただきました」

▶〜家族の方へ伝言：
「よろしければ次回のご予約をお取りさせていただこうかと思いますので、お戻りになられましたら、そのようにご伝言いただけますでしょうか」

▶〜留守番電話の場合：
「よろしければ次回のご予約をお取りさせていただきますので、ご来院に都合のよい日時をお電話でご連絡いただければと思います」

2 予約連絡待ち患者フォロー

　無断キャンセル以外に来院の予約が途切れるケースとしては、来院した患者が次回の予約設定する際、または予約キャンセルの連絡があった場合に、患者に次回の予約を設定いただけず、患者からの連絡待ちになるというケースがあります。

患者側から、「自分の予定がはっきりしない」「出張など仕事の都合」「病気でいつ行けるかわからない」などの理由で、次回の予約を設定してもらえず、患者からの連絡待ちになるケースです。
　この場合も、一定期間が経っても患者側からの連絡がない場合には、診療所側から電話にて連絡をし予約設定を図っていくことが必要です。
　予約連絡待ち患者に対して、一定期間後に診療所側から電話連絡をするためには、予約連絡待ちになる時点で「予約連絡待ちになる理由」「いつ頃であれば再来院できそうか」といった情報を患者から得ておく必要があります。
　また、**診療所側からも電話で連絡**させてもらうことがあることを伝えておき、一定期間が経っても患者側からの連絡がない場合に、診療所側から連絡できる関係をつくっておくことが必要です。
　予約連絡待ち患者の来院状況のチェックを確実に行い、来院されていない場合の電話フォローを実施していくためには、無断キャンセル患者同様「予約連絡待ち患者リスト」を作成しておくことが必要です。
　予約連絡待ち患者リストに記入する際に、予約連絡待ちになった時点での患者とのやりとりの情報をしっかりと記録しておくことにより、診療所側からのフォローが実施しやすくなります。
　さらに、予約連絡待ちとなる患者に対しては、都合が悪くなればまた変更してよいという前提で、**暫定的にでもよいので予約を設定する**という対応をなるべく行っていくようにしたいものです。

予約連絡待ち患者リスト

	患者名	TEL番号	最終来院日	治療段階	連絡待ち理由	連絡の有無	来院チェック	TELフォロー院長	TELフォローTEL日	TELフォロー結果	備考
1											
2											
3											
4											
5											
6											
7											
8											
9											
10											
11											
12											
13											
14											
15											

3.1.4 無断キャンセル患者の減少法

中断患者を減少させていくためには、無断キャンセルが発生した場合の対応策を実施していくとともに、無断キャンセルの発生自体を減少させる取り組みが必要です。

無断キャンセル減少の取り組みのステップは以下のとおりです。

ステップ1　無断キャンセルの現状の把握
- ▶現状の無断キャンセル人数、キャンセル率を調べる
- ▶無断キャンセル患者リストの作成

ステップ2　無断キャンセル要因の抽出
- ▶無断キャンセル患者リストの確認
- ▶無断キャンセル要因の抽出

ステップ3　対策の検討・実施
- ▶無断キャンセル要因に対する方策の検討・実施

ステップ4　データによる検証、追加施策の検討・実施
- ▶無断キャンセル人数、キャンセル率の推移をデータで把握、実施施策の効果を検証
- ▶検証結果に基づき、追加施策の検討・実施

ステップ1　無断キャンセルの現状の把握

　無断キャンセル減少の取り組みにあたっては、まず現状のキャンセル人数、キャンセル率、キャンセル理由などについて、正確に把握をしていくことが必要です。

　診療実績管理表（第2章「患者数増加へ向けての現状把握」参照）や、「無断キャンセル患者リスト」等で無断キャンセルの現状のデータについて正確に把握できる仕組みをつくっておくことがまず必要になります。

　ここで重要なことは、**無断キャンセルがどのような理由により、またどのような治療段階で多く発生しているのかという傾向を把握する**ということです。そのためには、次のことを行う必要があります。

> **POINT**
> ●**無断キャンセルはいつ・どんなとき起こるのか？**
> ▶無断キャンセル患者リストにキャンセル時点での治療内容を記入できる欄を設けておく
> ▶電話でのフォローの際に、無断キャンセルの理由を探り、リストに無断キャンセルの理由を記入しておく

ステップ2　無断キャンセル要因の抽出

　無断キャンセルの現状を把握したら、その中から無断キャンセルの要因を抽出し、それぞれの要因に対して対策を検討していきます。

1 治療段階別の無断キャンセル要因

　患者が無断キャンセルをする要因の一番に、患者の治療内容への理解不足ということがあげられます。

　患者が治療内容を理解していない、治療の必要性・重要性を理解していないことにより、治療の予約を無断でキャンセルし、そのまま中断となるのです。対策としては、**無断キャンセルが多く発生している治療段階の患者に対して、今どのような治療の段階にあり、これからどのような治療を行っていくのかを十分に説明する**、ということになります。

無断キャンセル理由別要因検討表

理由別パターン	診療所側の要因
❶表面上の不具合がなくなった（痛みや腫れが引いた）	●患者のデンタルIQが高められていない ●患者指導・患者啓蒙が不十分
❷治療内容や治療技術に不満（「痛かった」「痛くない歯を削られた」等）	●医師の治療技術レベルが低い ●治療計画が十分に立てられていない ●治療計画が患者本位になっていない ●治療説明が不十分 ●勤務医管理が徹底していない
❸治療期間に不満や不安がある	●治療計画が患者本位になっていない（診療所側の都合を優先させている） ●患者のデンタルIQが高められていない ●治療説明が不十分
❹接遇・応対に不満がある（待たされた、医師が怖い、応対が悪い等）	●治療時間の時間管理が不十分 ●待ち時間の説明が不十分 ●治療説明が不十分 ●スタッフ教育が不十分（応対、業務遂行） ●勤務医管理が徹底していない ●院内環境の整備が不十分（施設設備の老朽化対策が遅れている、掃除・整理整頓を徹底していない）
❺費用に対する不満（自費診療を勧められた、いつもより請求額が高かった）	●治療説明が不十分 ●費用に関する説明が不十分（医師またはスタッフ） ●勤務医管理が徹底していない ●患者のデンタルIQが高められていない
❻忘れていた、急な仕事や用事ができた	●患者のデンタルIQが高められていない ●患者指導・患者啓蒙が不十分

2 | パターン別無断キャンセル要因の抽出

患者の無断キャンセルの理由には、「**患者側の一方的な都合による理由**」と「**診療所側の何らかの要因による理由**」に分けることができ、このうち診療所側の要因による場合は、その改善施策に取り組まなければ根本的なキャンセル・中断防止にはなりません。

そのために、患者の理由として考えられるものをパターン化し、その理由を引き起こす要因と考えられる診療所側の素因を整理します。

前頁に「無断キャンセル理由別要因検討表」の事例を掲載してあります。

ステップ3　対策の検討・実施

1 | 無断キャンセルの多い治療段階での説明の強化

無断キャンセルが多く発生している治療段階別の患者に対しては「今どのような治療の段階にあり、これからどのような治療を行っていくのかを十分に説明していく」ということが必要です。

具体的には、「今日はどのような治療を行う（行った）のか。次回（以降）はどのような治療を行う予定か」という内容について、十分な説明を行っていきます。

> ▶説明ツールなどを使ってわかりやすく説明していく
> ▶とくに理解してもらいたい内容は、配布ツールとして患者に渡していく

無断キャンセルが発生しやすい治療段階での治療説明ツール事例

歯の中の治療（根管治療）をはじめました

▶むし歯が進行するとばい菌は歯の根の中に侵入し、根の先に病気ができてしまいます。
▶根管治療とは、このような根の中の有害物を取り除いて消毒し、2度とばい菌が入り込まないように根の中を密閉する治療です。
▶歯の根の中は非常に細かく形も複雑なため、この治療には時間と労力が必要です。
▶しかし、歯を長持ちさせるためには決して欠かすことのできない重要な治療です。
▶途中で治療をやめてしまうとそれまでの治療が無駄になり、今度痛くなった時には大変な時間がかかり、痛みも大きくなります。必ず最後まで治療を続けてください。
▶ご都合が悪くなった時には、必ずお電話で次の予約を取り直してください。

〇〇歯科医院

型を取りました

完成は　　　月　　　日です

今日、歯の型を取りました。
今日取った歯の型に合わせて新しく入れる歯をつくります。
次回は指定の日時に必ずご来院ください。
あまり時間がたちますと、完成した歯がピッタリと合わなくなる恐れがあります。
しっかりとしたものを装着するためにも、ご協力をお願いいたします。
正式な歯ができるまで、削ったところをふさぐための仮のものを入れました。
あくまで仮のものですから、今の状態では本来の歯の働きはしません。できるだけ無理な力がかからないようにしてください。

〇〇歯科医院

2 その他の無断キャンセル要因への対策の実施

治療段階別要因以外の、その他の無断キャンセル要因に対しては、下記の無断キャンセルの要因ごとに対策を検討し、実施していきます。

無断キャンセル要因別対策検討事例

	無断キャンセル要因	対策案の検討
1	時間が間違っていた（予約日時を忘れていた）	●忘れないようにさせる（念を押す） ●診察券・カード等の工夫で印象づける ●何度も忘れて来院しなかった人は、毎週何曜日と決めて、次回の予約日を決める
2	用事が入ってしまった	●前日までの予約変更電話連絡をお願いする
3	待ち時間が長い	●先生の時間のコントロール ●診療時間の標準設定→中期的なテーマ ●待ち時間を感じさせない工夫（待ち時間を伝える）
4	次回の予定がわからない	●次回の予定を説明する時は必ず、患者の顔を見て、納得されていない様子であればきちんとわかるまで説明してあげる（重要性） ●治療段階を絞り込む（根治、未Set）←データ集計、分析
5	予約時間を守る意識が低い	●診療所として予約時間を守る（アラーム15分、30分） ●予約外の患者（時間を守らなかった）は待っていただく ●予約を守るよう伝える→広報活動の工夫の必要あり
6	応対が悪い	●待ち時間を感じさせない工夫（待ち時間を伝える） ●スタッフ教育
7	治療費が高い	●治療内容と治療費の関係をポスターで作成し掲示する ●院長先生の判断で、高くなりそうな場面では会計時、説明をする
8	治療期間が長い	●最初に全体の期間を示す ●新しい部位に移行する時点で本人に確認
9	主訴完了	●本人が望んでいない箇所は無理強いしない。一応必要な箇所は伝えた上で、きちんと確認する

ステップ4　データによる検証、追加施策の検討・実施

　無断キャンセル減少への取り組みを通じて重要なことは、取り組み成果をデータで確認していくことです。
　この場合、キャンセルに関するデータについては、キャンセル人数ではなく、キャンセル率という数字で把握していきます。

$$キャンセル率 = \frac{キャンセル患者人数}{予約患者人数}$$

　キャンセル率の推移をデータで正確に把握していき、実施施策の取り組みによる成果を踏まえて、追加施策の検討をしていきます。
　追加施策の検討・実施の手順は、ステップ2 → ステップ3を繰り返し取り組んでいくということになります。

3.2　再診患者を増やす（その2）〜終了患者対策

3.2.1　終了患者の減少と患者数増加

```
総患者人数＝初診患者＋再診患者
※再診患者＝先月総患者人数－先月終了患者－中断患者
```

　再診患者の増加には、中断患者の減少を図るとともに、もう一方で終了患者の減少を図るという視点があります。
　上の式からもわかるように、終了患者が減少すれば、間違いなく翌月の総患者人数（レセプト枚数）は増加することになります。
　しかし、終了患者を減少させるといっても、ただ治療期間を引き延ばすというのでは意味がありません。
　そのようなやり方では、場合によっては**"治療期間が長い"**という患者不満足要因にもつながりかねません。
　患者にとって是非必要な治療を、患者に理解、納得してもらった上で、従来よりも患者に提供する治療の量を増加させ、結果として患者の通院回数が

増え、通院期間が延び、終了患者が減少するということにならなければいけません。つまり、終了患者を減少させ、再診患者の増加、総患者人数の増加を図る取り組みとは、"**患者への治療提供の量を増加させる**"という取り組みということになります。

3.2.2 治療提供量の増加を図る

1 主訴以外の治療、口腔内全体の治療

患者への治療提供量を増やし、終了患者を減少させるためには、まず、**患者の主訴以外にも治療が必要な箇所については治療を行っていくこと**が考えられます。

しかし、これまで主訴以外の部位の治療を提供できていなかった場合にその理由を考えてみると、**患者が治療の必要性を感じていない**ということがあります。

ときどき問診票等で治療の希望を聞く場合に、次のような質問を見かけます。

> 治療に関する希望は？
> 　a. 痛いところだけでよい
> 　b. 治療が必要なところはすべて治したい
> 　c. 相談の上で決めたい

これは、患者の治療に対する希望を聞き、なるべく患者の希望する範囲の治療を提供していこうと考えるものだと思われますが、初診で来院された時点で「自分の口腔内の状態がどのようになっているのか」「治療の必要な箇所を治療しないことが自分にとってどのような影響を及ぼすのか」といったことについて、正しい理解、知識がない段階で、患者自身に治療の範囲を聞く、決めてもらうということはあまり意味がないことです。

歯科診療所としては患者に必要な治療は当然行うべきであり、初診時の患者の主訴以外にも必要な治療がある場合には、その必要性、重要性について患者に説明、情報提供をしていくことは歯科診療所にとっては当然の義務であるといえます。

つまり、患者の主訴以外の治療が必要な部位について治療を提供していくためには「いかに、**患者に治療の必要性を自覚してもらえるような説明、情報の提供を行っていくか**」ということになります。

口腔内全体の状況を説明するツール事例

お口の中の状態

_____ 様　　　　　　年　　月　　日

C → むし歯。むし歯の中にはC₁からC₄までその状態によって異なります。またよく見えない所にむし歯があることもあります。

P → 歯石が付いているところ。

× → 歯がない

■ 現在のあなたの歯の本数は、

上　　本　　　永久歯　　　本
　　　　　　　乳歯　　　　本

下　　本　　　永久歯　　　本
　　　　　　　乳歯　　　　本

上下で　　本です。

本当の歯の本数は、
永久歯は　上14本　下14本　計28本です。
乳歯は　　上10本　下10本　計20本です。
※親知らずの本数は入れずに数えた場合です。

■ 現在のあなたのお口の中の状態は、

□ 今のところとくに異常はありませんが、＿＿ヶ月に1度の検診をお勧めします

□ 浅いむし歯があります（　　　本）
　　〈つめる治療になります　1〜3回〉

□ 神経の処置が必要な歯があります（　　　本）
　　〈かぶせる治療になります　4〜6回〉

□ 抜かなければならない歯があります（　　　本）
　　〈歯を抜いて、抜いたところを補う治療になります〉

□ 歯が失われたままになっています（　　　本）
　　〈人工の歯を入れる治療になります〉

□ 歯周病になっています
　　〈ブラッシング指導や歯石を取り除く治療になります　2〜7回〉

□ 親知らずの生え方がよくありません。抜くことをお勧めします

※＜　　＞内の回数は、治療回数のおよその目安です。
　歯の状態や治療の進み具合により変わることがあります。

初診来院時から患者への治療説明の流れの事例

○○歯科クリニック

「お口のノート」運用マニュアル

フロー

▶初診患者来院
・新患
・再初診（定期検診除く）
・予め受付にてカルテケースに入れておく

▶問診（スタッフ）
・主訴を聞く

▶レントゲン
・（場合によって）

▶視　診
・お口のノート、ペン、バインダー用意
・日付、氏名（フルネーム）を記入
・歯式を取り、必要事項をお口のノートに記入（スタッフが）

▶応急処置
（急患の場合）
・説明「現在のお口の中の状態は…
　　　　　　　　　　　　　　後ほど受付にてお渡しします」
・カルテケースの中へ

▶受付にて配付
・お口のノートをコピー（中面のみ）
　コピーをカルテの一番後ろに見えるようにはさむ
・説明「こちらがお口のノートになっています」

▶別の部位に
　移る前の治療時
・説明
・あくまでも治療の途中であることを説明する
・場合によってはもう一度コピーをお渡しする

準備物

・お口のノート
・ペン（3色ボールペン）
・バインダー

トークを使った患者へのさまざまなアプローチ

トーク1 現在のお口の中の状態は……

「本日診させていただいた限りでは、お口の状態はこのようになっています。あまり自分のお口の中をじっくり見る機会はないと思いますが、このように　……以下治療説明」

「治療期間にしますと、およそこの位かかるかと思います。あくまでも週1回程度来院していただいた場合ですけど」

「これでも、今、軽いうちに治療しておけば、この位で済みますが、放っておくと、費用も時間も数倍かかることがあります。あとから後悔していらっしゃる方を多く見てるものですから…」

「何か疑問な点や、治療に対するご希望はございますか」

「ここにも書いてありますように、私どもではあくまでも患者さんの納得がいくまで説明してから治療にかかるようにしておりますので…」

「治療期間については、ご相談をいただいて、集中的に治療していくことも可能ですよ」

「お帰りの際、受付で『お口のノート』をお渡ししますので後ほどじっくりとご覧になってください」

トーク2 受付にて配付するときに……

「お疲れ様でございました」

「こちらが先ほど先生から説明させていただきました『お口のノート』でございます」

「何かご不明の点がありましたら、私どもスタッフや先生にお気軽にお聞きください。」

「お大事にどうぞ」

「なお、次回はお口の中の検査になります。」

トーク3 別の部位に移るときに……

「こちらは覚えていらっしゃいますか。最初にご来院いただいた時にご説明いたしましたお口のノートです」

「今日は、ここの一番悪かった部分の処置が一旦終わりますので、次回はお口全体の検査になります」

「軽いうちに他の歯も含めて全体を治しておいた方がいいですよ」

「○○さんの場合は　……以下治療説明」

「回数は○回位ですので、頑張って健康な歯を取り戻しましょう」

症状や治療の進め方をわかりやすく伝えるためのツール事例　①

浅いむし歯の場合　【C1〜C2】

▶むし歯の進行が、歯の表面（エナメル質〜象牙質）に留まっており、神経（歯髄）にまで及んでいないものです。
▶C1の段階では、黒い着色や白い斑点がある程度なので自分で発見することはほとんど不可能です。定期的に歯の検診を受けて、早めに治してしまうことが一番です。
▶C2の場合は冷たい水などがしみるようになり、さらに症状が進むと熱いものがしみるようになります。
▶この段階なら、2〜3回の治療で終わります。

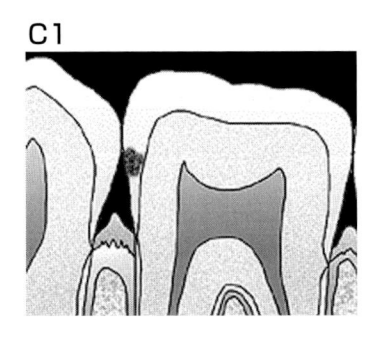

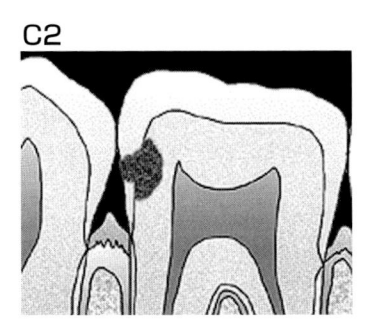

C1

C2

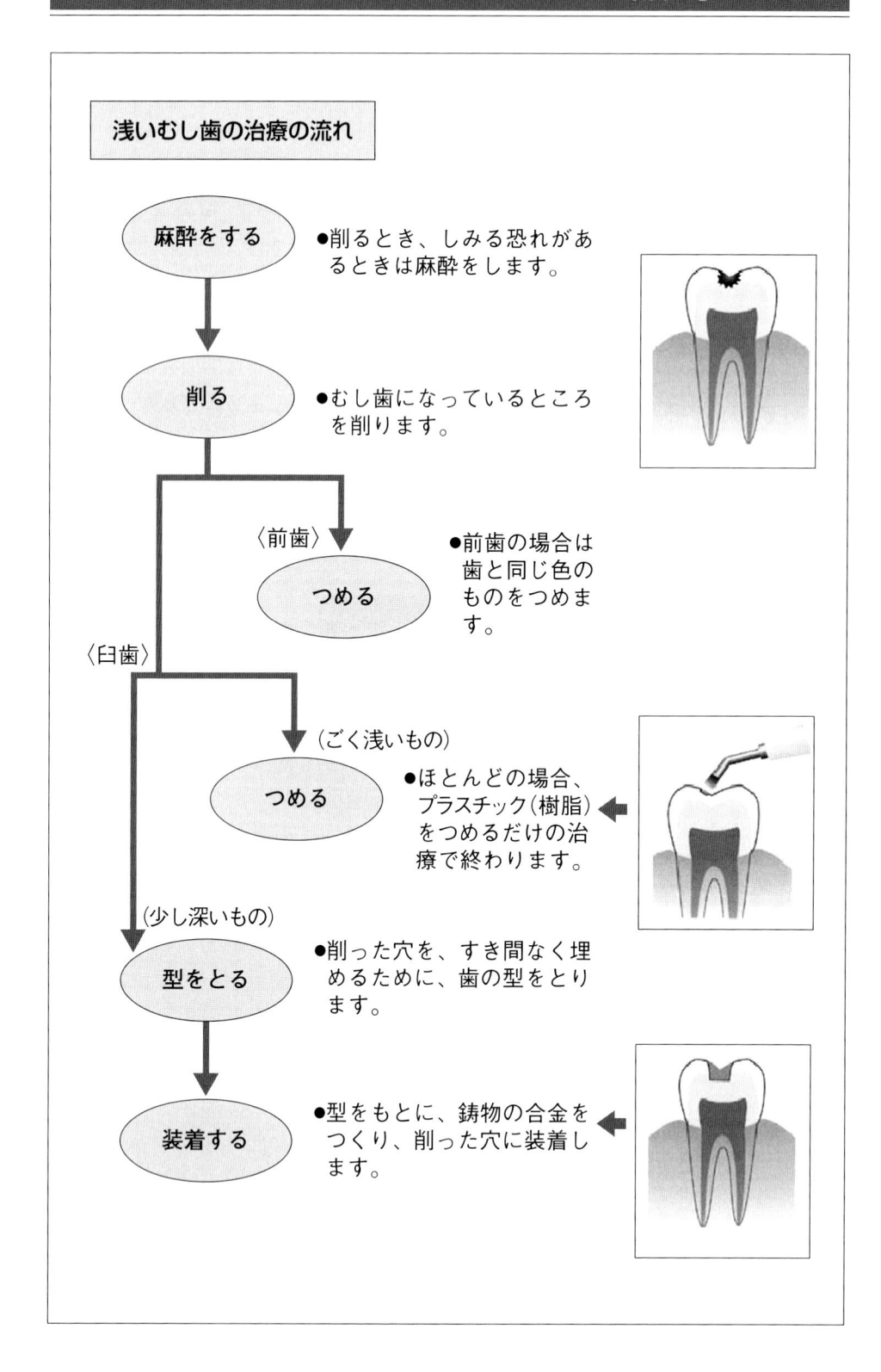

症状や治療の進め方をわかりやすく伝えるためのツール事例 ②

浅いむし歯の治療の流れ

麻酔をする
- 削るとき、しみる恐れがあるときは麻酔をします。

↓

削る
- むし歯になっているところを削ります。

〈前歯〉→ **つめる**
- 前歯の場合は歯と同じ色のものをつめます。

〈臼歯〉

（ごく浅いもの）→ **つめる**
- ほとんどの場合、プラスチック（樹脂）をつめるだけの治療で終わります。

（少し深いもの）→ **型をとる**
- 削った穴を、すき間なく埋めるために、歯の型をとります。

↓

装着する
- 型をもとに、鋳物の合金をつくり、削った穴に装着します。

2 歯周病関連の処置の強化

　治療の必要性があるにもかかわらず患者に治療の必要性、重要性を感じてもらいにくい治療の1つとして「**歯周病の治療**」があげられます。

　歯周病に関する治療を強化し、提供する治療の量を増加させていくにあたっての具体的な取り組み方法としては、次の2点があります。

①治療内容、治療の進め方の見直しを行う
②患者に歯周病の治療の重要性、必要性を理解してもらうための説明方法の見直しを行う

SAMPLE 歯周病の説明ツールの事例

▶歯周病（歯槽膿漏）とはどんな病気？

- 日本人の成人の約80％がかかっていると言われています。年齢が高くなるほど、その割合は増加します。
- 自覚症状を持ちにくい病気で、"痛むなあ"と思う頃には相当進行しています。

> ・リンゴをかじると血が出る・歯ぐきが赤い・歯を磨くと出血する
> ↓
> ・口臭がある・口の中がネバネバする・腫れる・膿が出る
> ・時々痛む・歯がゆれる
> ↓
> ・最後には"抜けてしまいます"

- 歯のなくなる最大の原因は歯槽膿漏です。

▶歯周病の原因は歯垢（プラーク）です。

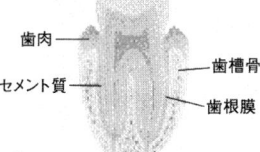

歯垢は細菌の固まりです。歯と歯ぐきのすきまに歯垢がたまり、細菌が出す毒素により、歯肉の炎症がおきます。

これが「歯肉炎」です。

"歯ぐきから出血する""歯ぐきが赤い"というのはこの状態です。

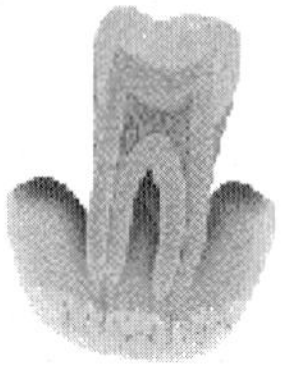

歯周病をおこす細菌は、どんどん奥へもぐりこんでいく性質があります。
歯垢が石のように固まり、歯面にくっついたものが歯石です。

これが『歯槽膿漏』の始まりです。

"歯が痛い""膿が出る""歯がゆれる"ということになります。

▶どうしたらいいの？

①歯と歯ぐきの境目の歯みがき
一番毒性の強いのは、ついたばかりの歯垢です。これを取ってしまいましょう。
歯と歯の間の歯垢は歯ブラシだけでは取れません。歯間ブラシ、フロス、糸ようじを使わないと取りきれません。
取り残しがあると、そこの骨が溶けてしまいます。

- 歯槽膿漏予防の歯みがき指導を受けましょう。

②歯石を取り除く
歯石とは歯垢が石灰化したものです。歯石になると歯みがきでは取れません。
歯の表面についた歯石はザラザラして歯垢が再び付きやすく、細菌の巣になります。

- 歯科医院で取ってもらいましょう。

③定期検査
定期的に歯肉の検査をして、歯みがき指導の再チェックをし、歯石がついていれば取り除くことが大切です。
歯槽膿漏を治すには、歯と歯ぐきの間に歯垢をつけないことです。

- **定期的に歯科医院で検査を受けましょう。
歯みがきのチェックはとても大切なことです。**

3　予防処置の拡大

患者への治療提供の量を増加させる視点としては、予防処置の拡大、増加ということもあげられます。

予防処置＝むし歯や歯周病にならないために行う処置と考えると、むし歯や歯周病などの従来の"治療"を行う必要性のない患者や現在口腔内が健康な状態にある方、基本的にすべての方に行うことができるといえます。

予防の処置としては、次の方法が多くの診療所で取り入れられています。

> **POINT**　●むし歯を防ぐ予防処置のいろいろ
> ①フッ素塗布
> ②シーラント
> ③ブラッシング指導
> ④ティースクリーニング
> ⑤むし歯や歯周病のなりやすさの判定、検査結果に応じた指導

それぞれの歯科診療所において、現在診療に取り入れて、患者に提供している予防処置の内容はさまざまですが**「従来の自院での予防的な処置の取り組みを、さらに一歩進められないか」**という観点で、自院の診療内容の見直しをすることは今後必須となってきます。

また、予防処置の拡大、増加を実際に行っていくにあたっては**「いかに患者に必要性、重要性を理解してもらえるような説明を行っていくか」**ということが大切なポイントとなります。

SAMPLE 予防処置の患者説明ツールの事例 ①

虫歯を治す治療ではなくて虫歯を防ぐ治療を始めてみませんか？
～定期的にフッ素を塗ることによって虫歯になりにくい口腔内環境を作ることができます～

Q1 フッ素を塗るとどうして虫歯にならないの？

フッ素には、歯の表面に直接働く作用と口の中の細菌に働く作用の2つがあります。

①歯の表面が硬くなる

歯の表面にフッ素が塗られると、歯の一部分とフッ素が置き換わって硬い結晶となり、酸に溶けにくくなります。また、溶けかかった歯に作用して再石灰化（酸で溶けだした歯にカルシウム等がついて再び硬くなること）を進めます。

②「歯を溶かす原因＝酸」を作りだす働きを抑える

むし歯は、細菌が酸を作り、歯を溶かすことで起こります。フッ素は、この働きを抑えて、酸を出来にくくします。

Q2 フッ素って薬でしょ？ 本当に安全なの？

フッ素は、土・空気・水などいろんなところに存在しています。もちろん、食べ物にもたくさん含まれていて、特に魚やお茶などに多く入っています。

WHO（世界保健機関）、FDI（国際歯科連盟）、日本歯科医師会などがフッ素に関するデータを集め、検討を加えた結果推奨しています。一番濃いフッ素液を、うがいの際に間違って全部飲んでも何の症状も出ません。はみがき粉を使う方法でも口に残るのは、お茶半杯ぐらいの量です。もちろん、小さなお子さんが、はみがき粉を食べるようでは困ります。お家で使う場合は、大人がしっかり管理してくださいね。

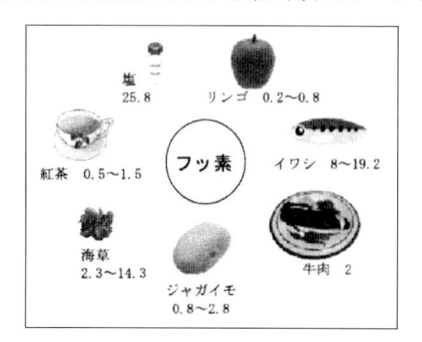

Q3 フッ素はどうやって使うの？

日本では、歯の表面に直接塗る方法でフッ素を使用します。フッ素を塗る方法は、以下の3種類があります。

①歯科診療所でフッ素液を直接付ける
②フッ素の入ったうがい薬を使用する
③フッ素入りはみがき粉を使用する

①の方法が、虫歯予防の効果がもっとも高くなります。ただし、1回フッ素を塗れば、永久的に効果が持続するわけではありません。3～6ヶ月に1回は、歯科診療所でフッ素塗布をお受けになることをお勧めいたします。また、②③の方法でご家庭でのホームケアを行うことにより、効果を一層高めることができます。

Q4 乳歯の時はむし歯の予防なんてしなくていいんじゃないの？

乳歯期のむし歯は、永久歯の歯並びや歯の質に影響を与えることがあります。きれいな永久歯や歯並びを完成するためには、乳歯期の歯の管理が大切なのです。

Q5 歯磨きだけでは、むし歯予防はできないの？

歯磨きは、むし歯予防の第一歩です。しかし、歯そのものが弱くては、むし歯のなりやすさは変わりません。そこで、歯そのものを強くするためにフッ素を塗布することが有効なのです。

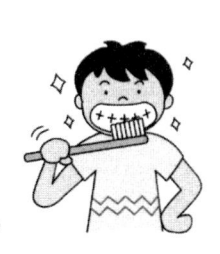

塩 25.8
リンゴ 0.2～0.8
紅茶 0.5～1.5
イワシ 8～19.2
フッ素
海草 2.3～14.3
ジャガイモ 0.8～2.8
牛肉 2

SAMPLE 予防処置の患者説明ツールの事例 ②

P.M.T.C
プロフェッショナル・メカニカル・ティース・クリーニングってなあに?

歯科医師、歯科衛生士によって専門器材を使って行う清掃、プラークコントロールの方法です。
　当院では、将来寝たきりにならないためにも、以前から予防の重要性を説明させて頂いております。最近では、患者さんからの予防に対する様々な要望も多くなってきています。そこで、効果の高い新しいプログラム（PMTC）を導入することになりました。

P.M.T.C の優れたところは

- 歯の表面の色素沈着のみならずご自身ではコントロールしきれない「キーリスク部位」を重点的に歯面清掃、歯面研磨することでう蝕や歯周病を抑制する画期的な予防管理システムです。
- 専門器材を使いますので、歯の表面を傷つけることがありません。
- お口の中が一度にキレイになります。

その効果は・・・

◎歯科疾患の予防と治療

- 歯垢（プラーク）の付着、う蝕、歯周炎の発生を抑制し口臭の予防にもなります。フッ素塗布もあわせて行いますので、初期のう蝕の再石灰化を促進し、う蝕の進行を抑制、歯周疾患の改善が期待できます。

○審美的効果　他

- 頑固なヤニ、茶シブなどの沈着物を取り除きますので、キレイな歯がよみがえります。
- 歯面を1本1本ていねいに磨きますので、舌触りもよく爽快感が得られます。

※詳しくは、スタッフにお尋ねください。

3.3 再初診患者を増やす（その3）

3.3.1 再初診患者の増加

再初診患者とは「以前に自院に来院したことがあり、あらためて初診として来院された患者」のことです。

再初診患者は次の2パターンに分類できます。

> ▶前回治療途中で来院されなくなった（＝中断患者）
> ▶前回来院時に治療終了まで通院された（＝終了患者）

前者の中断患者に関しては、中断患者への再来院を促進するアプローチ方法について、すでに第3章の3.1.2の項で述べたとおりです。

本項では、後者の前回来院時に治療終了まで至っている患者に関して自院への再初診としての来院を促進するための施策として、次の取り組みについて解説していきます。

> **POINT** ●**再初診患者を増やす取り組み**
> ①リコール患者の増加を図る施策
> ②過去の来院患者へのアプローチ施策
> ③患者満足度向上による再初診患者増加の取り組み施策

3.3.2 リコール患者の増加

1 リコールの考え方

リコールに取り組むということは、増患の視点で考えると「**再初診の増加**」につながります。同じ再初診でも「不具合が発生したとき」「痛みが生じたとき」に来院する再初診がありますが、意味合いが大きく異なります。

リコールによる再初診は「診療所側で来院をコントロールしたり、来院を促すこと」ができ「歯に不具合が起きなくても一生涯、定期的に自院に通ってもらえる（患者の愛顧化）関係が診療所と患者の間に築かれる」という点

で、他の再初診の患者とは全く性質が異なるのです。

2 リコールシステムの構築の手順

基本的な手順は以下のとおりです。

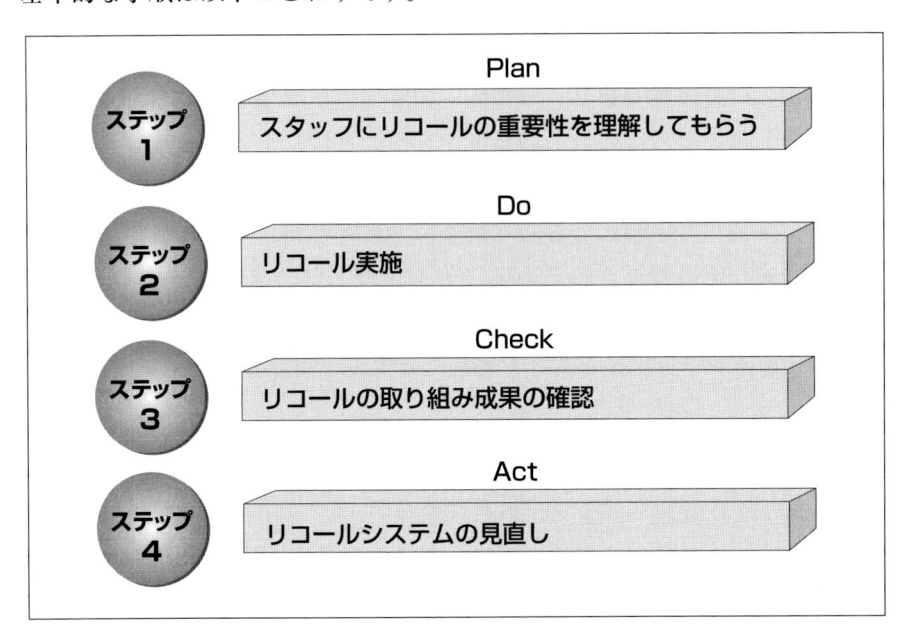

ステップ1 Plan：スタッフにリコールの重要性を理解してもらう
ステップ2 Do：リコール実施
ステップ3 Check：リコールの取り組み成果の確認
ステップ4 Act：リコールシステムの見直し

ステップ1　スタッフにリコールの重要性を理解してもらう

　リコールの重要性と位置づけを明確にすることなしに、リコール患者増加の取り組みを行うことは困難です。院長がリコールの意義を理解したとしても、その意義をスタッフにも理解させなければ、この活動はうまく進みません。患者はもちろんのこと、スタッフに対しても動機づけをしていかねばなりません。

　歯の痛い患者は、診療所側で増やすことはできません。しかし「歯を痛くしないために定期的に来院する患者」を増やすことはできます。

　リコールに応じてくれている患者は、一般的に「診療所の診療方針を十分に理解」し、A診療所でもB診療所でもなく自院を選んでくれる「愛顧度の高い患者」であるといえます。競争の激しい地域では、他院の動向に左右されず一定患者数を確保できます。

　もちろん、再初診患者の増加以外にも次のメリットがあります。

> ▶治療後のメンテナンスもしっかりしている診療所として信頼度が向上する
> ▶患者啓蒙の機会が多く得られる

　定期的に口腔内審査をし、むし歯・歯周病の早期発見・早期治療をし、さらにはむし歯にならないための処置を行うことは、十分に診療所の診療サービスとなりえます。

　また、継続して来院してもらうたびに、患者と親しくなる機会、自院の診療のよさを伝える機会が得られることも診療所側のメリットです。ただし、いずれもリコールを受けることによる患者側のメリット、リコールを受けることの重要性を十分に伝えることなしには実現できません。

POINT　●リコール患者が少ない場合とは？
①リコールシステム自体がない
②リコール自体は実施しているのだが、リコール率が向上しない
③リコールがどれくらいなのか実態が把握できていない

　以下、リコールシステム構築のステップに従って、それぞれのケースについて解決策を解説します。

　これに取り組むにあたっては、スタッフには、**むし歯の早期発見・早期治療は結局、患者の時間と費用の節約になる**ということを訴え「患者のためにリコールに取り組もう」と説得・意識づけすることが必要です。

　それにより、患者に対する説明も自信を持って行うことができるようになります。

　また、患者側も「とにかくリコールを」と説明されるのに比べ、自分にとってのメリットを説明されることにより「リコールは自分の口腔内の健康を守るために必要である」ということを受け入れやすくなります。

　診療所のスタッフ全員がリコールのメリットを整理すること、そして理解することがリコールの取り組みの第一歩なのです。

ステップ2　リコール実施

リコールシステムの最も基本的なフローは以下のとおりです。

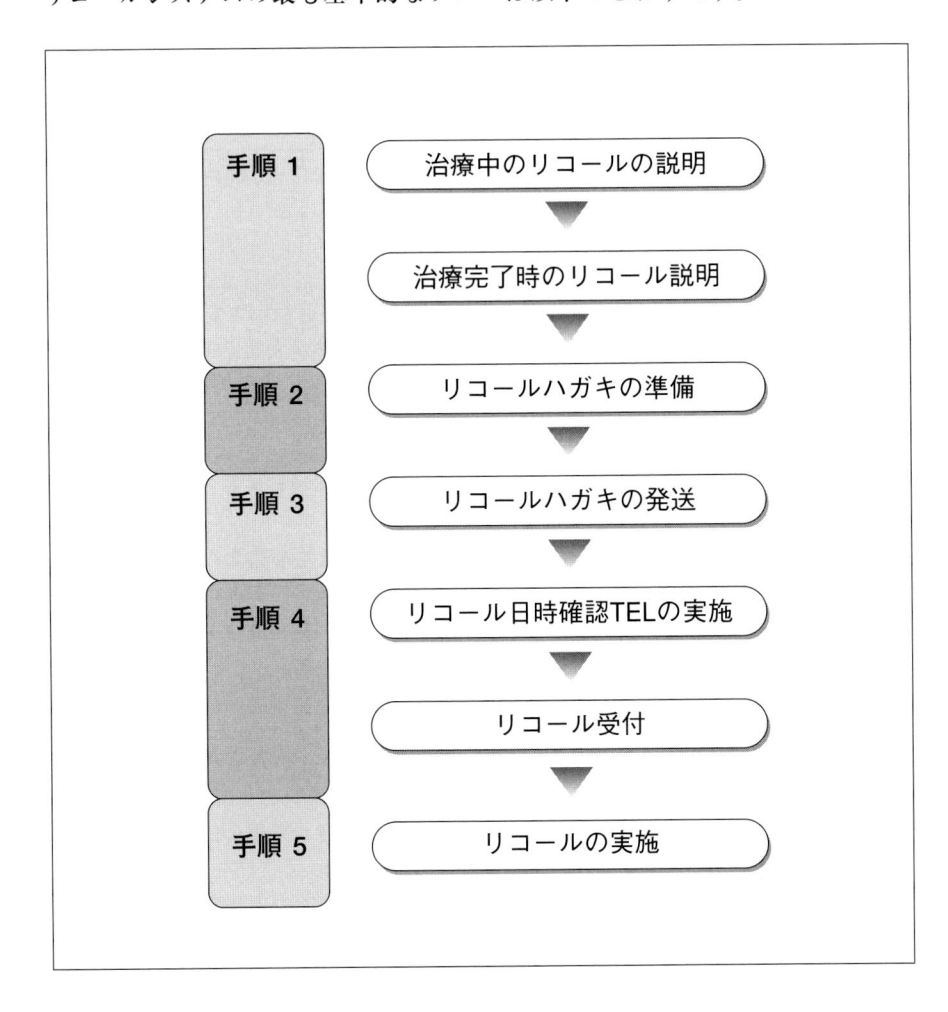

手順1	治療中のリコールの説明 ▼ 治療完了時のリコール説明 ▼
手順2	リコールハガキの準備 ▼
手順3	リコールハガキの発送 ▼
手順4	リコール日時確認TELの実施 ▼ リコール受付 ▼
手順5	リコールの実施

SAMPLE　リコールマニュアル事例

流れ・場面	担当	手　順
治療中 治療完了時 （診療室）	歯科医師 歯科医師	・リコールの必要性を患者に説明する ・リコールの必要性を再度説明して、時期が来たらご案内のハガキを出す旨を説明 ・カルテに必要事項を記入 ・カルテファイルを受付へ
（受付）	受付	・会計終了後、本日で治療完了の旨、およびリコールの説明をする 　※トーク 　「（長い間）お疲れ様でした。本日で治療は終了です。先生からもご説明があったと思いますが、お口の健康のためには、定期的な検診が大切です。 　〇〇さんの場合は、〇ヶ月後に定期検診にお越しください」 ・リコールハガキを見せる ・リコールハガキに宛名を書いてもらう 　※トーク 　「時期が参りましたら、こちらのおハガキでご案内をいたしますので、こちらのハガキにご住所とお名前をお書きいただけますでしょうか」 ・リコール患者リストに患者名を記入 ・ハガキを発送予定月の箱に入れる
	歯科医師 スタッフ	・ハガキの裏に手書きでコメントを書き入れる
途中来院 チェック	受付	・リコールの前に患者が来院された場合は、リコールリストに来院のチェックをする ・リコールハガキを、リコールハガキ箱から取り出し、患者のカルテに入れる ・終了した時点で、リコールリストに再度記入し、ハガキをリコールハガキ箱へ戻す
毎月　日頃	受付	・リコールハガキを発送する ・発送したらリコールノートにチェック
来院チェック	受付	・リコールハガキ発送後、患者がリコールで来院された場合にはリコールノートに来院のチェックをする
電話による 予約日時確 認	受付	・リコール月の第1週目にかける 　※トーク 　「定期検診日が近づきましたので、ご連絡のお電話を差し上げました。▲月▲日にご予約をお取りしておりますが、ご変更はございませんでしょうか」

| 手順1 | リコールの重要性を説明する |

　ステップ1の動機づけにより、診療所スタッフの中に「リコールの重要性」「リコールのメリット」が浸透したところで、その内容を患者に伝えていくことになります。
　これが、リコール率を向上させることができるか、できないかの分かれ道になります。
　患者に明確に意図を伝えるためには次のような説明を実施します。

> **POINT**
> ●「リコールのメリット」を十分に伝えましょう！
> ①むし歯になる原因と防止策＝リコールによる早期発見・早期治療
> 　・むし歯は治療しても原因を残したままでは、再度むし歯になってしまう可能性が高い
> 　・むし歯にならないためには、日常のホームケアと定期的なプロケアが必要である
> ②大きなむし歯をつくらないことで、歯を長持ちさせることができる
> ③早期発見・早期治療によって、痛い思いをしないですむ

　特に痛みや不具合を感じていないのに歯科診療所へ行くことは、患者にとっては億劫であり、生活の中での優先順位は低い事項です。それを3ヶ月後、半年後、1年後に確実に来院してもらうためには、他の用事よりも優先順位を上げてもらえるだけの十分なメリット・必要性を感じてもらわなくてはなりません。
　説明のタイミングとしては、下記の4つのタイミングが考えられます。

1　初診時の診療所の診療方針説明時

　リコール実施というのは、診療所の診療方針の1つという位置づけができます。
　初診時に「診療所案内（本章3.4.3に診療所案内の事例が掲載してありますのでご参照ください）」を渡す際に、リコールについても診療所の診療方針として説明をします。

2 口腔審査内容の説明時

口腔内審査の結果について説明する際に、

> ▶現在の口腔内の状態（「お口のノート」の活用：64頁参照）
> ▼
> ▶そのようになってしまった理由
> ▼
> ▶治療することにより、機能は回復するがまた悪くならないという保証はない
> ▼
> ▶リコールが重要

という説明を一緒に行うのが有効です。患者にとって治療開始時は「もう2度とこのような思いはしたくない」という思いが一番強いときであるため「痛い思いをしないために」という動機づけがしやすいタイミングです。

3 ブラッシング指導実施時

ブラッシング指導は患者に「歯についての知識」「口腔内を健康に保つための方法」を伝えるのに、十分な時間をかけられるタイミングです。初診時の診療方針の説明時や口腔審査内容の説明時にどうしても時間を取る診療所では、ブラッシング指導時の説明に取り組むのがよいでしょう。

4 治療完了時

治療完了時は、治療が終わって患者の満足度が最も高いときであり、この状態を継続していきたいという気持ちになってもらいやすいタイミングです。最後まで治療を一緒に頑張ってもらえたことを喜び、今後もその状態を維持できるよう一緒に協力していくことを確認するようなカウンセリングを実施します。

手 順 2　治療完了時のリコール説明の工夫・ハガキを準備する

治療完了時にリコールについて全く説明することもなく、リコールハガキ

を送っているだけでは、リコールに応じてくれる患者は増えません。治療完了時のリコールの説明のポイントとしては以下の2点があげられます。

1 | リコールに行く必要性を感じさせること

手順1で解説しましたが、リコールの優先順位を他の用事や約束より高めてもらえるようしっかりと説明を行うことが大切です。

2 | リコールの約束をしたという認識を相手に実感させること

治療の約束は、「守らねばならないもの」という認識がありますが、リコールの約束については患者側にとっても診療所側にとってもそのような認識が低いものです。

そこで、患者にリコールに来るという約束をしたという意識を高めてもらえるよう工夫をする必要があります。

> **POINT** ●リコールを「実感」してもらうために必要なこと
> ①治療最終日にリコール日時を設定する
> ②患者自身にリコールハガキに住所・氏名を記入してもらう

患者と一緒に来院日時を決めることにより、他の治療と同じく約束をしたということを意識してもらえます。

さらに、患者自身がハガキに名前を記入することにより、自らの意思で「リコールを申し込んだ」という演出をすることが可能となります。リコールの予約が、診療所と患者が相互に納得したうえで「約束をした」という位置づけにまで高まります。

SAMPLE リコール受付時の説明ツール事例

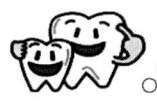

治療が終わりましたが…

今日でお子さんの治療が終了となりました。
がんばって治療を受けたお子さんをどうぞ褒めてあげてください。ところで、

虫歯になってしまった原因

は何だったのでしょうか。
ご家庭では、次のことを考えて見てください。

★ 規則正しい食生活をしているでしょうか
★ 甘い食べ物やジュース類を口にする回数は多すぎませんか
★ 歯磨きやフロスをきちんとしているでしょうか

小さいお子さんの歯磨きは、お母さん、お父さんの仕事です。8歳くらいまでのお子さんには「仕上げ磨き」が必要です。
又、歯の健康を維持していくためには

（ 定期検診 ）が必要です。

歯科医院の検診では、学校などの集団検診では見つけにくい異常を早期に見つけることができます。
定期検診の時期になりましたらお葉書でお知らせします。
お電話でご予約のうえ、ご来院ください。
※次回定期検診は_____月頃の予定です。

Ａ歯科医院
TEL ***-***-****

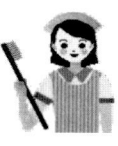

治療が終了しましたが…

本日で治療が終了となりました。お疲れさまでした。
今後も、お口の健康が維持できるように、毎日の歯磨きをきちんと行いましょう。

しかし残念ながら、むし歯は知らず知らずのうちに進行してしまいます。
そして、痛くなって初めて気付き、非常に辛い思いをすることが多いものです。
そこで、

　早め早めにむし歯を見つけ
　すぐに治せるうちに治療をし
　大変な思いをせずに快適に過ごせるように

（ 定期検診 ）

をお勧めします。

定期検診の時期になりましたらお葉書でお知らせします。
お電話の上、ご来院ください。
また、お口の中のことについて気になることがございましたら、
お気軽にご相談ください。
※次回定期検診は_____月頃の予定です。

Ａ歯科医院
TEL ***-***-****

手順3　リコールハガキを発送する

「リコールハガキを発送する＝リコールを実施している」と誤解しがちです。

リコールハガキの発送は、リコールの取り組みの一部にすぎません。

リコールハガキ発送の流れは、毎月の定型業務となるため発送ルールを決め、確実に発送できるようにします。

手順4　リコール日時確認の電話をかける・リコール受付

リコール日時に変更がないかどうかの確認のための電話をします。ハガキでリコール日時を知らせても、ハガキをそのままにしてしまい、予約日時を忘れてしまうという人や、リコールの重要性は十分感じていてもついつい腰が重くなってしまう人も多いはずです。そこで、診療所から電話することによって患者にとっては「リコール日時忘れを防止し、確実にリコールを受けることができる」「リコールに行くきっかけができる」というメリットがあります。

また、診療所側にとっても「リコールに応じてもらえる患者の数が増える」「リコール患者の無断キャンセル・急患により予約日時を乱されることが少なくなる」というメリットがあります。

リコール確認の電話には、次の2種類があります。

> ①予約日時確認のための電話
> ②予約日時未設定者に対する予約設定のための電話

いずれにせよ「患者の都合に配慮して」「患者の口腔内の状態を心配して」電話をかけていることを相手に伝えることが大切です。

「無理に来院させようとしている」という誤解を患者に与えないよう、電話トークについては慎重に検討する必要があります（次頁の「電話トーク事例」をご参照ください）。

※近年では、メールによる予約確認を行っているケースが多く見られます。初診時もしくはリコール予約の際に、メールアドレスを記入してもらうようにします。

リコール確認電話トーク事例

本人に繋がった場合

- ▶挨拶　　　　　　「わたくし、A歯科医院（の○○）と申します。いつもお世話になっております」
- ▶本人でない場合　「（自宅の場合）□□さんはご在宅でしょうか」
- ▶本人　　　　　　「こんにちは。わたくし、A歯科医院（の○○）と申しますが、いつもお世話になっております」
- ▶用件を伝える　　「先月、私どもの医院より□□様宛てに、お葉書でもご案内をさせていただきましたが、リコールの時期が参りましたのでご案内のお電話を差し上げました」

予約の取れている方

- ▶予約日時確認　「○月◇日×時でお約束をいたしておりますが、ご変更はございませんでしょうか？」
- ▶変更なし　　　「はい、それでは、○月◇日×時にお待ちいたしております」
　　　　　　　　「お忙しいところ失礼いたしました」
- ▶変更あり　　　「それでは、こちらのお電話にてご予約をお取り直しいたしますが、ご都合はいつがよろしいでしょうか」

予約未設定の方

- ▶アポイントの設定　「まだ予約のご連絡をいただいていなかったものですから、よろしければ、定期検診のご予約をお取りいたしますが、いつ頃でしたらご都合がよろしいでしょうか」
　　　　　　　　　　※来院を拒むようでしたら、無理強いをしない。
　　　　　　　　　　「それではご都合がつくようになりましたら、またお電話でご予約してください」と伝える。

本人が不在の場合

「先月、私どもの医院より□□様宛てに、お葉書で定期検診のご案内をさせていただきましたが、まだ予約のご連絡をいただいていなかったものですから、よろしければ、定期検診のご予約をお取りさせていただこうかと思いまして、ご連絡させていただきました」

- ▶家族への伝言　　　「よろしければ、ご予約をお取りさせていただこうかと思いますので、お戻りになられましたらそのようにご伝言いただけますでしょうか」
- ▶留守番電話への伝言「よろしければ、ご予約をお取りさせていただきますので、ご来院にご都合のよい日時をお電話でご連絡いただければと思います」

手 順5　リコールの実施

　リコールを実施する際のポイントとしては、**患者に「次回のリコールも必ず来よう」と感じてもらえる内容を提供すること**です。

　患者がリコールの内容に満足し、リコールの必要性を感じることなしに、次回以降のリコールでの来院は望めません。

　せっかく来院したのに、待ち時間15分、検診は5分で終了、口腔内を軽くチェックするだけというのでは患者のリコールに対するモチベーションが下がってしまいます。

　そこで、リコールでどのような診療内容を提供するかという「リコールメニュー」を検討する必要があります。

　単なる検診だけではなく、以下のポイントによってリコールの価値づけをすることが大切です。

> **POINT**　●**リコール＋αを提供していくこと**
> ▶ブラッシング指導
> ▶フッ素塗布
> ▶PMTC等歯の掃除
> ▶歯に関する情報の提供

ステップ3　リコールの取り組み成果の確認

　ステップ1、2の取り組みを実施したら、その取り組みの成果を確実に把握していくことが大切です。ここでは、成果の確認のための基礎データ管理方法、数値の分析方法について解説します。

1 実績数値の管理

　現状の数値を把握することなしに、目標件数を設定することも、改善施策を検討することもできません。そこで、毎月毎月の実績数値管理が重要になってきます。

　リコールの実績として把握すべき数値としては、次頁のものがあります。

> **POINT** ●毎月のリコールの実績を把握する
> ①終了患者数
> ②リコールハガキ発送枚数
> ③リコール来院患者数

「リコール予約確認の電話実施」と併せて管理できるようにしておく必要があります。

次頁の「リコール管理表フォーマット」を参考にして、院内で確実に管理していけるよう準備を進めてください。

リコール管理表フォーマット

リコール管理表　（　　　月分）　　　　　　　　　　NO._____

	患者名	終了日	途中来院チェック	発送日	来院日	再発送日	来院日	備考
1		/	/	/	/	/	/	
2		/	/	/	/	/	/	
3		/	/	/	/	/	/	
4		/	/	/	/	/	/	
5		/	/	/	/	/	/	
6		/	/	/	/	/	/	
7		/	/	/	/	/	/	
8		/	/	/	/	/	/	
9		/	/	/	/	/	/	
10		/	/	/	/	/	/	
11		/	/	/	/	/	/	
12		/	/	/	/	/	/	
13		/	/	/	/	/	/	
14		/	/	/	/	/	/	
15		/	/	/	/	/	/	
16		/	/	/	/	/	/	
17		/	/	/	/	/	/	
18		/	/	/	/	/	/	
19		/	/	/	/	/	/	
20		/	/	/	/	/	/	
21		/	/	/	/	/	/	
22		/	/	/	/	/	/	
23		/	/	/	/	/	/	
24		/	/	/	/	/	/	
25		/	/	/	/	/	/	
26		/	/	/	/	/	/	
27		/	/	/	/	/	/	
28		/	/	/	/	/	/	
29		/	/	/	/	/	/	
30		/	/	/	/	/	/	

2 数値分析の実施

数値の分析とは「リコール構造のどの数値に問題があり、どのような改善が必要なのかを明確にする」ことと「毎月の推移を確認する」ということの2点です。

現状を把握し、問題点を明確にすることによって、初めて改善策を講じたり、目標に向けて活動していくことができます。スタッフにもこれらの数値は開示し、自院の目標と実績の差を埋めるにはどうしたらよいかを一緒に検討し、取り組んでいくことがリコール率の向上につながります。

リコール来院患者数は、以下の3つの数値で構成されています。

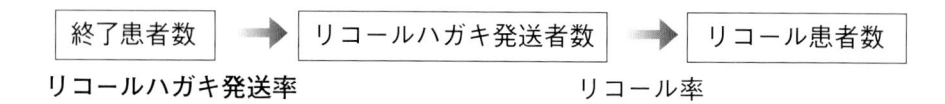

```
┌─────────┐    ┌──────────────────┐    ┌─────────┐
│ 終了患者数 │ →  │ リコールハガキ発送者数 │ →  │ リコール患者数 │
└─────────┘    └──────────────────┘    └─────────┘
   リコールハガキ発送率              リコール率
```

自院のリコール率が向上しない原因はどこにあるのか、またどこの数値に改善の余地があるのかを検討し、具体的な改善施策を立案・実施します。

それにより、初めて自院の目標値と現実の数値が近づいていくのです。

具体的な改善施策については、**ステップ4**で解説します。

また、リコール率の向上が一時的なものであってはなりません。継続して安定したリコール率が確保できることが大切です。

そこで、数値の推移に注目し、リコール率が下がったときには、自院のリコールの取り組み内容を見直すことが必要です。

3 目標数値の設定

現状を把握したら、自院のリコール数の目標値を設定します。

「周囲の歯科診療所のリコール率」「全国のリコール平均値」これらの数値を知ったからといってあまり意味がありません。

なぜなら、患者数が多く患者回転率が落ちているような診療所で、他院のリコール率が自院より高いからといってリコール患者を安易に増やすことは得策ではありませんし、患者数が少ない診療所が全国のリコール率と自院のリコール率が同じくらいだからといってリコールに取り組まなくていいということはないからです。

「リコール率」について、本書では、次のように定義します。

> **POINT** ●リコール率とは何でしょうか？
> ①リコール率とは、リコールハガキ発送数に対して、実際に来院してくれた患者の割合をさす
> ②リコール率が高いとは、自院の目標数値より実績の数値が高いこと
> ③リコール率が低いとは、自院の目標数値より実績の数値が低いこと

「目標値」は、以下のように設定します。

> ① 増やしたいリコール患者数を明確にする
>   【例】A歯科医院の場合……現在、リコールの来院が2〜3名ほどなので、今後はリコールで20名の再初診が欲しい
> ② 毎月のリコールハガキの発送数の目標を設定する
>   【例】A歯科医院の場合……終了患者が毎月80名ほどでほぼ全員に発送している
> ③ 目標リコール率を算出する
>   【例】A歯科医院の場合……20名（来院目標）÷80名（ハガキ発送数）×100＝25％
> ※上記の例のA歯科医院の場合では、以下のようになります。
> ▶目標とするリコール率は25％
> ▶リコールによる再初診患者数目標は20名

　現状を把握した上で、自院ではリコールで何人の再初診の患者が必要なのか、そのためには何パーセントのリコール率、もしくは、何枚のハガキの発送が必要なのかという具合に目標値を設定してこそ、意味のある取り組みになります。

ステップ4　リコールシステムの見直し

　ここでは、リコールシステムは構築したものの、目標値と実績値の差が埋まらない診療所におけるリコールシステム見直しのポイントについて解説します。

1　リコール発送対象者の見直し

　リコール患者を増加させたくても、母数が小さくてはそれ以上にはなりません。リコール対象者を絞りすぎてしまっている場合には、もう1度発送基準を見直し、発送対象者を広げる必要があります。

2　リコールハガキ文面の見直し

　リコールハガキの文面を見直すことが必要なケースもあります。

> **POINT　●リコールハガキ見直しのポイントは**
> ①対象者の名前や前回の治療箇所について記載する
> ②一言手書きでコメントを加える
> ③大人用と子供用では文面や形態を変える
> ④季節ごとに文面・イラストを変える

　リコールハガキ見直しのポイントは、患者に「他の誰でもない、自分のためだけ」に作成されたハガキであることを認識してもらうところにあります。印刷された市販のハガキに宛名ラベルシールを貼るだけで発送しているケースが見られますが、それでは望むような効果は生まれません（次頁の「リコールハガキ文面事例」を参照してください）。

リコールハガキ文面事例　①　～症例別

クラウン・インレー用

定期検診のご案内

　前略　お元気でお過ごしのことと思います。
　さて、○○○○様の前回のご来院から○○ヶ月が過ぎ、定期検診の時期が参りましたのでお知らせいたします。
　前回つめもの、かぶせものをした歯のその後の様子はいかがでしょうか。つめたり、かぶせたりした歯は、その周辺から再度むし歯になることがあります。毎日のお手入れだけでなく定期的なチェックが大切です。

　ご都合のよい日時をお電話にてご予約のうえ、ご来院いただきますようお願いいたします。
　医師・スタッフ一同お待ちしております。

草々

義歯用

定期検診のご案内

　前略　お元気でお過ごしのことと思います。
　さて、○○○○様の前回のご来院から○○ヶ月が過ぎ、定期検診の時期が参りましたのでお知らせいたします。
　お口の中の状態は刻々と変化していきます。入れ歯や噛み合わせの状態をチェックし、定期的に調整していくことで、入れ歯を長持ちさせることができます。

　ご都合のよい日時をお電話にてご予約のうえ、ご来院いただきますようお願いいたします。
　医師・スタッフ一同お待ちしております。

草々

リコールハガキ文面事例 ②　〜大人用・子供用別

【定期検診のご案内】

こんにちは。
　　　　　　　さんが、前回の治療を終了してから○ヶ月が経ちましたが、その後お口の中のご様子はいかがでしょうか。定期検診の時期が参りましたので、ご連絡いたします。
　ご来院の際には、
o 歯周病（歯を支える歯ぐきの病気）の確認・治療
o 治療箇所の経過の確認
o
o 歯のお掃除、歯のみがき方の練習

をいたします。歯と歯茎の健康のためには、ご家庭でのお手入れと歯科医院での専門家によるお手入れが不可欠です。
　後日、お電話にてご連絡を差し上げますので、ご予約のうえご来院いただけますようお願い申し上げます。
　スタッフ一同お待ちいたしております。

> 患者の名前を手書きで入れる

> 定期検診来院時の処置内容（チェック）と前回の治療内容（手書き）を記入

> 院長と担当者の名前を手書きで記入

> 季節感のあるイラストを入れる

【定期検診・予防検診のご案内】

　こんにちは。○○○ちゃんはお元気にお過ごしですか？ 前回のご来院から○○ヶ月が過ぎ、定期検診の時期が参りましたのでお知らせいたします。
　乳歯期・生えかわり期のむし歯は、永久歯や口の中の健康・歯の質や歯並びに大きな影響を与えます。
　お子さまの歯を守るためには、ご家庭でのお手入れと歯科医院での専門家によるお手入れが不可欠です。

　当院では、口腔内の検査・確認に加え、虫歯にしないための「予防（フッ素塗布・シーラント）」をおすすめいたします。
　後日、お電話を差し上げますので、ご予約のうえご来院いただけますようお願い申し上げます。スタッフ一同、心よりお待ちいたしております。
　　　　　　　　　　　　　　　　　　　　　草々

3 リコール説明・受付・確認トーク見直し

　リコールの重要性が伝えられていなかったり、受付やリコール確認電話の際に問題があり、リコール率が向上しないことが考えられます。
　そこで、以下の２点の取り組みが重要となります。

リコール説明の取り組み
①よりよいリコール説明・受付・確認トークを院内で標準化する＝マニュアルの作成
②ロールプレイングを実施し、練習を実施する
　※ロールプレイング
　役割演技法。患者役、スタッフ役等になりきって実際の診療の場面を想定し演技を行う教育訓練の実施方法。

　次頁に掲載した「リコール説明トークマニュアル」を参考に自院でもマニュアル作成に取り組んでみてください。
　作成後は、次々頁の「ロールプレイングチェックシート」を用いて院内で実践練習することをお勧めします。
　「ロールプレイングチェックシート」の活用方法、記入事例については、第５章の「４．再初診患者の増加を実現したＮ歯科医院の事例」の中で説明、記入事例を掲載してありますので、参照してください。

リコール説明トークマニュアル事例

治療終了時のリコール説明トーク

パターン	トーク
基本的なパターン	「○○さんの治療は、本日で終了になります。長い間の通院、お疲れさまでした」 （まずは無事終了したことを伝え、ねぎらう） 「今回は、お口の中全体を診せて頂いて、むし歯になっているところは、全て治療をいたしました」 「歯の病気の予防のためには、日頃のご家庭での歯磨きが大切ですが、歯の病気の予防と、早期発見のために、当院では定期的な検診をお勧めしております」 「○○さんの場合は、6ヶ月後に、定期検診にお越しになってください。検診の時期が参りましたら、おハガキでご案内いたします」
歯周病の患者さんに対して	「○○さんの場合は、歯周病がやや進んでいます。歯石もだいぶ付いていましたので、今回きれいにお取りいたしました。今後は再び歯石が付かないように頑張って歯を磨いてください」 「しかし一生懸命歯を磨いていても、磨きにくい所などにはどうしても歯石がついてしまいます。 歯周病の進行をおさえるためには、定期的に歯石を取り除いてあげることが大切です」 「○○さんの場合は、定期的に歯ぐきの状態を診せていただいて、歯石を取っていく必要があります。 次回は6ヶ月後位にもう一度診せてください。時期が来たらおハガキでご案内いたします」
カリエスの多かった方	「今回は、むし歯になっているところは全て治療いたしました」 「今回は、むし歯がたくさんありましたので（かなり進んでいましたので）、治療にも時間がかかりましたが、もっと早い段階で治療ができれば、もっと楽に治すことができます」 「当院では、歯の病気の予防と早期発見、早期治療のために、定期的な検診をお勧めしています。 6ヶ月後位に、ハガキでご案内をいたしますので、定期検診にお越しになってください」

ロールプレイングチェックシート

（ ロールプレイングチェックシート ）

（場面：　　　　　　　　　　　　　　　　　　　　　）

	チェック項目	チェック欄
応対の留意点		
態度		
臨機処置		

★ 気づいたこと……

4 リコール患者の組織化

リコールをさらにもう一歩前進させたものに、「予防」という考え方があります。

予防とは「むし歯にならないための治療をするために、診療所に通院してもらう」ことであり、リコールの「早期発見・早期治療」とは考え方が異なります。

この考えに賛同する患者を組織化し、一定の患者に定期的に来院してもらえるしくみをつくることができます。

このような取り組みは、患者にとって「むし歯にならないで済む」「歯を長持ちさせることができる」という大きなメリットを生むとともに、診療所側にとっても、患者との継続的な定期接触の機会をもたらすというメリットがあります。

今後、患者数が減少する中で一定の患者を囲い込む手段として、重要な経営戦略の1つにもなってきています。

3.3.3　過去の終了患者へのアプローチ

再初診患者とは、過去に自院に来院したことのある患者ということであり、診療所としては、過去の来院患者の情報、データはすべて持っているはずです。

> **POINT** ●診療所が持っている過去の来院患者の情報、データ
> ①氏名
> ②住所
> ③年齢、生年月日
> ④最終来院日
> ⑤過去の来院時の治療内容など

診療所としては、これらの情報を活用して、現在通院していない過去の来院患者に対して、次のことを行うことができます。

> ▶来院を促進するような働きかけ
> ▶自院の存在を再認識いただくためのアクション

1 定期検診での来院を促すアプローチ

　最終来院日から一定期間経っている患者に対しては、定期的な検診の必要性・重要性を訴え、定期検診での来院を促進する次項にあげるような内容の送付物を送る方法があります。

　実施の手順としては、次のとおりです。

> **POINT** ●来院を促進するための方法
> ① 送付対象患者の検索、抽出
> ② 送付物の作成・送付

1｜送付対象患者の検索、抽出

　送付対象患者の検索、抽出をする視点としては、次のものがあげられます。

> ▶ 自院に最後に来院されてから一定期間来院がない患者
> ▶ リコールに応じてもらえていない患者

　これらは、レセプトコンピュータやリコール患者リストから検索、抽出を行います。

2 送付物の作成

一般的な文面例

定期検診のご案内

　拝啓　時下益々ご清祥のこととお慶び申しあげます。

　さて、前回○○○○様の歯の治療をいたしましてから、しばらくの時間が経ちましたが、その後歯の状態はいかがでしょうか。

　歯と歯ぐきの健康のためには、日頃のホームケアと定期的な検診による予防が大切です。

　当院では、健康で快適な食生活が送れますように、歯の病気の予防と早期発見のために、定期検診をお勧めしています。

　ご都合のよい日時をお電話でご連絡のうえ、一度ご来院ください。

　医師、スタッフ一同お待ちしております。

敬具

○○○○歯科医院
◇◇市△△町1-2-3
TEL：000-000-0000

過去の治療内容に応じた文面例

例）以前に自院で義歯を作成した患者向けの手紙文

▶ 入れ歯をお使いの方へ

入れ歯の定期検診のおすすめ

～入れ歯を長持ちさせ、いつまでも快適に過ごすために～

お使いの入れ歯の調子はいかがですか…

　入れ歯は、入れ歯をつくったときのお口の状態に合わせて、ぴったりと合うようにつくりますが、お口の中の状態は月日が経つとともに徐々に状態が変わっていきます。

　年齢とともにあごの骨が細くなってしまったり、歯の噛み合わせが少しずつ変化していったりします。

　そして、お口に合わなくなったまま放っておきますと、お口の中に当たって痛くなったり、入れ歯が落ちやすくなります。

　お口に合わなくなった入れ歯を無理してそのまま使っていますと、針金をかける歯に必要以上に力がかかり、残っている歯を抜かなければならなくなったり、歯ぐきやお口の中がどんどんすり減っていくなど、残っている歯や歯ぐきにも悪い影響を与えます。

入れ歯の定期的なチェックをおすすめしています…

　お使いの入れ歯を長持ちさせ、いつまでも快適な食生活を送っていただくためには、定期的に、入れ歯とお口の状態とが合っているか、かみ合わせが合っているかをチェックし、お口の状態に合わせて入れ歯の調整をすることが大切です。

　入れ歯は早め早めに、こまめに調整をしていくことで長持ちさせることができます。ぜひ、定期的に当院で「入れ歯の定期検診」をお受けいただくことをおすすめします。特に異常がないと思っていても半年に1回位は入れ歯のチェックをされることをお勧めしています。

　　　　　　　　　　　　　　　　　　　　　〇〇歯科医院
　　　　　　　　　　　　　　　　　TEL：××××-××-××××

2 誕生日カードの送付

　レセプトコンピュータ等で過去の来院患者を生年月日で検索できる場合には、誕生日月に誕生日カードを送付する方法があります。

誕生日リコールハガキの文面例

～●月がお誕生日のあなたへ～

お誕生日 おめでとうございます。

いつまでも美しく健康な歯で、
しあわせな人生をおくれますように。

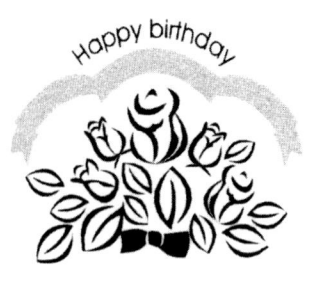

Happy birthday

歯とお口の健康のためには、定期的な検診を受診することが大切です。1年に1回は「歯とお口の健康診断」をお受けいただくことをお勧めしています。

〇〇〇〇歯科医院
■■市△△町1-1-1
TEL：000-000-0000

3 その他の送付物の送付

　最終来院日や生年月日などの条件で送付対象患者を検索、抽出することが難しい場合には、とくに送付対象を選別することなく、アトランダムに過去の来院患者に対して送付物を送る方法があります。

1 年賀状や暑中見舞いを送る

　年賀状や暑中見舞いなどを送り、定期的に自院の存在を患者に再認識してもらうことも、次回患者が歯科に通院する際に自院へ再初診として来院される可能性を高めることにつながります。

2 「診療所ニュース」や歯や口に関する情報を送る

　「診療所ニュース」の送付や、歯や口に関する情報の提供ということであれば、特に送付時期を選ばずに送ることができます。

送付物事例～診療所新聞

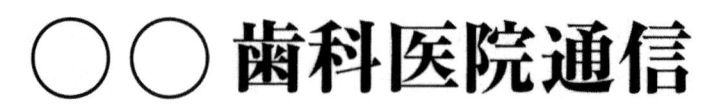

○○歯科医院通信

月発行　　発行：　　歯科医院　　〒　　TEL

この「　　歯科医院通信」は当院から患者の皆さんに向けて歯に関する情報を提供させていただくものです。ご意見・ご感想等を受付までお寄せください。

スタッフ紹介

当院の職員を改めて紹介致します

院長：○○○○○

- 誕生日：昭和○○年○○月○○日
- 出身地：東京都
- 趣　味：音楽鑑賞
- 略　歴：東京○○歯科大卒

★院長からのご挨拶★

当院では患者さんにとって最良と考えられる治療を患者さんの立場に立って行っています。治療内容についても詳しくご説明し、患者さんと一緒に決めていきます。

お口の豆知識

子供のむし歯

今回はお子さんの歯について考えてみます。下のチェックリストでお子さんの歯をチェックしてみましょう。

★チェックリスト★
- ☐ 歯と歯の間に食べ物がはさまる
- ☐ フッ素を塗っていないのになんとなく着色している
- ☐ 歯ぐきに近いところが白っぽい
- ☐ 歯に穴があいている
- ☐ 食事の時に痛がる
- ☐ 冷たいもの、あまいものを食べる時しみる
- ☐ 歯ぐきが腫れている

ひとつでも当てはまったら歯科へご相談ください。

歯はお子さんの発育や成長に大切な働きをしています。むし歯があると、うまく食べ物を咬むことができなくなり、食べる物がかたよってしまいます。そして栄養がかたよってしまい体が成長しづらくなってしまうことがあります。子供の歯は大人の歯に比べて歯の表面が薄く、また子供は大人に比べて、歯ブラシが上手に使えなかったり、甘い物を多く食べます。ですから子供は大人に比べてむし歯になりやすいものなのです。

むし歯にならないための予防やむし歯の早期発見・早期治療は大人よりも大切です。むし歯の早期発見・早期治療のために、定期的に歯科医院で検診をしてもらうことをおすすめします。

予防のためには正しい歯磨きの仕方をお母さんが教えてあげなければなりません。また、むし歯になりにくくするために歯の溝を埋めてしまう方法や歯をフッ素の膜でおおってしまうことも有効です。これらの方法は歯科医院に相談しましょう。

大切なお子さんの歯はお母さんが守ってあげましょう
半年に一回は歯科検診を受けましょう

お知らせ

当院では、定期検診をお勧めしております。
学校検診やご家庭で見たのでは、照明の明るさや唾液が歯の面にある為、反射していて、むし歯を確実に見つけることが困難です。
むし歯にならないための定期検診です。是非、お続けください。

4 過去の患者への送付の期待効果

　過去の患者に対してさまざまな送付物を送ることは、相応の準備等が必要であり、また手間や時間、コストのかかることです。

　しかし、継続的また定期的に過去の来院患者と通院中以外の場面でのコミュニケーションの機会を創出することは、自院に再初診として確実に来院してもらえる関係をつくり出すためには効果があります。

　また、過去の患者に対して送付物を送ることは、診療所からの送付物が、患者の家族や職場の友人などの目にも触れることが期待され、そのような過去の来院患者の周囲の方の自院への来院を促進するという期待効果もあげられます。

　費用対効果を考えたときにも、ハガキでの送付の場合、印刷コストを含めて仮に1通100円として計算すると、500通の送付物を送った場合に、送付にかかるコストとしては50,000円になります。

　500通の送付物を送ることにより、もし2～3名の患者が来院すれば費用対効果としては十分に見合うことになります。

3.3.4　患者満足度の向上

　過去の来院患者が、歯や口の状態に不具合を生じたときに、再び自院に来院するかどうかは、基本的には、前回来院時の印象、満足度によります。

　つまり、再初診患者を増加させる根本的な取り組みは、日々の診療を通じて患者満足度の向上を図るということです。

1 患者満足度向上の視点

　患者満足度の視点は、大きく分けると以下の5つです。

> **POINT** ●**患者満足度向上への5つのアプローチ**
> ①治療技術
> ②患者応対
> ③時間（待ち時間、治療期間）
> ④施設・設備
> ⑤情報提供

　これらの視点のそれぞれについて、自院の現状をチェックし、日常的に改

善の取り組みを行っていく必要があります。

　本書では「院内アンケート調査」と「患者応対・時間・情報提供サービスの向上」について解説していきます。

2　院内アンケートの実施

　患者満足度向上の取り組みを行っていくにあたっては**「自院の現状の診療サービスに対する患者の評価、満足度を知る」**ということが大切です。

　毎日の診療を通じて、患者の表情、行動、発言などを観察し、定期的に院内ミーティングなどで振り返り、患者の満足度に関心を持ち、日々の診療サービスを提供していくことが重要です。

　しかし、診療所側が考えていることと、実際に患者が感じていること、思っていることにはギャップがあることも多いものです。

　そこで患者の満足度を知る効果的な手法として、「院内アンケートの実施」を定期的に行います。

1　院内アンケートの目的と期待効果

　患者満足度向上のための施策として院内アンケートを実施する場合の目的は、大きく分けると次の3つがあげられます。

> **①ニーズ調査**
> **②不満足度調査**
> **③既存の診療所サービスのPR手法としてのアンケート**

　そして、院内アンケートの実施により、4つの効果が期待できます。

> **POINT　●アンケート実施による4つの効果**
> ①「患者に選ばれる歯科診療所」を実現するために、患者の望む診療・サービスを的確に把握することができる
> ②自院の診療・サービスのどこに患者は不満や不便を感じているのかを知り、改善点を明らかにすることができる
> ③自院の診療・サービスのよい点を再認識させることができる
> ④患者サービスの改善に向けて積極的に取り組んでいる自院の姿勢を示すことができる

2 院内アンケートの実施手順

院内アンケート実施の手順は、以下のとおりとなります。

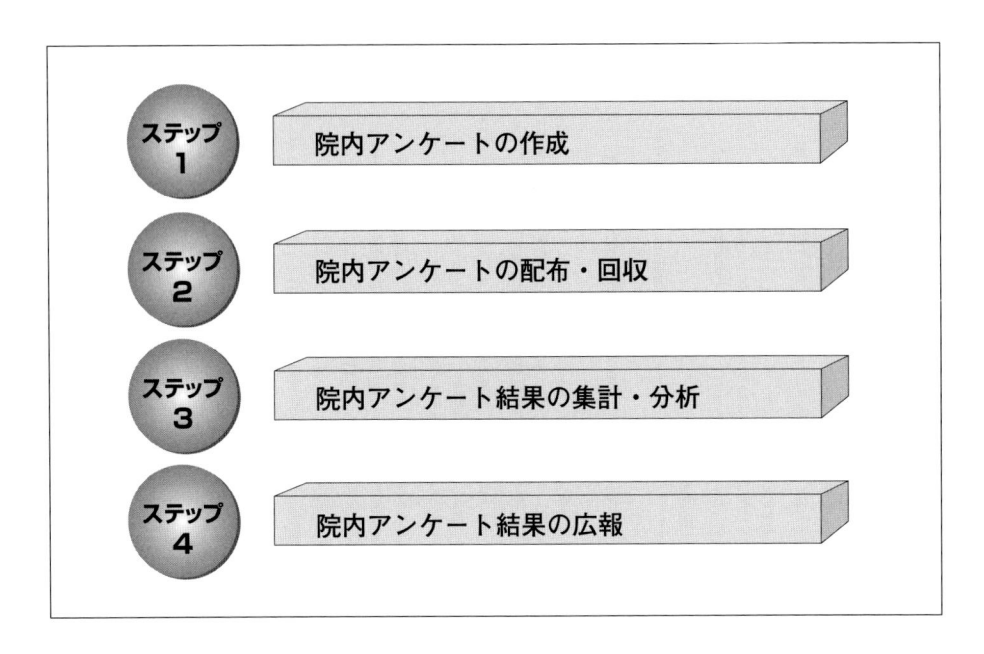

- ステップ1　院内アンケートの作成
- ステップ2　院内アンケートの配布・回収
- ステップ3　院内アンケート結果の集計・分析
- ステップ4　院内アンケート結果の広報

ステップ1　院内アンケートの作成

院内アンケート実施にあたっては、アンケート項目の設定が非常に大切です。アンケート用紙が正しく設計されていないと、アンケート調査を実施しても得られる結果は「患者の評価を正しく把握できない意味のない」ものとなってしまうからです。

アンケート設計の際のポイントは、以下の点があげられます。

> **POINT** ●**アンケート設計のための指標**
> ①目的にかなった内容になっていること
> ②質問量が多すぎないこと
> ③患者にわかりやすい表現になっていること
> ④患者が回答しやすいように選択肢が設定されていること

次頁の院内アンケートフォーマット事例を参考にしてください。

院内アンケートフォーマット事例

患者の皆様へ

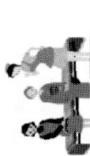

当院では、より充実した歯科医療を提供するために、スタッフ一同努力をしておりますが、さらなる技術・サービス向上のために、今回、皆様のご意見をお伺いし参考にさせて頂きたいと思っております。是非、アンケートにご協力をお願い致します。

性別	男・女	職業	会社員・主婦・学生・自営業・その他（　　　）
年齢	① ～14 ② 15-20 ③ 21-30 ④ 31-50 ⑤ 51-64 ⑥ 65以上

Q1. 当院を選ばれた理由をお答えください。（いくつでも○印をつけてください）
a.家から近い　b.会社から近い　c.看板、建物を見て　d.家族・知人に紹介された
e.治療が上手と聞いたので　f.院長の応対が良いと聞いて　g.スタッフの応対が良いと聞いて
h.その他（　　　　　　　　　　　　　　　　　　　　　　　）

Q2. 次の点について当院の印象をお答えください。（該当項目に○印をつけてください）

(1) 当院の場所は？
①大変わかりやすい　②わかりやすい　③普通　④わかりにくい　⑤大変わかりにくい

(2) 待合室の雰囲気は？
①非常に良い　②良い　③普通　④良くない　⑤大変良くない

(3) 診察室の清潔度は？
①非常に良い　②良い　③普通　④良くない　⑤大変良くない

Q3. 待ち時間、治療時間、期間についてお答えください。（該当項目に○印をつけてください）

(1) 診察前（待合室）の待ち時間は？
①長い　②やや長い　③気にならない　④全く気にならない

(2) 診察中（診察室）の待ち時間は？
①長い　②やや長い　③気にならない　④全く気にならない

(3) 毎回の治療時間は？
①長い　②やや長い　③気にならない　④全く気にならない

(4) 治療期間は？
①長い　②やや長い　③気にならない　④全く気にならない

Q4. 当院の印象についてお答えください。（該当項目に○印をつけてください）

(1) 受付の電話応対は？
①非常に良い　②良い　③普通　④良くない　⑤大変良くない

(2) 受付の応対は？
①非常に良い　②良い　③普通　④良くない　⑤大変良くない

(3) 診察中の女性スタッフの応対は？
①非常に良い　②良い　③普通　④良くない　⑤大変良くない

(4) 治療技術に満足されていますか？
①充分満足　②まあ満足　③普通　④やや不満　⑤不満

(5) 治療内容の説明の内容は？
①よく理解できた　②だいたい理解できた　③普通
④わからないところがあった　⑤ほとんどわからなかった

(6) 毎回の治療費は？
①高い　②やや高い　③ふつう　④安い　⑤わからない

Q5. 診療についてお答えください。（該当項目に○印をつけてください）

(1) 治療費が高く感じられるのはどんな時ですか？
①治療費について説明が不十分な時　②治療内容について説明が不十分な時
③保険と保険外診療（自費診療）について説明が不十分な時　④わからない

(2) 保険診療と保険外診療（自費診療）とがあることをご存知になっていますか？
①よく知っている　②聞いたことがあるが詳しくは知らない
③あまり知らない　④関心がない

(3) 保険診療と保険外診療（自費診療）のどちらを希望されますか。
①保険診療で済ませたい　②治療箇所によっては良い材料を使いたい
③満足できるようなら自費診療が良い

(4) 治療完了後の検診については？
①定期検診を受けたい　②通知があれば受ける　③必要ない

Q6. その他お気づきの点やご希望がありましたら何でもお書きください。

[　　　　　　　　　　　　　　　　　　　　　　　　　　　　　　　]

＊ご協力ありがとうございました。皆様方より頂きました貴重なご意見を参考に、ますます愛される歯科医院を目指して頑張っていきたいと考えております。今後とも宜しくお願い致します。
（院長・スタッフ一同）

ステップ2　院内アンケートの配布・回収

配布の際には、以下の点に注意をしてください。

> ▶配布の際には、受付スタッフが、アンケート用紙を直接患者に手渡し、アンケート実施の主旨（診療所をよりよくするための調査であること）を十分に説明し協力をお願いする
> ▶患者がアンケートに記入しやすいよう工夫をする
> 　・受付に直接返すのではなく、回収箱を利用する
> 　・待合室の椅子でも記入しやすいようクリップボードには筆記用具をつけておく
> ▶同じ患者に重複して渡さないようにカルテにチェックをする

アンケート回収時には、目標有効回答数（100枚以上）が回収できているかどうかを確認します。

アンケートの回収率自体も患者満足度の指標になるともいえます。アンケートの回収率があまりにも低い場合には、自院への愛顧度が低い、もしくはアンケート実施の主旨が伝わっていないと考えるのが妥当です。「診療所サービス改善・向上のために実施するアンケート」であることがしっかり伝えられれば、アンケートの記入に協力してもらえるはずです。

ステップ3　院内アンケート結果の集計・分析

　回答いただいた評価はワンランク割り引いて考えるのが妥当です。つまり「大変よい」はよい、「よい」は普通、「悪い」「大変悪い」は非常に不満を感じているという評価だと考えるべきです。

　アンケートの結果を集計し、次頁のようなレーダーチャートを作成すると自院の強み・弱みが一目瞭然となるので、改善ポイントを抽出する際に、非常に参考となる資料になります。

　特に得点の低い項目については、スタッフミーティングのテーマとして取り上げ、スタッフも巻き込んで改善活動を実施する必要があります。

　問題点を残したままにするということは「患者の診療所離れを見過ごしている」ことに他なりません。

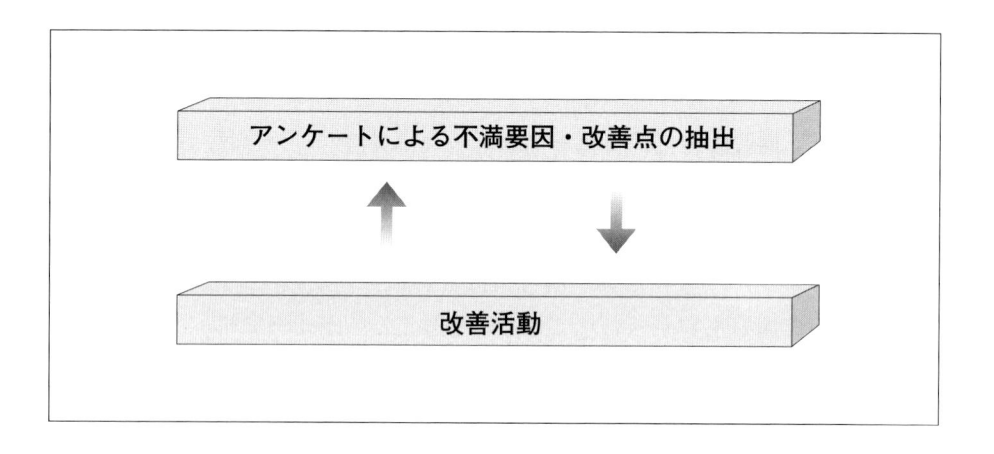

```
┌─────────────────────────────────┐
│   アンケートによる不満要因・改善点の抽出   │
└─────────────────────────────────┘
           ↑               ↓
┌─────────────────────────────────┐
│              改善活動                │
└─────────────────────────────────┘
```

　上図のように、アンケートにより患者の声を聴き、その声を真摯に受け止め、改善活動を実施し、再度患者の声を聴き、成果・問題点を確認するといった一連の活動を繰り返すことが、診療所サービスの向上につながるのです。

レーダーチャート事例

レーダーチャートの作成方法については、第2部の「患者満足度の診断・向上・改善戦略」を参照ください。

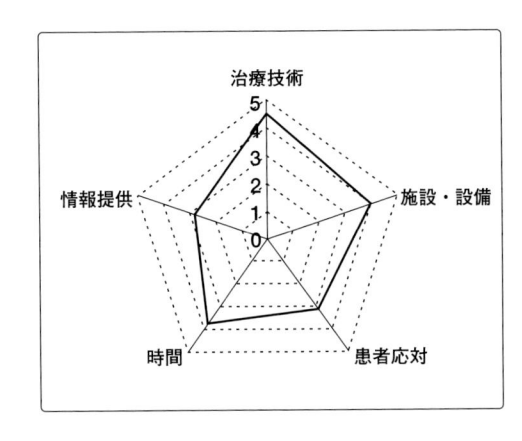

ステップ4　院内アンケート結果の広報

院内アンケートの集計結果がでたら、結果を患者に伝えていくことが大切です。院内アンケートの結果を広報する狙いは「**自院が患者のために、診療サービスの向上に努めていることを伝える**」こと「**診療所のよい点を再認識していただく**」ことにあります。

それにより、以下のような効果が期待できます。

> **POINT** ●**院内アンケートで期待される効果**
> ①現状のサービスに不満を抱いており、そのままにしておいたら次回は他院に移ってしまうような患者に、今後も自院に通院してもらえるように働きかけができる
> ②自院のサービスの再認識により「次回もここに来よう」という思いを強めてもらえる

院内アンケートの結果をもとに、**改善活動**（「待ち時間削減」「治療説明の実施」「清掃の徹底」等）に取り組むことをアンケート結果とともに広報記事

に盛り込みます。

　診療所の改善努力というのは、患者の目には映りにくいものです。

　「診療所が患者サービスの向上に努めていること」を伝えることにより、現状のサービスに不満を感じている方にも、次回も自院を選んでもらえる可能性が高まります。

　また、どんなに他院と差別化された「特別なサービス」でも、通院を重ねるにつれ、患者にとっては「通常のサービス」に変わってしまいます。

　そこで、あらためて「他院と差別化されたサービス」「自院のよい点」を患者に認識してもらうために、そのようなサービスをアンケートの結果として広報の中で取り上げることも大切です。

　それにより「今度口腔内に不具合が生じたときにもここに来よう」という意識を高めることができます。

患者向け広報ポスター事例

アンケートご協力の御礼

　皆様には昨年末からアンケートにご協力いただいておりました。
　おかげさまで多くの皆様にご回答をいただき、貴重なご意見を頂戴いたしましたこと、心より御礼申し上げます。本当にありがとうございました。
　今回のアンケート結果につきましては、スタッフ一同謙虚に受けとめさせていただき、早速、できるところから一つひとつ改善していきたいと思います。今後とも、お気づきのことがございましたら是非お声掛けください。
　以下にいくつかご要望が多かったことをご報告致します。

① 待合室について

①待合室に本を増やしてほしい
　「雑誌を増やして欲しい」という意見も多い中、「子供の目に触れるので、最近の雑誌はあまり置かない方がいい」という意見もいくつかありました。
②ゴミ箱
　当院でも置くべきと考えていましたが「かえって散らかる」という意見から置いていませんでした。今回「待合室にゴミ箱が欲しい」という声が多数ありました。

② 当院を選ばれた理由

どのようにして当院を選ばれたのかを聞いてみました。

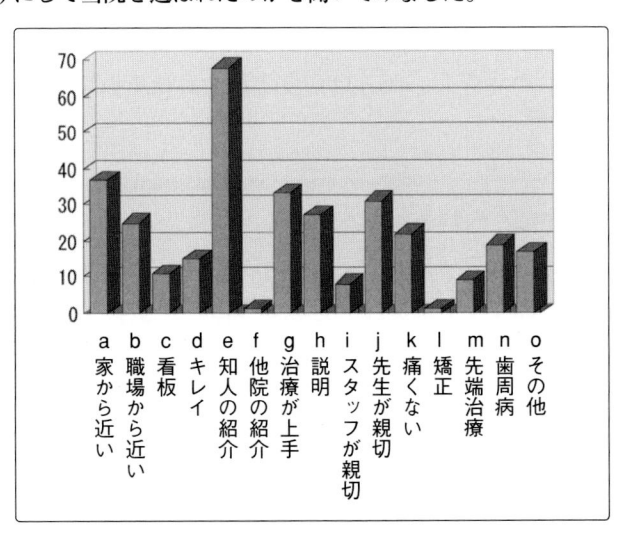

a	家から近い
b	職場から近い
c	看板
d	キレイ
e	他院の紹介
f	知人の紹介
g	治療が上手
h	説明
i	スタッフが親切
j	先生が親切
k	痛くない
l	矯正
m	先端治療
n	歯周病
o	その他

第3章　患者数増加対策と進め方

3 患者応対サービスの向上

歯科診療所にとって、最も重要なサービスが「治療技術」であることはもちろんです。しかし、歯科診療所の数が増え、患者に選択権のある近年では、患者が歯科診療所に求めるサービスとは「スタッフの応対・接遇」までも含めたものであることを認識しなくてはいけません。自院の応対サービスを定期的に見直す必要があるでしょう。

応対見直しの流れ

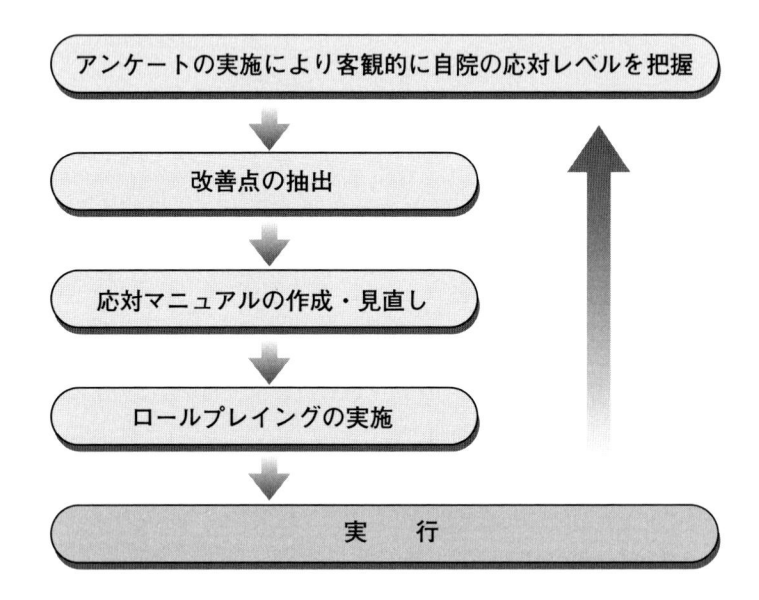

```
アンケートの実施により客観的に自院の応対レベルを把握
                    ↓
              改善点の抽出
                    ↓
         応対マニュアルの作成・見直し
                    ↓
            ロールプレイングの実施
                    ↓
                 実　行
```

「応対サービス」の見直し、改善は一度実施すればそれでいいというものではありません。

- ▶定期的に、現状チェックを行う
- ▶マニュアルのリニューアル・レベルアップを行う
- ▶確実にスタッフが実践できるようロールプレイングにより練習する

これらの活動を通じて、スタッフに「応対サービスの重要性」を理解させることができて初めて患者に満足してもらえる「応対サービス」を提供できるのです。

4　時間サービスの向上

歯科診療所における「時間サービス」とは「**予約時間どおりに治療をしてもらえること（＝待ち時間）**」と「**できるだけ短期間で治療を完了してもらえること（＝治療期間）**」の2通りが考えられます。歯科診療所における重要なサービスとなり得る反面、不満要因にもなりやすいのが「時間サービス」です。

1　待ち時間に対する不満を取り除く

待ち時間削減の取り組みの方向性としては、次の2つが考えられます。

> ①診療の流れを滞らせる（＝待ち時間発生）要因を排除する
> ②待ち時間を長く感じさせない

時間感覚というものは、個人差があるため②の取り組みにより解決できるケースもあります。

たとえば、待合室の雑誌の種類を見直す、待ち時間に読んでもらえるような歯科に関するツールを渡す、掲示物を貼るといった活動があげられます。

しかし、待ち時間が患者の不満要因であると考えられる場合には、やはり根本的な解決を図る①診療の流れを滞らせる要因を排除する取り組みを実施しなければなりません。

そのためには、まず自院では何が「診療の流れを滞らせているのか」その原因を明確にする必要があります。原因が明確になったところで初めて具体的な解決策を立案することができます。

待ち時間を発生させる要因と、それぞれの要因に対する対策例を整理した「待ち時間発生要因別対策例一覧表」を次頁に掲載します。

これを参考に、自院ではどこに待ち時間発生要因があり、どのような改善活動を行うのがよいのか検討してみてください。

待ち時間発生要因別対策例一覧表

問題	課題	実現すべきこと	対策
待ち時間が長い	予約時間が守られていない（診療所）	各患者さんの開始時間が守られていない	開始時間の遵守	準備の効率化
			意識変革
		各患者さんの終了時間が守られていない	終了時間の設定および遵守	予約設定の見直し
			診療の進め方の見直し
			意識変革
	予約時間が守られていない（患者さん）	急患が多い	新患急患を防ぐ	予約制の旨を伝える
			急患対応（応対・診療）
		再初診急患を防ぐ	一口腔単位の治療
			Telなし急患で来ないように説明
			急患対応（応対、診療）
			リコール促進
		再診急患を防ぐ	不具合が発生しない処置
			不具合が発生しないように注意事項の説明
			トラブルがあっても来院しないような対応
			連絡ありキャンセル対策無断キャンセル対策
		遅刻・早来院を防ぐ	予約開始時間の遵守
			予約制の旨を伝える

2 治療期間に関する不満を取り除く

治療期間に関する患者の不満を取り除くためには、次の点に留意すべきです。

> ①治療期間の目安を最初に伝え、毎回の治療の内容・治療の予定を伝える
> ②予約を取りやすくし、治療と治療の間隔を短くする

治療完了の目安も全くわからず、毎回自分の口腔内がどの程度改善されているのかもわからないのでは「通院がいつまで続くのだろう」という不安、そして「もうそろそろ治療が終わってもいいのではないか」という不満が募っても仕方がありません。

最初に口腔内全体の治療の進め方や目安となる治療期間を伝えることで患者の治療期間に関する不安を払拭することができます（次頁に参考事例を掲載）。

そして、来院の都度、本日の治療内容と次回の治療予定を伝えることにより、患者に「現在の治療」「次回の治療」を受けるために通院することの必要性を感じてもらえます。

とはいえ、診療所側の事情で、患者の治療期間が延びているのであれば、改善する必要があります。

たとえば、予約が入りにくく、患者の来院間隔が空いてしまう、1回の予約可能時間が短すぎて少しずつしか進まない、治療が遅い等の技術的問題があげられます。

これらに関しては、予約設定ルールの見直しや適正な予約時間の設定、適正な治療件数の見極め、技術力の向上などが望まれます。

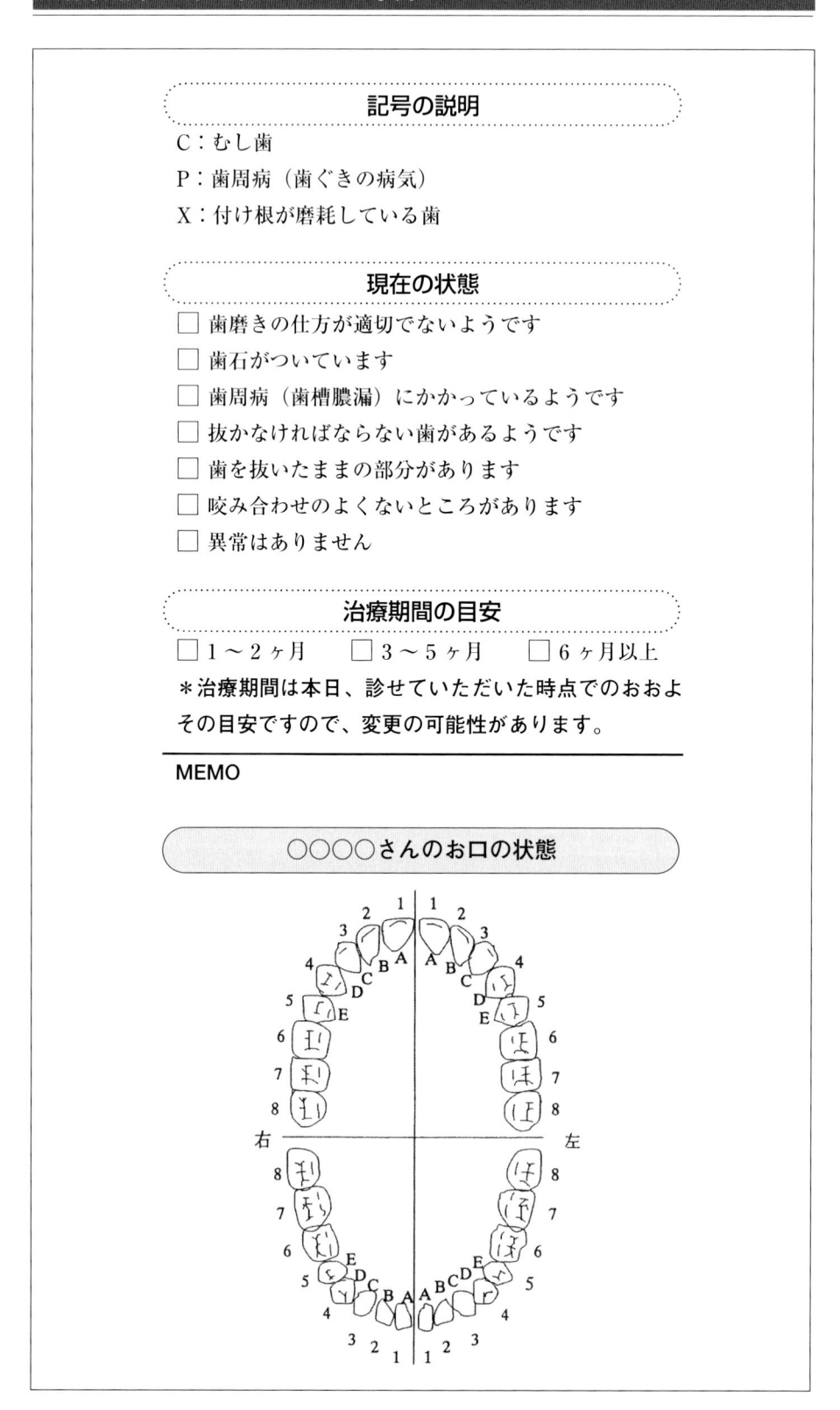

治療期間の目安を伝えるツール事例

記号の説明

C：むし歯
P：歯周病（歯ぐきの病気）
X：付け根が磨耗している歯

現在の状態

☐ 歯磨きの仕方が適切でないようです
☐ 歯石がついています
☐ 歯周病（歯槽膿漏）にかかっているようです
☐ 抜かなければならない歯があるようです
☐ 歯を抜いたままの部分があります
☐ 咬み合わせのよくないところがあります
☐ 異常はありません

治療期間の目安

☐ 1～2ヶ月　　☐ 3～5ヶ月　　☐ 6ヶ月以上

＊治療期間は本日、診せていただいた時点でのおおよその目安ですので、変更の可能性があります。

MEMO

○○○○さんのお口の状態

右　　　　　　　　　　　左

5 情報提供サービスの向上

患者は歯科の専門家ではありません。そこで、歯科診療所から患者へ情報提供を行う必要があります。一方的に歯科診療所側が伝えたい情報を患者へ伝えるだけでは「情報提供サービス」にはなりえません。

ここでいう「情報提供サービス」とは、次の状態が実現できることを指しています。

> ▶ 患者が本当に知りたいと考えている情報をセレクトする
> ▶ 患者が理解できるよう、分かりやすく伝える
> ▶ 患者満足度が高まる

「しっかり説明をしている」という診療所においても、一方的な説明になっていないか、患者の知りたい内容を伝えているかを確認する必要があります。

1 患者が知りたい情報の提供

歯科診療所が伝えたい内容と患者が知りたい内容にはギャップがあるのが実状です。

> ①診療所が伝えたいこと
> 　▶ 治療内容の理解を深める
> 　▶ 来院を促進する
> 　▶ 歯の大切さを伝える
> 　▶ 予防の方法を伝える
> ②患者が知りたいこと
> 　▶ 自分の歯の状態はどのようになっているのか
> 　▶ どのようにしたら治るのか
> 　　（どのように治療が進められるのか）
> 　▶ これからどうなるのか（期間、費用）

患者が知りたいと思っている情報は、まず「患者自身（の歯）」に関することであることを認識しなければなりません。

2 患者が理解しやすい情報の提供

　患者の知りたい情報内容がわかったところで、次に患者への伝え方を考える必要があります。情報は「**患者が理解できて初めて価値あるものとなる**」のであって、伝えさえすればよいというものではありません。ですから、患者が理解しやすい情報提供の仕方を考えなくてはなりません。

　口頭での情報提供は、患者の目に見えないものを説明してイメージさせるわけですから、相当のテクニックが必要となります。そこで、ビジュアルツールの活用が役に立ちます。

　口腔内の状態、今後の治療の進め方等、口頭でいくら伝えてもなかなかイメージできなかったことが、ビジュアルツールの使用により一瞬で伝えられるようになります。

　ビジュアルツールとしては、以下のようなものを活用します。

> **POINT**　●**ビジュアルツールの活用**
> ①模型の使用
> ②実物の補綴物の提示
> ③口腔内カメラの活用
> ④診療所独自の口腔レポート
> ⑤治療説明ツール

　これらのビジュアルツールの活用の結果、患者の理解度を高めることができ、それにより、自分の知りたい情報を知ることができたという満足感を与えることができます。

3.4　紹介有り新患を増やす

3.4.1　紹介有り新患の増加

　歯科診療所が患者数の増加を図るとき、紹介有りの新患の増加は、最も好ましい来院患者構造です。

　自院に患者を紹介してもらえる「紹介者」とは「**自院のよさを理解し、それを他の方にも積極的に伝えてくれる方**」です。つまり、紹介者とは「愛顧化された自院のファン」ということです。

　紹介有りの新患の増加を図るための取り組みは、日々来院した患者の満足度の向上を図り、新たな患者を紹介してもらうことです。患者満足度向上の取り組み（詳しくは、第3章3.3.4「患者満足度の向上」の項を参照ください）こそが、紹介有り新患増加の取り組みの基本であるといえます。

　紹介患者の増加を図るために、実施できる取り組みは次の4点です。

①紹介者フォローシステムの構築
②診療所のよさを目に見える形で伝える
③口コミネタの提供
④院外での紹介拠点の開拓

　次項で各施策について解説をしていきます。

3.4.2　紹介者フォローシステムの構築

　自院を他の方に紹介してくれた患者に対して、礼状が確実に送付できる仕組み、また来院時に直接お礼をいえる仕組みをつくっておくことが必要です。

　紹介しても診療所側から何の反応もなく、紹介した方が通院しているのかどうかもわからないのでは、紹介した方も不安ですし、あまりよい気持ちはしないものです。

　紹介者に対してしっかりとフォローをしておくことで、さらに新たな患者を紹介してもらえる可能性が高まります。

紹介者フォローシステムのフロー図

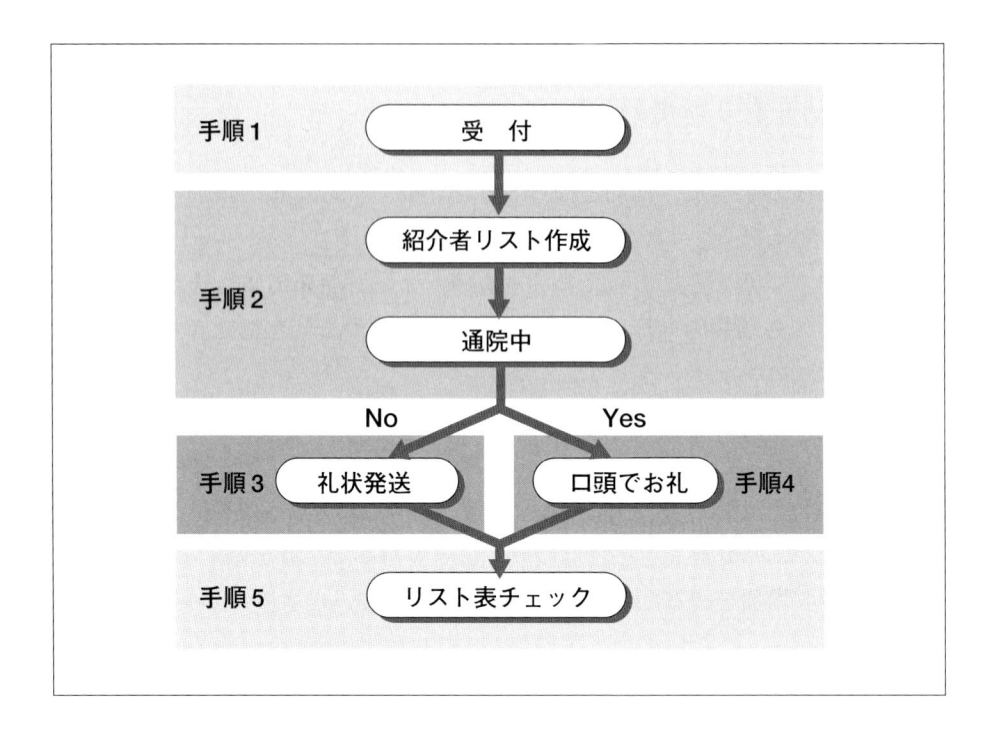

```
手順1    受 付
           ↓
手順2    紹介者リスト作成
           ↓
         通院中
        No ／ ＼ Yes
手順3  礼状発送   口頭でお礼   手順4
           ↓
手順5    リスト表チェック
```

手順1　受付

　患者が来院の際に、紹介患者であるかどうか、どなたの紹介であるかがわかるようにする必要があります。そのために、初診の受付時に記入してもらう診療申込書、もしくは問診票の工夫が必要になります。具体的には、自院への来院理由を選択し、チェックしてもらえるよう以下のような設問を設けます。

　来院理由：a．看板　b．建物　c．家族（　　　　　）
　　　　　　d．知人・友人に聞いて（紹介者　　　　　　）
　　　　　　e．電話帳　f．ホームページ　g．その他

※友人・知人に聞いて、という欄に印をつけた方で「紹介者の名前」の欄に記入がない場合には、受付の方から、紹介者の名前を聞きます。

> **トーク**
>
> 「おそれいりますが、どなたからお聞きになったのかお教え願えませんでしょうか」
> 　※紹介者の名字がよくある名前の場合は、フルネーム、または勤務先などを聞く。

> **トーク**
>
> 「○○様のご紹介ですね。おそれいりますが、どちらの○○様かお教えいただけませんか」

手順2　紹介者リスト作成

　紹介者の氏名がわかったら「紹介者リスト」に記入します。次頁に紹介者リスト事例を掲載します。
　紹介者リスト作成の目的が「礼状の発送作業、発送の確認がスムーズに行われる」という事にあるのはもちろんですが、真の目的は愛顧患者を得ることにあります。

> 紹介者（＝愛顧患者）情報を蓄積する

　紹介者の紹介履歴を見てみると会社での紹介が多い方、同じマンションの住民へ紹介してくれている方、特定せずに幅広く紹介してくれる方などの特徴があり、患者と患者のつながりがわかります。
　また、患者の特徴や趣味に関する情報を蓄積することで、来院時により親しくなるための働きかけをすることができます。
　そのためにも、紹介患者リストはカルテの中に入れておき、常に確認できる状態にしておきます。

紹介者リスト事例

紹介者シート

患者プロフィール　　　氏名　　　　　（　　歳）

- 家族構成
- 勤め先
- 住まい
- 趣味
- 特徴・性格
- 治療に関して
- その他

No.	来院日	氏名	関係	礼状チェック

手 順3　礼状発送

紹介者が自院へ通院中ではない場合、直接お礼を伝える機会がありません。そこで礼状を発送します。礼状には次のような内容を盛り込みます。

> ▶紹介してもらったこと
> ▶紹介してもらった方が来院したこと
> ▶「精一杯治療をするのでご安心ください」というようなメッセージ

礼状は、基本的には来院した翌日には投函できるようにします。

紹介者が過去複数人数紹介してくれた場合には、紹介者の人数によって紹介状に工夫をすることも有効です。

たとえば、1人目の紹介の際には「印刷された礼状」、3人目の紹介の際には「手書きの礼状」、5人目の紹介の際には「手書きの礼状＋歯ブラシ」といった具合に、「また紹介をしてあげよう」という気持ちを喚起するような仕掛けが必要です。

礼状事例

拝啓　いつも当院の診療にご理解を賜りありがとうございます。

さてこの度は、○○○○様を当院にご紹介いただきましてありがとうございました。○○月○○日に初診として来院されました。

スタッフ一同誠意をもって治療にあたらせていただきます。
お礼かたがた取り急ぎご報告申し上げます。

敬具

平成○○年○○月○○日

○○○○歯科医院
院長　◇◇　◇◇◇◇
〒＊＊＊－＊＊＊＊
◇◇市△△町１－２－３
TEL：000－000－0000

手順4　口頭でお礼

紹介者が通院中の際には、来院時に受付にて口頭で直接お礼を伝えます。紹介患者リストがカルテの中に入っているので、紹介患者リストを確認することで、紹介者に対するお礼忘れの心配がありません。

伝える内容は、礼状記載事項と同じと考えてください。

手順5　リスト表チェック

礼状の発送や口頭でのお礼ができたら、リストにチェックをします。これにより、礼状の発送が重複したり、他のスタッフがお礼をいったことを知らずに、2度同じ紹介者に対してお礼をいってしまうという事態が発生しなくなります。

紹介業務マニュアル事例

	業務遂行上のポイント	基本トーク・関係ツール	担当
1	新患が来院したとき 問診票を記入していただく 〜当院を知った理由欄を確認 A.「紹介で」の欄にチェックがあり、紹介者の名前も記入してある B.「紹介で」の欄にチェックがあるが、紹介者の名前が書かれていない（紹介者の名前を聞き受付で記入する） C. どこにもチェックがない（来院理由を聞き、受付で記入する） ※ 名字だけの時は、名前、会社名などを確認する	 「○○さんのご紹介ですね」 「お掛けになってお待ちくださいませ」 「ご紹介ですね、ご紹介者のお名前はおわかりになりますか…」 「当院をどのようにしてお知りになりましたか」 「どちらの○○様ですか？」 ※知らない方でも知っているかのように相づちを打つ	受付
2	診療の際、紹介者のカルテも一緒に取り出す。	・カルテ	受付
3	紹介者礼状に宛て名を記入 →宛先は原則自宅の住所にする 　但し、同じ会社の人からの紹介の場合は会社住所へ	・礼状ハガキ	受付
4	礼状を記入したら、紹介者リスト表に記入をする	・紹介者リスト表	受付
5	紹介者のカルテに、紹介メモをはさみ込む	・紹介者メモ	受付
6	礼状を翌日までに投函する	※リスト表に発送済みチェック	受付
7	（次回紹介者来院時） カルテに紹介メモがはさみ込んであった場合は、歯科医師から一言お礼をいう		医師

3.4.3 院内で診療所のよさをPRする

患者が漠然と診療所のよさを感じているという状態では、他の方への紹介には至りません。紹介する前提にある心理としては「○○があるから、この診療所はよい」「△△をしてくれるから、この診療所はよい」という自信と確信です。その気持ちを喚起するために、あらためて自院のよさを積極的にPRしていくというステップが必要になります。

積極的に伝えていくとは「目に見える形で伝えていく」ということです。

いわゆる「歯科医療サービス」というものは、形に残らないものが多いため、目に見える形にすることが大切なのです。

1 診療所案内の作成

診療所案内は必ず作成することをお勧めします。診療所案内に盛り込む内容は以下の4点です。

> **POINT** ●診療所案内に盛り込む内容
> ①診療科目・診療時間・休診日・電話番号等の基本情報
> ②診療システム
> ③診療方針
> ④診療サービス内容

診療所案内を患者に渡すということは、自院のカラー（特徴）、自院のよい点を伝える行為になります。患者の目にはとまりにくいが、診療所方針として実施しているサービス（滅菌や感染防止対策等）、自院では当然でも他院では当然ではないサービス（治療説明等）について、目に見える形で伝えることができます。

また、診療所案内を配布することで、診療所に通院していない第三者の手に渡るという効果も期待できます。

SAMPLE　診療所案内事例

◆当院の診療方針◆

**みなさまから信頼される
　ホームドクターを目指します。**

みなさまに信頼されるよう患者さんとの
コミュニケーションを大切にします。

**安心で快適な診療環境づくりを
　　心がけています。**

みなさんに安心して快適に治療を受けて
いただけるよう、感染予防や診療設備の
充実を図っていきます。

**基本に忠実で
　誠実な治療を行います。**

患者さんにとって最良と思われる治療
を患者さんの立場にたって検討します。
治療内容について詳しくご説明し、患者
さんと一緒に治療内容を決めていきます。
よりよい治療、最新技術を提供できる
よう、つねにドクター・スタッフ一同
研鑽し、勉強していきます。

**歯を大切にする
　お手伝いをします。**

いつまでも自分の歯で快適で幸せな
生活がおくれるよう、歯を大切にして
いただけるように治療後も患者さんを
支援します。

○○○○歯科クリニック

■診療時間
　午前10:00〜　午後1:00
　午後　3:00〜　午後9:00
　　（土曜／午後6:00まで）

■休診日
　日曜日・祝祭日

TEL

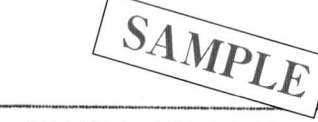

医院のご案内

○当院では、皆様に少ない待ち時間で治療を受けて
　いただけるよう、診療時間予約制を取っています。
　ご来院の際はあらかじめお電話でご連絡をお願い
　いたします。
○ただし急患の場合は随時受け付けております。
　歯の痛みでお困りの時は、いつでも、お電話でご
　連絡のうえご来院ください。
　できるだけ早く診療をいたします。

◆当院の治療システム◆
《診療の流れ》

初診
○できれば電話でご予約をお願いします。ただし
　急患の場合は随時受け付けております。
○初診の場合は、保険証をお忘れなく。

↓

検査
○どこがどのように悪いのか、お口の中全体の
　チェックを行います。
　診察、レントゲン撮影などを行います。
○症状の原因、治療方法についてご説明します。

↓

応急処置
○「痛い」「かめない」など症状のあるところの
　治療を行います。

↓

治療
○緊急処置から始めた歯の治療が一段落したら、
　本格的な治療に入ります。
　お口の中全体をとらえた治療を進めていきます。
　《《《歯石除去
　《《《歯磨き指導
　《《《予防処置

↓

治療終了
○治りました。でもお手入れはお忘れなく。
　ご家庭でのホームケアの方法と定期検診に
　ついてご説明いたします。

↓

定期検診
○お口の中を健康な状態に保つために、定期的な
　検診をお勧めします。
　おハガキでお知らせします。

"安心と快適"が我々の診療所のテーマです

消毒はだいじょうぶ？

診療に使用する器具・器材等は完全に滅菌消毒し、
患者さんおひとり毎に治療器具を取り替え、院内
感染の防止に細心の注意を払っております。
安心して治療をお受けください。

どんな治療をするの？

お口の中の状態や必要な治療方法について十分
にご説明し、患者さんに納得いただいたうえで、
治療をすすめていきます。
わからないことや聞きたいことがありましたら
ご遠慮なくおたずねください。

抜かなくてもだいじょうぶ？

むし歯も歯周病も、なるべく歯を抜かず、自分の
歯の欠損を最小限にとどめるように、と考えて治
療をしていきます。
やむを得ず抜かなければいけないときも、十分に
ご説明のうえ治療をすすめていきます。

アフターケアはどうなってるの？

自由診療にて受診された際の保証制度を取り入
れています。一定期間内における万一の破損や脱
落などのトラブルについて無料で修理、再装着さ
せていただいております。

歯医者さんて怖くないの？

患者さんがリラックスして、安心して快適に
診療を受けていただけるよう、快適な診療環
境づくり、診療設備の充実を図っています。

○診療室では、患者さんにリラックスして
　いただけるよう、各診療ユニットに備え
　付けのモニターでビデオを流しています。
○各診療ユニットはすべてパーテーション
　で区切られており、患者さんのプライバ
　シーをお守りします。
○診療室は暖かみのある木の雰囲気を取り
　いれています。

今日で終わり。でもまた来るの？

お口の健康な状態を保つために、治療終了後
の定期的な検診をお勧めしています。
定期検診の時期が来ましたら、おハガキでお
知らせいたします。

むし歯にならないようにするには？

当院ではむし歯や歯周病の予防に力を入れて
います。歯石除去や、フッ素・シーラントな
どの予防処置や歯磨き指導を行っています。

2 診療所の診療方針、診療所のよさを院内掲示する

　待合室に診療方針や診療所のよさを伝えるツールを掲示することも有効な方法です。

　診療方針を示すということは、患者へ提供しているサービスの背景にある診療所側の考えを伝えることです。

　たとえば「予約制」を実施している診療所の場合、診療所はよいサービスを提供しているつもりでも「予約制は面倒くさい」という形で患者に伝わってしまう可能性もあります。

　ところが「患者の都合のよい時間帯に、待たせることなく治療を行う」という診療方針を示すことによって、誤解を生むことなく、自院のサービスとしての「予約制」を受け入れてもらえるようになります。

　また、掲示物を通して、患者の目に触れにくい診療所のよさを伝えることもできます。

　たとえば「器具の滅菌の流れ」をポスターにして紹介することにより、診療所の隠れた心遣い・サービスを示すことができます。

　院内報を作成し、診療所情報やスタッフ紹介を行うことも、自院を知ってもらううえで有効です。

■院内掲示の一例

　一人ひとりの患者さんの歯とお口の健康を回復し、維持していくために、精一杯の治療を提供していきたいと考えています。

　皆さまには、診療の待ち時間や治療期間などについて、何卒ご理解をいただきますようお願いいたします。

SAMPLE 診療方針・院内掲示事例

○○○歯科医院　診療方針

いつまでも自分の歯で人生を楽しみたい。そう願うあなたの力になります。一人ひとりの患者さんにあった最良の治療を提供していきます。

●● 基本に忠実で誠実な治療を行います ●●

患者さんにとって最良と思われる治療を、一人ひとりの患者さんの立場にたって検討していきます。治療の内容、進め方について患者さんに詳しくご説明し、患者さんと一緒に治療の進め方を決めていきます。

よりよい治療、最新の技術を提供できるよう、つねに医師、スタッフ一同研鑽し、勉強しています。

●● お口の中全体をとらえた治療を行っていきます ●●

治療に当たっては、患者さんのお口の中全体のことを考えて治療を進めていきます。

むし歯の治療と同時に、歯ぐきの病気の治療や予防のための処置・指導を行っていきます。

●● 感染予防に細心の注意を払います ●●

診療に使用する器具、器材の滅菌、消毒を完全に行うための注意や手間を惜しみません。患者のみなさんに安心して治療を受けていただける体制を常に整えています。

●● 患者さんへのご説明を十分に行います ●●

患者さんに安心して治療を受けていただけるよう、治療にあたっては、患者さんへのご説明を十分に行うよう心がけています。

歯や口の中のことでわからないことや心配なことがありましたら、どんなことでもお気軽にご相談ください。

●● よい治療には時間と手間がかかります ●●

本当によい治療を行っていくためには、時間と手間がかかります。

歯とお口の健康を守り、一生自分の歯で快適な食生活、楽しい人生を送っていただくために、ぜひこの時間を惜しまないでください。治療が終了した後も、いつまでもお口の中を健康な状態に保つための、予防のお手伝いをいたします。

3.4.4　診療所の情報が話題にのぼる仕掛けづくり

　ここでの活動のねらいは、自院の名前・サービスが患者と周囲の人の間で話題にのぼる（口コミ）ようにすることです。

　「絶対に紹介しよう」というほどの意識ではなくとも「歯医者をさがしているのだけれど」という話が出たときに「こんな診療所があるのよ」と自院のことを話してもらえるような状態をつくります。

1　患者持ち帰りツールを作成・配布する

　作成ツールとしては、以下の2つが考えられます。

> ●作成ツールの種類
> ① **現在治療中でない方が、自分の口腔内に関心を向けるもの**
> 　例）「歯周病チェックリスト」「むし歯チェックリスト」
> 　　　「染め出し錠剤付きのツール」
> 　　　※次頁に事例を掲載しています
> ② **自院に通院していない第三者でも利用できるもの**
> 　例）バスの時刻表に自院の情報を掲載したもの
> 　　　※次々頁に事例を掲載しています

　これらは、通院中の患者に読んでもらうのはもちろんですが、周囲の人に渡してもらうことを目的としています。

　受付にて「お家にお持ち帰りいただいて、ご家族にもお読みいただいてください」「お知り合いの方にもどうぞ」と積極的に配布をしてください。

染め出し錠剤付き　むし歯チェックリスト

※○の部分に染め出し錠剤をつけます。

定期検診で早期発見、早期治療を！
～定期的に歯科医院で検診を受けましょう～

こんな人はむし歯になりやすい
- ☐ 一回の歯磨きが2分以下
- ☐ 寝る前に歯を磨かない
- ☐ 両親にむし歯が多い
- ☐ 間食が多い
- ☐ 甘いものが大好き
- ☐ 唾液が少ないほうだ
- ☐ 生活が不規則だ
- ☐ 妊娠している
- ☐ 歯並びが悪い

➡ 3つ以上当てはまる方は要注意！

自分でできるむし歯チェック
- ☐ ものが詰まる
- ☐ 冷たいものがしみる
- ☐ お湯がしみる
- ☐ 色が変わってきた
- ☐ 噛むと痛い
- ☐ 歯の根元が重苦しい感じがする
- ☐ 口臭が気になる
- ☐ 歯並びが悪い

➡ 当てはまる場合はむし歯かも！

◆歯石はついていませんか？

歯石はむし歯や歯周病の原因となります。
歯石はついていませんか。

◆歯石にならないために、正しい歯磨きを！

この錠剤を噛むと磨けていないところが赤くなります。家族そろって歯磨きチェック。

○○歯科医院
TEL：△△△△ー××ー□□□□
××××××○ー○ー○

診療所オリジナル　バスの時刻表

△△バス　時刻表

平成○.○月現在

バス停：□□□中学校前

行き先： ◇◇駅　行

	平日	日祝
6	22　34　45　56	22　39　56
7	06　17　26　37　47　57	16　35　50
8	07　17　30　41　50　58	07　22　37　52
9	09　21　32　43　54	08　24　38　54
10	06　15　29　41　54	07　20　32　44　57
11	08　19　31　43　56	08　20　31　42　53
12	06　16　26　38　48	07　19　30　44
13	02　13　23　34　44　55	01　19　37　54
14	08　22　35　47	13　26　39　53
15	03　17　28　40　52	07　25　38　54
16	04　14　24　34　45　56	08　21　32　44　58
17	09　21　31　45　57	11　25　41　54
18	09　24　34　44　57	07　19　30　46
19	10　23　36　49	01　15　29　44
20	00　16　31　46	00　14　32　52
21	01　20　42	13　35　57
22	03　22終	22終
23		

行き先： ▽▽営業所　行

	平日	日祝
6		
7	06　21　33　44　57	04　23　43
8	09　20　30　40　51	02　21　37　53
9	00　10　21　31　40　50	08　23　39　56
10	02　15　26　37　50　59	12　26　43　56
11	09　22　35　49	08　21　34　48　59
12	00　12　24　37　50	10　23　32　45　57
13	00　09　19　30　41　55	09　24　36　52
14	06　16　27　38　49	09　27　46
15	02　16　29　43　57	03　16　30　43　59
16	11　23　34　46　58	16　30　47
17	08　22　32　45　53	00　13　25　36　50
18	03　15　27　39　51	04　19　33　46　59
19	03　12　23　33　46　59	09　21　37　51
20	12　25　37　49	05　20　33　49
21	04　20　36　49	05　20　40
22	08　32　51	01　24　45
23	08終	08終

○○歯科医院

TEL：00－0000－0000

××区××1-2-3

診療時間　AM10：00～PM1：00

診療時間　PM　2：30～PM6：00

休診日　木曜・日曜・祝日

地　図

2 口コミネタの提供

患者が院外で「思わず話したくなるような情報」を診療所側より意識的に伝えていきます。

> ① 歯科に関する情報
>   例）子供のおやつの食べ方、キシリトールガムについての情報等、どのような方でも比較的関心の強いテーマについて診療時間を通じて伝える
> ② 院内イベントの企画
>   例）「母親教室」の実施等、院内イベントを企画し広報をする
> ③「口腔内カメラ」や「リスク検査」等、診療所の診療の特徴となりうる機器の導入

上記のような情報を提供することにより、自院と直接の接触がなかった方が、これらの情報を聞き、自院に来院してもらえる可能性が生まれます。

3.4.5 院外における紹介拠点の開拓

紹介によって来院する患者とは、自院の来院患者を通じた紹介によるものだけとは限りません。自院の来院患者以外からの紹介により、新しい患者が来院するということも十分に考えられます。

紹介有りの新患の増加を図る場合には、自院のことを紹介してもらえるような院外における紹介拠点をいかに開拓していくのかということも重要な取り組みの1つとしてあげられます。

1 近隣事業所への挨拶まわりの実施

新規開業時に、近隣の事業所に対してきちんと開院の挨拶まわりを実施しておくことは大切なことであり、是非実施しておきたいことですが、すでに開業している場合にも、積極的に機会をつくり、近隣事業所との関係を深めることが重要です。

すでに開業している診療所が、近隣事業所に対して挨拶まわりを行うとき

は、「事業所歯科検診の案内」という理由で訪問をすることができます。

　もちろん実際に事業所歯科検診の依頼を受ける場合もあり、その場合はその事業所との関係が深まり、顧問医的な存在として、従業員の方々に自院に来院してもらえる関係をつくり上げることができます。

　また、実際に事業所歯科検診の依頼を受けるまでいかなくても、院長またはスタッフが自ら近隣の事業所を訪問し、挨拶まわりを実施することにより、自院の認知度の向上や診療所のよさのPRを行うことができ、その後従業員の方々に来院してもらえるきっかけづくりとなります。

　実施方法としては、簡単な事業所歯科検診案内のパンフレットを作成し、歯ブラシなどのおみやげを持参し、直接訪問します。

　自院の認知度を高めるという目的であれば、特にアポイントを取らずに訪問するという方法で構いません。

事業所歯科検診アプローチツール事例

拝啓　貴社ますますご清祥のこととお慶び申し上げます。

さて、私ども○○○歯科医院では、当地で開業して以来これまで歯科診療に従事してまいりました。

その間、診療を通じまして地域にお住まいの方やお勤めの方の口腔衛生の向上にお役に立てればと考えてまいりました。

貴社をはじめ、近隣の事業所の従業員の方々にもご来院いただき、皆様の健康増進に努めてまいりましたが、従前より診療を進める中で次のような問題を感じております。

> ・長期間歯科疾病を放置されており、病状が進んでいるために、治療の期間が長くならざるを得ない
> ・日頃の歯の手入れが十分でないために、短期間のうちに再治療が必要になってしまう

多忙なお勤めの方々においては、歯科医院に通院することがなかなかできないという事情もあろうかと思われますが、そのような多忙なお勤めの方にこそ、歯科医院の立場から何とか支援させていただきたいと考えております。

企業様の一般的な健康診断では、内科のみというケースが多いようです。もし、定期的に従業員の方々の歯の健康診断・衛生指導を実施していただければ、歯科疾患の効果的な予防と適切な早期治療が図れ、その結果として、お仕事が効率よく行えるものと思われます。

私どもでは、口腔内の健康管理の一環として、歯科検診に取り組ませていただいております。貴社でも是非一度ご検討をいただければ幸いに存じます。

敬具

歯科衛生健康診断実施内容

1. **実施回数**
   検診回数は年1回とし、実施日時は協議の上決定します。
2. **実施場所**
   当院または貴社にて。
3. **検診内容**
   ①口腔内検査
   　・歯の状況（虫歯の有無など）
   　・歯ぐきの状況（歯槽膿漏の有無など）
   　・口腔清掃の状況（歯垢、歯石、歯ブラシの使い方など）
   ②保健衛生指導
   　①の結果をもとにした、口腔内に関する指導、アドバイス。
   ※1人約15分程度で行います。
4. **検診結果のご報告**
   ○歯科検診表（各受診者に対して）
   ○事業所歯科検診集計表
   　・総受診者の検診結果のまとめ
   　・今後の対策など、所見
5. **費用**
   お一人様　　○○○○円
   ※上記内容については、現在利用いただいている事業所様での一般的な内容です。検診内容、実施方法、費用等につきましては、ご相談に応じさせていただきます。

2 近隣商店、飲食店等との関係強化

　近隣の商店や飲食店に関しては、日頃からの付き合い方を通じて関係を深めておくこともポイントです。

　診療所として日頃から積極的に利用しておくことにより、それらのお店の方々との交流を深め、歯科への通院が必要になった場合に自院に来院してもらえる可能性を高めることにつながります。

　新規開業時にきちんと挨拶まわりを実施していない場合や、開業後に新しい商店や飲食店ができた場合などは、機会をつくって積極的に診療所として利用していくことも大切です。

　また、商店会や町内会などの行事やイベントには積極的に協力、参加しておくということも地域との関係、交流を深めるという点で非常に重要です。

近隣の飲食店、商店に対してアプローチをする場合の実施手順

① 近隣の飲食店に対して

● 診療圏内の飲食店をリストアップする。

▼

● スタッフと一緒に食事に行く。

▼

● 帰り際、会計の際に、店長に挨拶、名刺と歯ブラシを渡してくる。

▼

● 実際に行った店をチェックし、計画的、定期的に実施をする。

② 近隣商店に対して

● 診療圏内の商店をリストアップする。

▼

● 診療所の買い物を、こまめに色々なお店で行う。
　※意識をしておかないと、ついいつも同じ商店や大手スーパーなどで買い物をしがちになるので、リストアップしたお店をチェックしながら計画的に実施する。

▼

● 買い物をした際に、領収書をもらう。その際に診療所案内、歯に関する診療所オリジナルツール、歯ブラシなどを渡してくる。

3 その他近隣の施設・団体へのアプローチ

診療所の周辺には、さまざまな施設や団体があります。

- 学校
- 幼稚園
- 保育園、保育所
- 学習塾
- スイミングスクール
- スポーツクラブ
- 診療所
- 病院
- 老人ホーム、老人施設
- 町内会
- 婦人会
- 子供会
- 青年会
- 商店会

これらの施設や団体に対して、診療所から積極的に関わりを持つようにしていくことが、地域での自院の認知度を高め、自院の患者吸引力を高めることにつながります。

たとえば、次のような方法が効果的です。

POINT ●自院の患者吸引力を高める施策

①歯に関する書籍や絵本などを贈呈する
②歯科講習会や歯科検診を積極的に引き受け、その際に自院で講習会や歯科検診を実施していることを積極的にPRする
③歯に関する情報ツールや自院のパンフレットを作成し、置かせていただくようアプローチする

第4章 患者数増加へ向けた実践スケジュールの作成

　第3章では、患者数を増加させるための具体的施策について理解を深めていただきたと思います。

　今後「目標」患者数に向かって成果を上げていくためには、「実行」することが大切になってくるのはいうまでもありません。取り組み施策を確実に実行していくためには、診療所の「計画」として活動内容をスケジュール化していく必要があります。

　本章では、自院の患者数を増加させるためのスケジュールの作成方法について説明します。

4.1　患者数増加へ向けたスケジュールの作成

※「患者数増加検討シート（次々頁参照)」を準備してください。
※シートの記入、作成にあたっては、記入事例を参考にしてください。

手順1　活動テーマを区分ごとに検討します

　「患者数増加検討シート」の「活動テーマ」の区分ごとに、それぞれの「検討項目」について検討します。検討の結果、自院で取り組むべきと考えるテーマを「取り組みテーマ」欄に記入します。

手順2　取り組みテーマを「準備・活動項目」に整理します

　手順1であげた取り組みテーマを具体的に進めていくために、どのような準備、活動が必要であるかを検討し「準備・活動項目」欄に整理し記入します。また、それを誰が責任を持って推進していくのかを「担当責任者」欄に記入します。

手順3　活動テーマごとに優先順位を決めていきます

各準備・活動をいつ実施するのかを検討し、スケジュールを決めていきます。

スケジュールの作成にあたっては、取り組み優先順位を「取り組みの容易度」「成果が出るスピード」「継続性」「コスト」などの視点から検討をしてください。

> **POINT**
> ●「活動テーマ」ごとの取り組みの一般的な優先順位は
> ①再診患者を増やす（中断患者対策・終了患者対策）
> ②再初診患者を増やす
> ③紹介有り新患数を増やす（院内紹介促進策）
> ④紹介有り新患数を増やす（院外拠点開拓）

上記の基本的な優先順位を参考にし、自院の実状に沿ってスケジュールを作成してください。

※次頁以降に、「患者数増加へ向けた実践スケジュール」の事例を掲載しておきますので、スケジュール作成の際に参考にしてください。

患者数増加検討シート（事例）

活動テーマ	検討項目	取り組みテーマ	準備・活動項目	担当責任者	スケジュール 平成25年	平成26年	平成27年
◎再初診患者を増やす ●中断患者対策	○予約設定促進策 ○中断患者への再来院促進 ・無断キャンセル患者への早期フォロー ・予約連絡待ち患者への早期フォロー ○無断キャンセル未然防止策	◆無断キャンセル患者早期フォロー	・無断キャンセル患者管理見直し ・電話フォローの実施 ・アプローチ内容の見直し ・効果の確認	スタッフ			
●終了患者対策	○治療提供量の増加分 ・診療内容の見直し ・主訴以外の治療、口腔内全体の治療 ・歯周病関連の処置の拡大 ・予防処置の強化 ・患者啓発の見直し	◆無断キャンセル低減	・無断キャンセル現状把握 ・無断キャンセル要因抽出と対策 ・対策の実施 ・効果の確認	スタッフ			
		◆歯周病関連の処置の強化	・教育計画の作成 ・スタッフ教育計画の運営	DH			
◎再初診患者を増やす ●リコール来院促進策	○リコールシステムの構築 ○リコール連絡 ・リコールシステムの構築見直し ・リコール内容の見直し ・リコール説明	◆リコールシステムの構築	・リコール対象基準・方法見直し ・リコールシステム・管理の整備 ・リコール対応マニュアルの作成 ・効果の確認	受付			
●過去終了患者対策	○送付物による来院促進策 ・定期検診案内 ・誕生日カード案内 ・その他（診療所新聞、年賀状、暑中見舞）	◆リコールシステムの再構築	・リコール実施状況の確認 ・リコール説明内容の見直し ・効果の確認	DH			
●患者満足度向上策	○患者サービスの向上 ・治療技術 ・患者応対 ・時間（待ち時間・治療期間） ・施設・設備 ・情報提供	◆患者サービスの向上	・院内アンケートの作成・実施 ・院内アンケート結果集計と分析 ・改善点の抽出 ・改善施策の実施 ・アンケート評価による効果確認	スタッフ			
◎紹介有り新患者紹介促進策 ●院内紹介促進策	○紹介フォローシステムの構築 ○紹介管理 ○紹介礼状 ○院内PR促進策 ・待合室掲示ツール ・院内配布物による口コミ促進策 ・診療所案内、歯周病チェックシートなど ・診療所の情報が話題になるような仕掛けづくり ・院内イベントの企画 ・口腔内カメラ撮影などのサービス提供 ・歯科に関する情報提供 ・近隣事業所、飲食店等との関係強化 ・その他近隣の施設・団体へのアプローチ	◆紹介フォローシステムの構築	・紹介患者の把握状況の確認 ・受診申込書の整備 ・紹介システム・管理の整備 ・スタッフ（礼状など）の作成 ・効果の確認（紹介制度運用）	院長 受付			
●院外拠点開拓		◆院内配布物による口コミ促進策	・診療所案内の内容・仕様の決定 ・診療所案内の作成 ・診療所案内の配布	院長 スタッフ			

・140・

患者数増加検討シート　フォーマット

患者数増加検討シート

活動テーマ	検討項目	取り組みテーマ	準備・活動項目	担当責任者	スケジュール 年／年／年
◎再診患者を増やす ●中断患者対策	○予約設定促進策 ・中断患者への再来院促進 ・無断キャンセル患者への早期フォロー ・予約連絡待ち患者への早期フォロー ○無断キャンセル未然防止策 ○治療提供量の増加策				
●終了患者対策	・診療内容の見直し ・主訴以外の治療、口腔内全体の治療 ・歯周病関連の処置の強化 ・予防処置の拡大 ・患者啓発の見直し				
◎再初診患者を増やす ●リコール来院促進策	○リコールシステムの構築 ○リコール連絡システムの構築見直し ○リコール説明 ○リコール内容の見直し				
●過去終了患者対策	○送付物による来院促進策 ・定期検診案内 ・誕生日カード案内 ・その他（診療所新聞、年賀状・暑中見舞）				
●患者満足度向上策	○患者サービスの向上 ・治療技術 ・患者応対 ・時間（待ち時間・治療期間） ・施設・設備 ・情報提供				
◎紹介有り新患数を増やす ●院内紹介促進策	○紹介フォローシステムの構築 ・紹介管理 ・紹介礼状 ・院内PR促進策 ・待合室掲示ツール ○院内配布物による口コミ促進策 ・診療所案内、歯周病チェックシートなど ○院内イベントの企画 ・口腔内カメラ撮影などのサービス提供 ・歯科に関する情報の提供				
●院外拠点開拓	・近隣事業所への挨拶まわりの実施 ・近隣商店、飲食店等との関係強化 ・その他近隣の施設・団体へのアプローチ				

・141・

再診患者数増加へ向けた実践スケジュール

活動テーマ	取り組みテーマ	準備・活動項目	担当責任者	スケジュール 年 / 年 / 年
◎再診患者を増やす対策 ●中断患者対策	○予約設定促進策			
	・中断患者への再来院促進	・中断管理方法の見直し ・中断患者データの収集 ・アプローチ方法（ハガキ・電話など）の決定 ・アプローチ策の実施 ・効果の確認 ・中断対応マニュアルの作成	受付	
	・無断キャンセル患者への早期フォロー	・無断キャンセル患者管理方法の見直し ・電話フォローの実施 ・アプローチ内容（トーク・ルール）の見直し ・効果の確認 ・キャンセル対応マニュアルの作成	DH	
	・予約連絡待ち患者への早期フォロー	・予約未設定理由の収集 ・電話フォローの実施 ・アプローチ内容（トーク・ルール）の見直し ・効果の確認 ・予約未設定患者対応マニュアルの作成	受付	
	○予約未設定未然防止策			
	・無断キャンセルを減少させる取り組み	・無断キャンセルの現状把握 ・無断キャンセル要因の抽出と対策検討 ・対策の実施 ・効果の確認 ・無断キャンセル防止マニュアルの作成	DH	
●終了患者対策	○治療提供量の増加策 ・治療内容の見直し	・治療メニューの見直し ・技術向上計画の作成 ・教育計画の作成 ・技術向上計画・スタッフ教育計画の運営	院長・チーフ	
	・患者啓蒙の見直し	・診療の流れの再構築 ・新メニューのテスト導入 ・アプローチ内容（トーク・ルール）の決定 ・効果の確認 ・対応マニュアルの作成	DH	

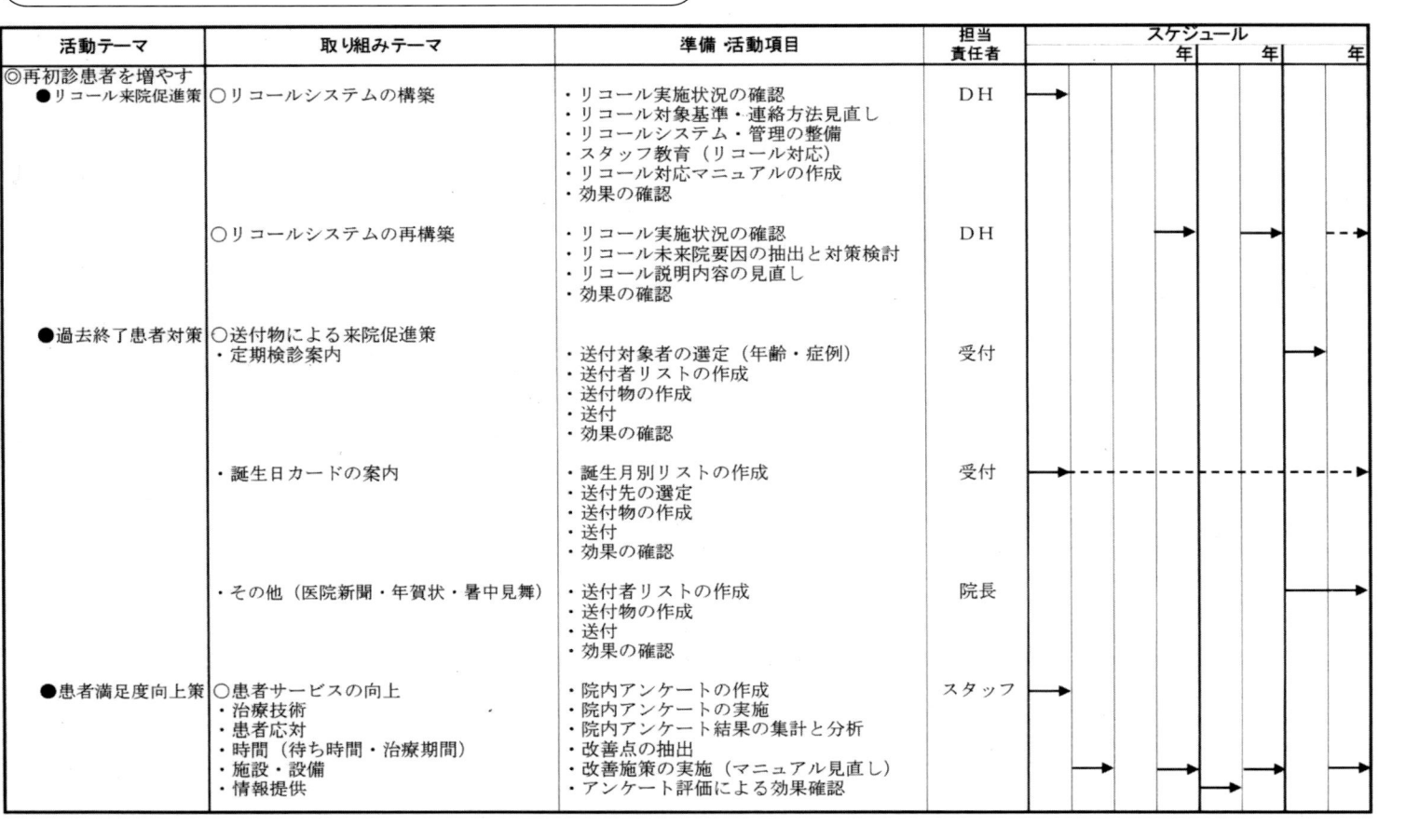

再初診患者数増加へ向けた実践スケジュール

活動テーマ	取組みテーマ	準備・活動項目	担当責任者	スケジュール（年／年／年／年）
◎再初診患者を増やす ●リコール来院促進策	○リコールシステムの構築	・リコール実施状況の確認 ・リコール対象基準・連絡方法見直し ・リコールシステム・管理体制の整備 ・スタッフ教育（リコール対応） ・リコール対応マニュアルの作成	DH	
	○リコールシステムの再構築	・リコール実施状況の確認 ・リコール未来院要因の抽出と対策検討 ・リコール説明内容の見直し ・効果の確認	DH	
●過去終了患者対策	・送付物による来院促進策 ・定期検診案内	・送付対象者の選定（年齢・症例） ・送付者リストの作成 ・送付物の作成 ・送付 ・効果の確認	受付	
	・誕生日カードの案内	・誕生月別リストの作成 ・送付先の選定 ・送付物の作成 ・送付 ・効果の確認	受付	
	・その他（医院新聞・年賀状・暑中見舞）	・送付者リストの作成 ・送付物の作成 ・送付 ・効果の確認	院長	
●患者満足度向上策	・患者サービスの向上 ・治療技術 ・患者応対 ・時間（待ち時間・治療期間） ・施設・設備 ・情報提供	・院内アンケートの作成 ・院内アンケートの実施 ・院内アンケート結果の集計と分析 ・改善点の抽出 ・改善施策の実施（マニュアル見直し） ・アンケート評価による効果確認	スタッフ	

紹介有り新患数増加へ向けた実践スケジュール

活動テーマ	取り組みテーマ	準備・活動項目	担当責任者	スケジュール 年／年／年
◎紹介有り新患数を増やす ●院内紹介促進策	○紹介フォローシステムの構築 ・紹介管理 ・紹介礼状	・紹介患者の把握状況の確認 ・受診申込書の見直し ・紹介システム（礼状など）の作成 ・紹介ツール（礼状など）の作成 ・スタッフ教育（紹介制度運用） ・効果の確認	受付	
	○院内PRによる促進策 ・待合室掲示ツール	・「患者に選ばれる歯科診療所像」の検討 ・作成ツール・テーマ・対象者・活用方法の選定 ・待合室掲示ツールの作成 ・対応マニュアルの確認 ・効果の確認	院長 スタッフ	
	○院内配布物によるロコミ促進策 ・診療所案内 ・歯周病チェックシートなど	・「患者に選ばれる歯科診療所像」の検討 ・作成ツール・テーマ・対象者・活用方法の選定 ・ツール（診療所案内）の作成 ・対応マニュアルの作成 ・効果の確認	院長 スタッフ	
●院外拠点開拓	○診療所の情報が話題にのぼる仕掛けづくり ・院内イベントの企画 ・口腔内カメラ撮影などのサービス提供 ・歯科に関する情報の提供	・企画テーマ・対象者・方法の検討 ・企画スケジュールの作成 ・企画の運用 ・効果の確認	院長 スタッフ	
	・近隣事業所への挨拶まわりの実施	・地区別重点ターゲット企画の検討 ・アプローチ方法（ツール・トーク）の確認 ・効果の確認	院長	
	・近隣商店、飲食店等との関係強化	・地区別重点ターゲット企画の検討 ・アプローチ方法（ツール・トーク）の確認 ・効果の確認	院長	
	・その他近隣の施設・団体へのアプローチ	・地区別重点ターゲット企画の検討 ・アプローチ方法（ツール・トーク）の確認 ・効果の確認	院長	

第5章 患者数増加を実現した歯科診療所の事例

5.1 再診患者の増加を実現したK歯科医院の事例

5.1.1 中断患者の減少により患者数増加を実現

1 中断患者が多く患者総人数が伸び悩んでいたK歯科医院

　K歯科医院はJR沿線にあり、駅から徒歩3分の住宅地に立地する開業10年目の診療所です。診療所の規模はチェア3台、歯科医師1名、歯科衛生士1名、歯科助手2名のごく一般的な診療所です。

　K歯科医院では、以前から「初診患者が少しずつ増えてきているのに、患者の数が増えない」という現象が起きていました。

　患者総人数の伸び悩みの原因を調べるために、過去の診療実績データの分析をしてみたところ、平成23年から平成24年におけるK歯科医院の患者数の推移は以下のとおりでした。

　右記の診療実績データの分析から、K歯科医院において患者数が伸び悩んでいた原因は"中断患者が多いこと"であるとわかりました。

	平成23年平均	平成24年平均
患者総人数	357人	349人
初診患者数	116人	121人
再診患者数	241人	228人
終了患者数	75人	72人
中断患者数	35人	45人

2 無断キャンセルへの電話フォロー強化による中断患者減少

　K歯科医院は、中断患者に再来院を促すハガキを発送するなどの取り組みを実施してきましたが、ハガキによる再来院患者はほとんど皆無の状態でした。

　中断が発生する前提として「予約未設定の状態」になっているわけですが「なぜ、予約が未設定になっているのか」を、中断ハガキ発送リストに載っている患者について1人ずつ確認したところ、多くが無断キャンセルをしていました。

　そこでK歯科医院は、無断キャンセル患者に対して確実に予約設定をしてもらえるように、電話フォローを実施することになりました。

しかし、院長が電話による予約設定を指示しても「わざわざ電話をするのはどうかしら…」とスタッフの協力をなかなか得られませんでした。実際電話をしたことがなかったので、自信がなかったようです。
　そこで、患者の状況（治療行為・段階など）に応じた、電話フォロー時のトーク（次頁に事例を掲載）をいくつか用意することで、スタッフにも積極的に協力してもらえるようになりました。
　「○○さんは今、歯の根の治療の途中なので、そのままにしておくと…」と電話をかけた際のスタッフの話し方、患者への説得力も断然に違ってきました。
　また無断キャンセル患者への電話をかけていく中で、患者から電話のお礼をいわれることもあり、徐々に電話をかけることに対する抵抗感がなくなり、自分達の仕事として取り組んでもらえるようになりました。

無断キャンセル患者への啓蒙トークマニュアル事例

1｜根管治療の途中

「今、痛みはおさまっていると思いますが、これは薬によるものです。このあと神経のかわりになるものを詰めてかぶせますので、もう少し通ってください。」

「悪くなった神経はほとんど取りましたので、今は痛みはおさまっています。でも、残っている悪い神経を完全に取りきらないと再発する恐れがありますのでしばらく通ってください。」

2｜スケーリングの途中

「歯槽膿漏にならないための大切な治療です」

「歯石は口臭の原因になりますし、見た目にもよくないです。」

「歯磨きをしっかりやっていても、どうしても歯石がたまります。ですから定期的にスケーリングを行う必要があります。」

3｜次回セット、形成

「この前、型を取って新しい歯を入れるところなのですが、時間が経つと合わなくなってしまい、また何度も来院いただかなければなりません。」

4｜応急処置

「痛みがなくなったからといって、歯は本当に治ったわけではありません。」

「放っておくと知らない間に悪くなります。また、せっかく型を取って作った詰め物が合わなくなります。」

5｜次回充てん

「今は応急処置として薬を詰めていますが、このままでは長持ちしません。」

「神経を取ったあとの穴をしっかり埋めないと、また必ず再発します。」

6｜次回チェック（研磨、調整）

「詰め物を長持ちさせるために表面を磨きますので、あと1回だけです。」

3 中断患者減少は"継続的な取り組み"により効果が持続する

　無断キャンセル患者への電話フォローの取り組み開始後、2ヶ月で中断患者の減少が実現できました。

　しかし2ヶ月を過ぎてから、また再び中断患者数が増加してきました。

　そこで、スタッフと一緒にミーティングにて検討したところ次のような問題が発生していることがわかりました。

> ●継続的な取り組みの問題点
> ▶電話をしているが、ほとんど当人に到達していない。家族に伝言をお願いしているが、その後連絡待ちの状態が続いている。
> ▶対象者全員にスタッフが電話フォローを確実に実施できていない。受付の担当が日々替わることによりその日のキャンセル患者への連絡が翌日までに確実にできていない。

■K歯科医院における中断患者人数推移

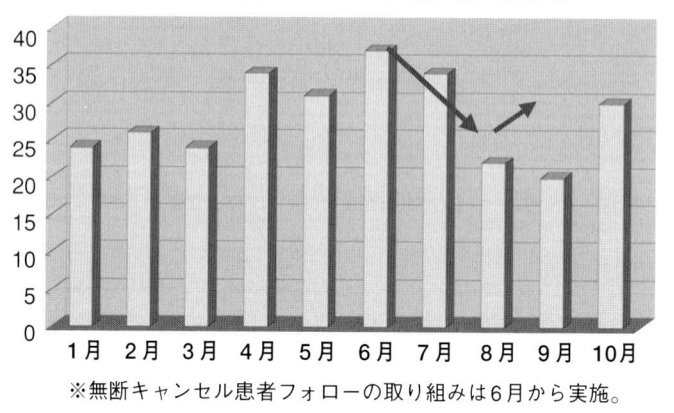

※無断キャンセル患者フォローの取り組みは6月から実施。

そこで、スタッフの日常業務の中におけるキャンセルフォロー業務を「やってあたり前」という状態にするために、次のようなことをスタッフミーティングにて決めました。

POINT	●**患者のキャンセルフォロー業務を確立しましょう**

①無断キャンセル電話管理表（次頁に掲載のフォーマットを参照）にて、責任担当を明確にする
②毎日の朝のミーティング時に、「昨日のキャンセル電話フォロー結果」「本日のキャンセル電話担当」を確認することにより、前日連絡できなかった患者にも確実に連絡するようにする
③本人不在の場合は、2回までかけ直しをすることによって本人に到達する率を高める

無断キャンセル電話管理表フォーマット

無断キャンセル電話管理表

（　）月度　　　　　　　月（　）日（　）　　　　　　　キャンセル患者記録担当者：

チェックボックス	患者氏名	カルテ番号	電話先	電話番号	当日電話結果　担当：	翌日電話結果　担当：	予約設定日	メモ
			自宅 携帯電話		□電話チェック 本人・伝言・不在	□電話チェック 本人・伝言・不在	／	
			自宅 携帯電話		□電話チェック 本人・伝言・不在	□電話チェック 本人・伝言・不在	／	
			自宅 携帯電話		□電話チェック 本人・伝言・不在	□電話チェック 本人・伝言・不在	／	
			自宅 携帯電話		□電話チェック 本人・伝言・不在	□電話チェック 本人・伝言・不在	／	
			自宅 携帯電話		□電話チェック 本人・伝言・不在	□電話チェック 本人・伝言・不在	／	
			自宅 携帯電話		□電話チェック 本人・伝言・不在	□電話チェック 本人・伝言・不在	／	
			自宅 携帯電話		□電話チェック 本人・伝言・不在	□電話チェック 本人・伝言・不在	／	
			自宅 携帯電話		□電話チェック 本人・伝言・不在	□電話チェック 本人・伝言・不在	／	
			自宅 携帯電話		□電話チェック 本人・伝言・不在	□電話チェック 本人・伝言・不在	／	

※以下になった場合はレ印でチェック。
・電話フォローで次回の予約が取れた場合
・3日後以内に患者から電話があって次回の予約を取った場合
・3日後以内に患者が急で来院された場合
・連絡有りキャンセルで次回の予約を取った場合
・次回の予約が患者からの連絡待ちになり、予約連絡待ちリストに記入した場合

4　成果の確認

このような取り組みの結果、平成25年は、平成24年と比べて初診患者数が121人から131人と伸び悩んだ状況下でも、患者総人数は37人の増加を実現することができました。

中断患者数が平成24年と比べ半減していることにより、再診患者数の増加につながっています。

現在も継続して中断患者数減少にスタッフ全員で取り組んでおり、以前のような中断が多い状態にはなっていません。

	平成24年平均	平成25年平均
患者総人数	349人	386人
初診患者数	121人	131人
再診患者数	228人	255人
終了患者数	72人	79人
中断患者数	45人	23人

5.2　再診患者の増加を実現したS歯科医院の事例

5.2.1　終了患者の減少により再診患者が増加

1　終了患者が多く患者総人数が伸び悩んでいたS歯科医院

都市近郊の住宅地に開業するS歯科医院は、平成24年当時、開業4年目を迎える診療所でした。診療所の規模はユニット3台であり、当時は歯科医師1名、助手3名という体制で、1日約25人程度の診療を行っていました。

S歯科医院では、初診患者は一定人数来院されていたのですが、その割に患者総人数が伸び悩んでおり、院長は何とか患者総人数の増加を図りたいと考えていました。

患者総人数の伸び悩みの原因を探るために、過去の診療実績データの分析してみたところ、平成24年当時のS歯科医院の患者数の状況は右のとおりでした。

この診療実績データの分析から、S歯科医院において患者数が延び悩んでいた原因は"終了患者数が多いこと"であるとわかりました。

	平成24年平均
患者総人数	181人
初診患者数	98人
再診患者数	83人
終了患者数	102人
中断患者数	5人
1日あたり治療人数	24.9人

2 歯科衛生士の採用をきっかけに歯周病の処置の強化を図る

　S歯科医院では、ちょうど平成25年春に、従来から勤務していた助手2名が退職することとなり、替わりに衛生士を2名採用することができ、スタッフの体制が従来の助手3名体制から衛生士2名、助手1名という体制に変わりました。

　「終了患者の多さ」が診療所の問題であり、何とか患者への治療提供の量を増加させ、終了患者の減少を通じて、再診患者の増加を図りたいと考えていた院長は、このスタッフ体制の変化を機会に、歯周病関連の処置に従来以上に積極的に取り組んでいくことにしました。

　これまでは衛生士がいなかったため、スケーリングやTBI等の歯周病に関する処置も、歯科医師1人だけでは十分に行うことができていませんでした。

　新しく入った2名の衛生士と一緒に、診療の流れを見直し、歯周病の処置を診療の流れに組み入れ、歯周病の検査、スケーリング、TBIなどを積極的に行っていきました。

　また衛生士からの提案により、従来はあまり行っていなかった**フッ素塗布**を診療に取り入れ、子供の患者を中心に積極的に説明を行い、処置を行っていきました。また大人の患者に対しては**歯のクリーニング**を取り入れ、積極的に説明を行っていきました。

3 患者への説明を十分に行うことがポイント

　S歯科医院では、「歯周病の処置」や、「フッ素塗布」、「クリーニング」といった**予防の処置**を患者に積極的に提供していくにあたり、患者への十分な説明を行っていくことを重視して取り組んでいきました。

　従来よりも治療での来院回数が増加することになるので、患者からの「治療期間が長い」という不満足要因につながらないように、またスケーリングなどの治療途中で中断となる患者が増えないように、歯周病に関する説明、歯石除去や予防の処置の必要性について、丁寧に十分な説明を実施していきました。

　また診療所オリジナルの患者用説明ツールを作成し、それらを説明時に配布し、あるいは待合室に掲示することによって患者啓蒙活動などの取り組みも併せて行っていきました。

　また口腔内全体の状況について関心を持ってもらい、理解を深めてもらうために、口腔内全体の状態を図で示した「**口腔内レポート**」というツールを活用し、初診時から2、3回目までの来院の中でしっかりと時間を取って説

明をしていくことも実施していきました。

4　1日あたり治療件数の増加により保険点数の増加を実感

　これらの説明をしっかりと行っていくようになったため、治療の説明という面でも患者に提供する診療の量が増えることになりましたが、予約設定方法の見直しにより、衛生士が中心になって行う処置に関しては、歯科医師の予約とは別に設定していくことにし、1日あたりの治療件数の増加を併せて図っていきました。

　収入面においては、1日あたりの保険点数の増加により、保険収入の増加を実現することができ、スタッフ体制の変更に伴う人件費の増加分は十分に吸収することができています。

5　S歯科医院での成果の確認

　このような取り組みの結果、S歯科医院における患者数の状況は下の表のような実績になっています。以前と比べて中断患者が増えるということもなく、終了患者数の減少を通じ、再診患者の増加、総患者人数の増加を実現することができています。

	平成24年平均	平成25年平均
患者総人数	181人	228人
初診患者数	98人	94人
再診患者数	83人	134人
終了患者数	102人	69人
中断患者数	5人	7人
1日あたり治療人数	24.9人	32.5人

5.3 再初診患者の増加を実現したY歯科医院の事例

5.3.1 リコールシステムの導入・継続的な見直しによりリコール患者数の増加を実現

1 Y歯科医院の概要

平成18年開業のY歯科医院は、都市部の私鉄沿線にあり、駅から徒歩約15分の住宅街に立地し、ユニット3台、歯科医師1名、衛生士1名、歯科助手2名という規模の診療所です。

開業5年目の平成23年から開業6年目の平成24年にかけての、Y歯科医院の診療実績データは右のとおりでした。

	平成23年平均	平成24年平均	院長の目標
患者総人数	238人	249人	300人
初診患者数	87人	91人	130人
新患	45人	42人	50人
再初診	42人	49人	80人
再診患者数	151人	158人	170人
終了患者数	69人	72人	90人
中断患者数	18人	19人	15人
1日あたり治療人数	23.6人	27.3人	35人

Y歯科医院では、開業してからこれまで比較的順調に患者人数は推移してきていますが、院長としては、目標とする患者人数を実現するために、さらなる患者人数の増加に向けた取り組みを行っていきたいと考えていました。

2 リコールシステムの導入

Y歯科医院では、これまでリコールシステムを導入しておらず、終了した患者に対して特別なアプローチは実施してきていませんでした。

そこでY歯科医院では、患者数増加に向けて、平成25年より、リコールシステムを導入することにしました。スタッフと一緒にリコールシステムの流れを検討し、次頁のような流れでリコールのアプローチを患者に行っていくことにしました。

●リコールシステムの流れ

流　れ	担　当	手　順
終了時に受付にて	受　付	・会計終了後、リコールの説明ツールを渡し、本日で治療終了の旨およびリコールの説明をする ・リコールハガキを見せ、リコールハガキに宛名を書いていただく
リコール月になったら（6ヶ月後）		・リコールハガキを発送する ・発送したらリコールノートにチェック

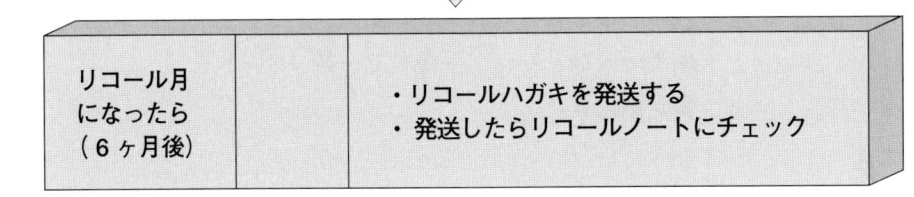

　また、リコールシステムの導入にあたり、実際に上記リコールシステムの流れでリコールハガキが発送されるまでの間、当面は、毎月6ヶ月前の終了患者をレセプトコンピュータから検索し、定期検診の案内のハガキを発送していくことにしました。

3　リコール患者の来院状況

　取り組み開始後当初の6ヶ月間は、リコールシステム導入以前に終了した患者へリコールの案内を送付していきましたが、やはり終了時にしっかりと説明をしていなかった患者へのリコールであり、実際に来院される患者は、月に1～2名程度でした。
　そして6ヶ月後からは、いよいよリコールシステム導入後に終了となった患者へのリコールハガキの送付が始まりました。リコールシステム導入後に終了した患者には、やはり通院中から終了時までにリコールの説明を実施していたおかげで、ハガキ発送患者の約2割程度の患者がリコールで来院してもらえるようになりました。

4　リコールシステムの見直し

　Y歯科医院では、リコール反応率の状況を継続的にデータで管理しており、

データ結果をもとに、リコール反応率向上に向けた定期的なミーティングをスタッフと実施していました。

ミーティングを通じて、リコールシステムの改善の検討を行った結果、まず以下のような対策が実施されました。

> **POINT** ●**リコールシステムを見直しましょう**
> ①リコールハガキ文面の見直し
>   ・ハガキ文面を、一般用、小児用、高齢者用と
>   3パターン作成し、患者に応じて使い分ける。
> ②ハガキへの手書きコメントの記入
>   ・患者一人ひとりに、手書きで一言コメントを
>   書き添える。

これらの取り組みを通じて、リコール反応率は20%から35%程度まで向上しましたが、さらに、次のようなことを進めていきました。

> ▶**リコール日の設定&事前電話確認の実施**
> ・リコール来院予約日を診療所側で設定し、ハガキにリコール
> 日を書いて送付する。
> ・そして、ハガキ発送後に、電話でリコール日の確認を行っていく。

そして現在では、「**終了時点でのリコールの予約設定**」終了時点で、リコールの予約設定のアプローチをし、予約設定できる患者に対しては予約日を設定していくという取り組みを行っています。

ここまで取り組んできた成果として、現在では、リコールハガキ発送患者のうち、約50%の患者がリコールで来院されるまでに至っています。

5 Y歯科医院における成果の確認

平成25年のY歯科医院の患者数の状況は次頁のとおりです。リコール患者の増加により、再初診患者の増加、患者総人数の増加が実現できています。

	平成23年平均	平成24年平均	平成25年平均
患者総人数	238人	249人	308人
初診患者数	87人	91人	133人
新患	45人	42人	46人
再初診	42人	49人	87人
内定期検診	—	—	38人
再診患者数	151人	158人	175人
終了患者数	69人	72人	88人
中断患者数	18人	19人	13人
1日あたり治療人数	23.6人	27.3人	36.3人

リコール発送数			75枚
リコール反応率			50.7%

5.4　再初診患者の増加を実現したN歯科医院の事例

5.4.1　患者満足度向上活動により、患者数増加を実現

1　「応対サービスが悪い」と評価されてしまったN歯科医院

　N歯科医院は、歯科医師1名、衛生士2名、助手1名、ユニット4台の歯科診療所です。患者人数は、一定人数を確保できていましたが、院長の目標とする患者人数には到達できていませんでした。

	平成24年平均	院長の目標
患者総人数	349人	380人
初診患者数	95人	140人
再診患者数	254人	240人
中断患者数	23人	20人
1日あたり治療人数	37.8人	43人

　そこで、来院している患者には継続して今後も自院を選んでもらえるよう、また、周囲の方に自院を紹介してもらえるよう、患者満足度を高める取り組みを実施していくことにしました。

　増患の取り組みを行うにあたり、患者の声を聞くために、アンケートによる患者満足度の調査を実施することにしました。すると、「スタッフの応対・接遇」の項目で、院長が予想もしない悪い結果が出ていました。

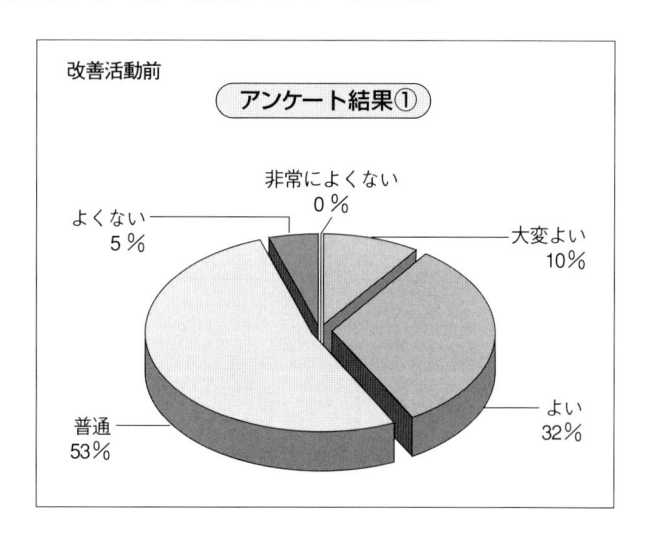

　「スタッフの応対・接遇」に関するアンケート結果は、右図のようなものでした。一見、「大変よい」「よい」「普通」が95％を占めており、悪い結果には思えません。しかし、院内で実施するアンケートは、患者がすべて本音で書いてくれているとは限りません。とくに、不満足を感じている項目については、遠慮がちに評価していることが予想されます。

　そこで、アンケートの結果を見るときは、評価を一段階割り引いて考えるのが妥当であるといえます。

そのような視点でグラフを見直してみると、「普通」が53%ということは、「診療所のサービスをあまり好ましいと感じていない人」が半数以上いると考えられるわけです。

2　アンケートの結果をもとにスタッフを動機づけ

　院長は、それほどスタッフの応対が悪いとは思っていませんでしたが、受付での応対や電話応対、診療中の患者との接し方、すべてを確認できているわけではありません。

　そこで、スタッフミーティングのときに、今回のアンケート調査の結果をありのまま報告することにしました。

　ミーティングにてアンケート結果を報告すると、「患者さんから自分たちはこんなふうに見られているのか」とスタッフ自身も非常にショックを受けた様子でした。

　おそらく、院長が「応対に気をつけなさい」と注意するのでは、同じようなショック・反省をスタッフに与えることはできなかったでしょう。

　院長の小言ぐらいにしか思われなかったかもしれません。患者の声であったからこそ、スタッフの反省を促すのに効果があったようです。

　「患者さんに満足いただけるような応対を実現しよう」、「次回のアンケート調査では、評価ポイントを上げられるように取り組んでいこう」という院長の働きかけに対しても、積極的に受け止めてくれ、改善活動のスタートをスムーズに切ることができました。

3　受付応対マニュアルの作成

　まずは、受付での応対を見直すことにしました。今までは、とくにマニュアルもなく、各自が自分なりの方法で応対をしていました。

　ミーティングの時間を利用し、患者の気持ちを考えた応対トークを検討しました（次々頁参照）。

　「最初に受付に来るときの患者さんはどんな気持ちなのだろう」「どんな応対を受けたとき、患者さんは嬉しいと感じるのだろう」……。

　患者の気持ちを考えることにより、今までは機械的な挨拶であったり、感情のこもっていない応対であったのが、患者の立場に立った応対ができるようになってきました。敬語や言葉遣いも勉強し、トークに反映させました。

　しかし、まだ、マニュアルを暗記して話しているという雰囲気があり、会

話にぎこちなさが残っていました。また、トークマニュアルにまとめたものの、そのままでは話しにくい言い回しがあることにも気がつきました。

4 ロールプレイングで実践練習

そこで、より上手に、自然に応対ができるよう院内で**ロールプレイング（役割演習）**を行うことにしました。患者役とスタッフ役とに別れ、実際の応対場面を想定して、マニュアルの内容を実演しました。

ロールプレイングを見ていた他のスタッフが、内容について、よい点・悪い点・改善点を発表し合いました。「もっと笑顔で話した方がよい」「すこし早口なんじゃないか」「患者さんのことを心配している様子が伝わってとてもよい」「ここの部分については、私は○○と話しているけれども…」等活発な意見交換がされ、その中から皆で共有したい情報を整理しました。

また、実際に話してみてしっくりこないトークはマニュアルの修正も行いました。

5 N歯科医院での成果の確認

改善を開始して6ヶ月後、同じ調査を実施した際に、アンケートの評価が高まっていたことはいうまでもありません。「大変よい」「よい」のパーセンテージが目にみえて高まり、「よくない」という項目は0％に改善されました。

また、「応対サービス」の改善活動を通じて、患者から直接、「N歯科医院の受付は感じがよい」「スタッフが優しい」という意見ももらえるようになりました。

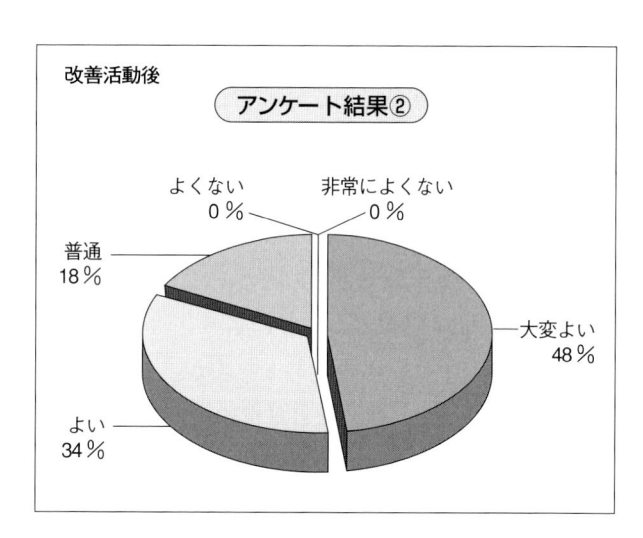

しかし、N歯科医院では、最高の応対サービスを実現するため、この結果に満足することなく、改善活動を継続して行っています。今度の目標は、「普通」を0％、「大変よい」「よい」のパーセンテージをさらに高めることです。

改善活動後
アンケート結果②
大変よい 48％
よい 34％
普通 18％
よくない 0％
非常によくない 0％

応対マニュアル例

応対場面	相手のトーク・行動	相手の気持ち	自分の心がけ・行動	自分のトーク	留意点
初診患者が来院されたとき	ドアを開けて入って来られる	不安（どんな先生かな）	「この診療所なら安心して診てもらえそうだ」、「患者さんの気持ちになって丁寧に扱ってくれる」と思っていただけるように、親しみのある態度で迎える	「おはようございます」、「こんにちは」、「こんばんは」	午前11時までは「おはようございます」 以降は「こんにちは」、「こんばんは」
		苦痛（とても歯が痛い） 期待（何とか痛みを和らげてもらえるだろう）	立ち上がり目を相手に合わせ、笑顔で迎える		
・予約の確認 （予約をしてこられた場合）	「あの、予約していた△△ですが…」	不安（きちんと予約が出来ているかな）	大切なゲストを迎えるようなつもりでアポイントノートで名前を確認し、相手の顔を見て話しかける	「○時のお約束の△△さんですね。お待ちしておりました。保険証をお預かりします。」	
（予約なしで来られた場合）	「あの、予約はしていないのですが歯が痛むので診て頂けますか？」	不安（予約がないと診てもらえないかな）	予約をされずに来られても痛みをもった患者に変わりはない 診療所を頼りにしてこられた患者さんを温かく迎える	「それはお困りでしょう。出来るだけ早く拝見させて頂くように致しますが、本日は予約の患者さんがおられまして、□分はお待ち頂くことになるかと思います。ご都合はいかがですか。」	待ち時間を具体的に告げ、患者の都合を尋ねる。
・問診票の記入			問診票を患者の方に向け、お見せする。 お掛け頂く席の方を手で示す	「お手数ですが、こちらの問診票をお書きになっていただけますか？そちらの席にお掛けになって結構ですので。」	

ロールプレイングチェックシート

場面：初診患者が来院されたとき

	チェック項目	チェック欄
応対の留意点	① 患者さんが来られたら、立ち上がっているか	○
	② 目線を相手に合わせ、笑顔で挨拶しているか	○
	③ 予約時間と名前の確認をしているか　※確認を忘れていた。	△
	④ 保険証は両手で預かり、相手の名前を確認しているか	○
	⑤ 問診票記入の依頼の仕方は適切か	○
	⑥ 言葉遣いは正しいか	○
態度	⑦ 挨拶や説明は、ハキハキと聞き取りやすい声で行っているか	△
	⑧ にこやかな表情で、きびきび応対しているか　　※もっと元気よく笑顔で応対できるとよい	△
臨機処置	⑨ アポイントなしで来られた患者さんに対しても相手の立場に立ってスムーズに診療しているか　もしくは次回できるだけ早い日程で予約をとっているか	×

★気づいたこと……
・急患対応の時には痛みの確認をするなどもう少し患者さんに対する気遣いが感じられるとよかった

5.5　紹介有り新患の増加を実現したM歯科医院の事例

5.5.1　紹介促進活動により新患数の増加を実現

1　競合診療所の出現により新患が減少していたM歯科医院

　M歯科医院は、都市近郊のJR駅前徒歩1分の場所にある診療所です。駅前は商店街になっており、オフィスビルや商店が集まっている地域ですが、駅から5～6分も歩くと住宅地となり、M歯科医院の患者層も、駅前のオフィス、商店等に勤務している方と、住宅地に住む方とがほぼ半数ずつといった構成でした。

　駅前という好立地でもあり、これまで新規の患者は一定人数来院していましたが、駅の同じ出口側の駅前に、新しく大型の診療所が開院し、M歯科医院の新患数にやや減少傾向が見られていました。

　M歯科医院では、何とか新患数の確保、増加を図りたいと考え、あらためて新患増加に向けた取り組みを実施していくことにしました。

2　問診票による来院理由の把握

　M歯科医院の問診票には、これまで紹介者名を記入する欄を設けてありましたが、実際に紹介者の名前を書いてもらえる方は、毎月の新患数約60名のうち、約2割程度でした。

　院長は、実際には何らかの口コミで来院している患者はもっと多いはずと考えていましたが、あらためて新患の増加に取り組むにあたり、問診票で新患の来院理由をしっかりと把握していけるよう、問診票を改訂し、来院理由を聞ける欄を設けました。

　問診票を改訂し、来院理由をデータで調べてみると、「友人知人に聞いて」「家族に聞いて」という来院理由も含めて、何らかの口コミで来院している患者はやはり全体の2割程度でしかなく、他の約8割は「看板を見て」「建物を見て」という理由で来院している患者でした。

　駅前に新たな大型診療所ができたこともあり、建物を見てという理由で来院する新患だけに頼っていてはいけないと考え、院長はあらためて、紹介・口コミによる新患の増加に取り組むことにしました。

M歯科医院の問診票の事例

問 診 票　来院日　　年　　月　　日

| （ふりがな）お名前 | 男 / 女 | 年齢　　才 | 職業
勤務先 |

ご住所　〒　　−

TEL　（　）　−　　　　　　　　　　　　TEL　（　）　−

当院をお知りになった理由は	□建物を見て　□電柱看板を見て　□電話帳を見て □家族から聞いて　□友人・知人に聞いて　□ホームページを見て □その他（　　　　　　　　　　　　　　　　　）
ご紹介者のお名前	
今日はどうなさいましたか	□歯・歯ぐきがいたい　□むし歯がある　□歯肉がはれた □つめ物がとれた　□入れ歯を入れたい　□検診をしてほしい □歯の清掃をしてほしい　□あごがいたい □歯ならびを治したい　□その他（　　　　　　　　　　　）
現在の健康状態は	□普通　□よくない　□通院中（病名　　　　　　　　） □薬を飲んでいる（薬名　　　　　）　□その他（　　　　　） □妊娠中（　　ヶ月）
歯科の麻酔で今まで特別なことは	□なかった　□麻酔の経験がない □あった⇒　□気持ち悪くなった　□きかなかった　□その他
歯を抜いたことは	□あ る⇒　昭和・平成（　　　）年頃　　□な い
歯を抜いた時の異常は	□特になかった □あった⇒　□血が止まりにくかった　□貧血を起こした　□熱が出た 　　　　　　　□麻酔がきかなかった　□何日も痛んだ　□その他
薬や食物でアレルギーを起こしたことがありますか	□な い □あ る⇒　□かぶれやすい　□じんましんがでる 　　　　　　□ぜんそくがある　□その他
今までに内科的な病気はありませんか（家族を含めて）	□何もない □あ る⇒　□心臓　□肝臓　□腎臓　□高血圧　□貧血 　　　　　　□蓄のう　□糖尿　□血友病　□その他
通院しやすい時間は	□いつでもこれる　□（　）曜日・（　）時頃がよい
診療についてのご希望は	□　　月　　日までに診療を終えてほしい □極端に"こわがり"なので注意してほしい
その他診療に当たってご希望やご心配なことがありましたらお書きください	

3 院内の患者を通じた紹介促進活動

　M歯科医院では、まず来院患者を通じて紹介・口コミを促進するために、来院する患者に対して、積極的に持ち帰りツールを配布し、院外で自院の存在を認知してもらう機会を増やすことに取り組みました。具体的には、「医院案内」「染め出し剤付き虫歯チェックリスト」や「歯に関する情報提供ツール」などを診療所オリジナルツールとして作成し、積極的に患者に配布し、持ち帰ってもらうようにしました。また、診療所のよさを積極的に患者にアピールするために、待合室の掲示物を見直し、「医院の診療方針」「医院のスタッフ紹介」「医院の設備のよさのPR」などの掲示物を作成、掲示していきました。

4 院外にむけての広報活動の実施

1 事業所への挨拶まわり

　M歯科医院は駅前ということもあり、近隣にはオフィス、事業所が集まっている地域でした。そこで院長自ら、近隣の事業所を訪問し、挨拶まわりを実施することにしました。挨拶まわりの名目としては、事業所歯科検診の案内ということとし、以下をツールとして持参し、直接近隣の事業所を訪問することにしました。

> **POINT**　●**歯科検診の案内のためのツール**
> ①事業所案内企画書
> ②診療所案内
> ③診療所名入り歯ブラシ

　事業所訪問にあたっては、多少不安な気持ちもあり、実際に訪問する際にはスタッフと一緒に（順番に1人ずつ交替で）訪問をすることにしました。スタッフと一緒に訪問することで先方の印象もよかったのか、実際に訪問してみると、ほとんどの事業所で好意的に対応してもらうことができました。

　全部で30社ほどの事業所に挨拶まわりをしましたが、実際に1社からは事業所歯科検診の依頼をもらうこともできました。

　また事業所歯科検診の依頼をもらうには至らなかった他の事業所からも、その後診療所に来院される患者は確実に増えています。

　最初に来院された社長さんと仲良くなった会社からは、その後、従業員の

方々が次々と来院するようになっています。

2 近隣商店、飲食店との関係強化

また、M歯科医院の周辺は、会社だけではなく、商店や飲食店も多い地域でした。そこで院長は、近隣の飲食店や商店との関係を強化するために、積極的に診療所周辺の飲食店、商店を利用し、診療所との関係を深めるような活動を行っていくことにしました。

ちょうど新患増加に取り組んでいくにあたって、スタッフにも協力してもらわなければいけないことも多く、また事業所への挨拶まわりの際にも一緒に訪問するなど協力してもらったことも多かったので、当面、毎週1回スタッフと食事会に出かけることにしました。食事に出かける店は、毎回違う店を利用することとし、少し診療所から遠い店も含めて順番に回っていきました。食事後、会計の際には、診療所の名刺と診療所案内、歯ブラシを渡し、店の方に挨拶をしてくるのです。

また診療所の買い物についても、今まで決まった商店で買い物をしていたり、大手のスーパーマーケットなどで買い物をしていたものを積極的に商店街の中の店で、それもなるべくいろいろな商店で買い物をするように心がけています。

5 成果の確認

このような取り組みの結果、以前は月間で約60名程度来院していた新患が、一時は40名弱まで落ち込んでいましたが、最近では月間で70名程度まで増加してきています。

また新患のうち、紹介の有無の内訳でも、最近は約50％が何らかの口コミで来院する紹介有りの新患になっています（以前は紹介有りの新患は20％程度でした）。

第2部

患者満足度の診断・向上・改善戦略

第1章　患者満足度向上のための施策

第2章　なぜ、PS（Patient Satisfaction）経営なのか

第3章　PS経営の進め方

第4章　患者満足度診断の進め方

第5章　患者満足度診断結果と改善活動

第6章　診断結果の活用の仕方

第7章　患者管理データによる経営管理

第1章 患者満足度向上のための施策

1.1 自院でできる患者満足度の測定・診断

1.1.1 自院が患者に満足してもらえる診療所づくりのために十分努力しているか

歯科診療所の増加に伴い経営環境が大変厳しい局面を迎える中で、これまで以上に患者の満足を獲得していかないことには、その存続が危ぶまれる事態になってきました。

一般企業においては、早くからいわゆる**顧客満足（CS）**が叫ばれてきましたが、歯科診療所ほどその経営の特徴からして、**患者満足（PS＝Patient Satisfaction）**が重要視される業界はありません。

> ▶一般企業経営⇒顧客満足（CS）の重点化
> ▶歯科診療所経営⇒患者満足（PS）の重点化

その理由は、歯科診療所経営というものが、新患獲得のためには認知率向上や口コミが重要であり、また中断防止のためにも、患者満足なくしては現状の患者も維持できないという構造にあるからです。

歯科診療所にとって患者の満足度を高めて、自院の治療やサービスの向上につなげていくことは、重要な取り組みです。

歯科診療所が患者の潜在的なニーズを知る方法として有用なのが、アンケートを利用した**患者満足度調査**です。

さらに、患者に対してアンケート調査をする意義は、自院に対して患者がどう感じているかを知ることのほかに、自院が患者に満足してもらえる診療所づくりのために十分努力しているということを知ってもらうという点にあります。

患者の望む歯科診療所として、安心できる感じのよい対応をし、丁寧な治療をして、そして最後に心に残る印象づけをし、患者に感謝される歯科診療所にならなければなりません。
　そのためにも、優秀な素質を持つスタッフを教育することにより、有能な戦力に仕立て上げる必要があります。

> **POINT** ●マーケティング戦略の3つのポイント
> ①スタッフ一人ひとりがセールスマンであることを認識させる
> ②院内外でのマーケティング活動の成果は、人事考課に反映させる
> ③採用直後の教育で徹底させるとともに、日常のミーティングを通じても浸透させる

　スタッフ一人ひとりが、マーケティング活動の第一線を担っているのだということを認識させるためにも、まず自分が歯科診療の欠かせぬ一翼を担っているという職務に対する「やりがい」を感じさせることが大切です。
　それとともに、自院は近隣に抜きんでた良質の歯科診療を行っているという誇りを持たせ、努力が報われる給与体系と、患者の感謝という無形の喜びが得られることを教え込む必要があります。
　本章ではさらに実践的な理解をしていただくために、次のことに多くの紙面を割きました。

> ●実践的な活動のためのポイント
> ①患者満足度の測定の仕方
> ②現状から自院の経営課題を明確にする手法
> ③具体的な改善の進め方

　そして、本章をお読みいただければ、自分たちで患者満足度が診断できるような工夫も凝らしております。
　まずは本章の体系を次頁のチャート図でご確認ください。

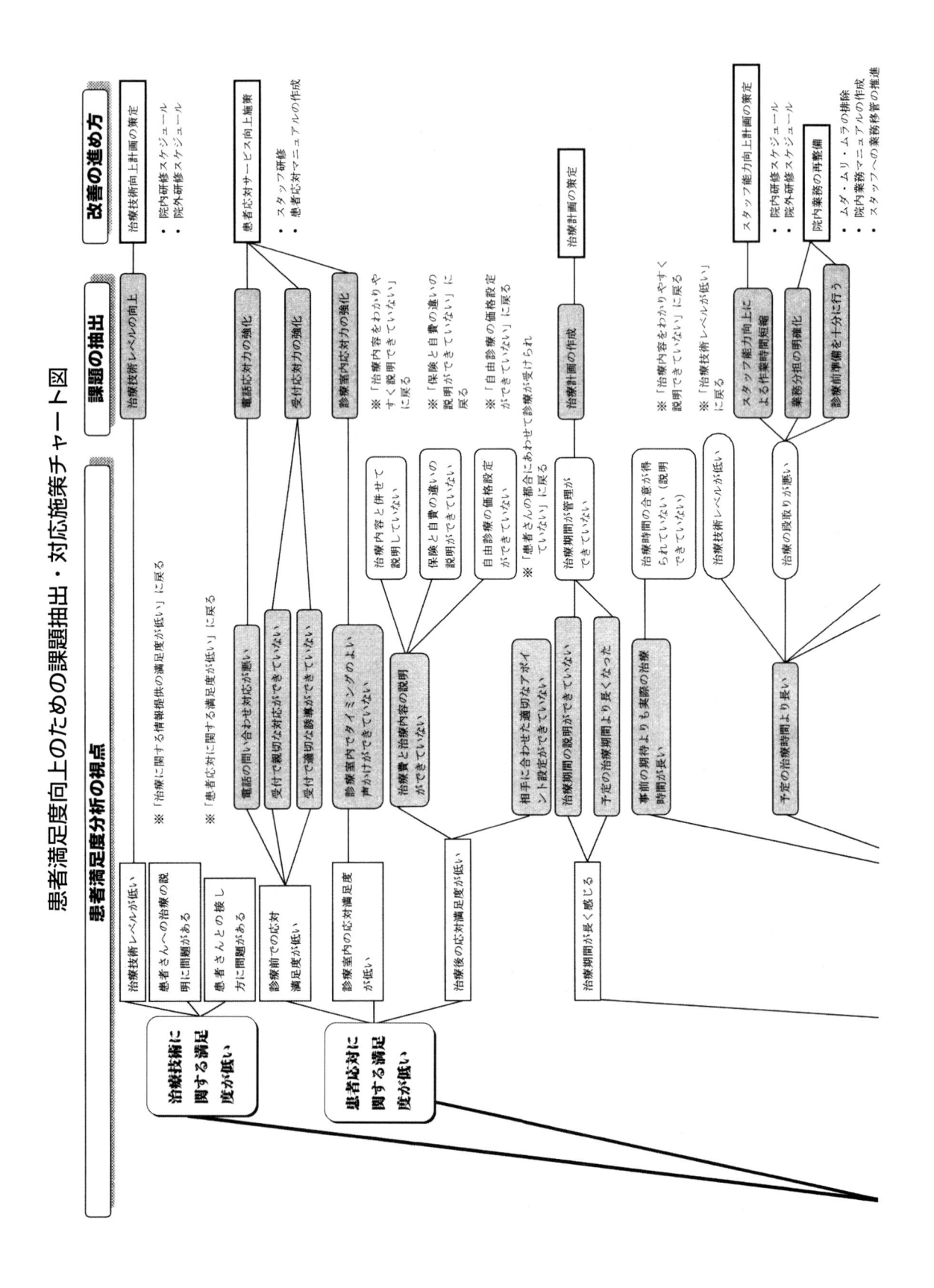

患者満足度向上のための課題抽出・対応施策チャート図

患者満足度分析の視点 | 課題の抽出 | 改善の進め方

治療技術に関する満足度が低い
- 治療技術レベルが低い
- 患者さんへの治療の説明に問題がある
  → 治療技術レベルの向上 → 治療技術向上計画の策定
    - 院内研修スケジュール
    - 院外研修スケジュール

患者応対に関する満足度が低い
- 患者さんとの接し方に問題がある
- 診療前での応対満足度が低い
  - 電話の問い合わせ対応が悪い → 電話応対力の強化
  - 受付で親切な対応ができていない → 受付応対力の強化
  - 受付で適切な誘導ができていない
  → 患者応対サービス向上施策
    - スタッフ研修
    - 患者応対マニュアルの作成

- 診療室内の応対満足度が低い
  - 診療室内でタイミングの良い声かけができていない → 診療室内応対の強化
  - 治療費と治療内容の説明ができていない
    - 治療内容と併せて説明していない
    - 保険と自費の違いの説明ができていない
    - 自由診療の価格設定ができていない
      ※「治療内容をわかりやすく説明できていない」に戻る
      ※「保険と自費の違いの説明ができていない」に戻る
      ※「自由診療の価格設定ができていない」に戻る
  - 相手に合わせた適切なアポイント設定ができていない
  - 治療期間の説明ができていない
  - 予定の治療期間より長くなった
    ※「患者さんの都合にあわせて診療が受けられない」に戻る
    → 治療期間が管理できていない → 治療計画の作成 → 治療計画の策定

- 治療後の応対満足度が低い
  - 治療期間が長く感じる
    - 事前の期待よりも実際の治療時間が長い
      - 治療時間の合意が得られていない（説明できていない）
      - 治療技術レベルが低い
      ※「治療内容をわかりやすく説明できていない」に戻る
      ※「治療技術レベルが低い」に戻る
    - 予定の治療時間より長い
      - 治療の段取りが悪い
  → スタッフ能力向上
    - 業務分担の明確化
    - 診療前準備を十分に行う
    → スタッフ能力向上計画の策定
      - 院内研修スケジュール
      - 院外研修スケジュール
    → 院内業務の再整備
      - ムダ・ムリ・ムラの排除
      - 院内業務マニュアルの作成
      - スタッフへの業務移管の推進

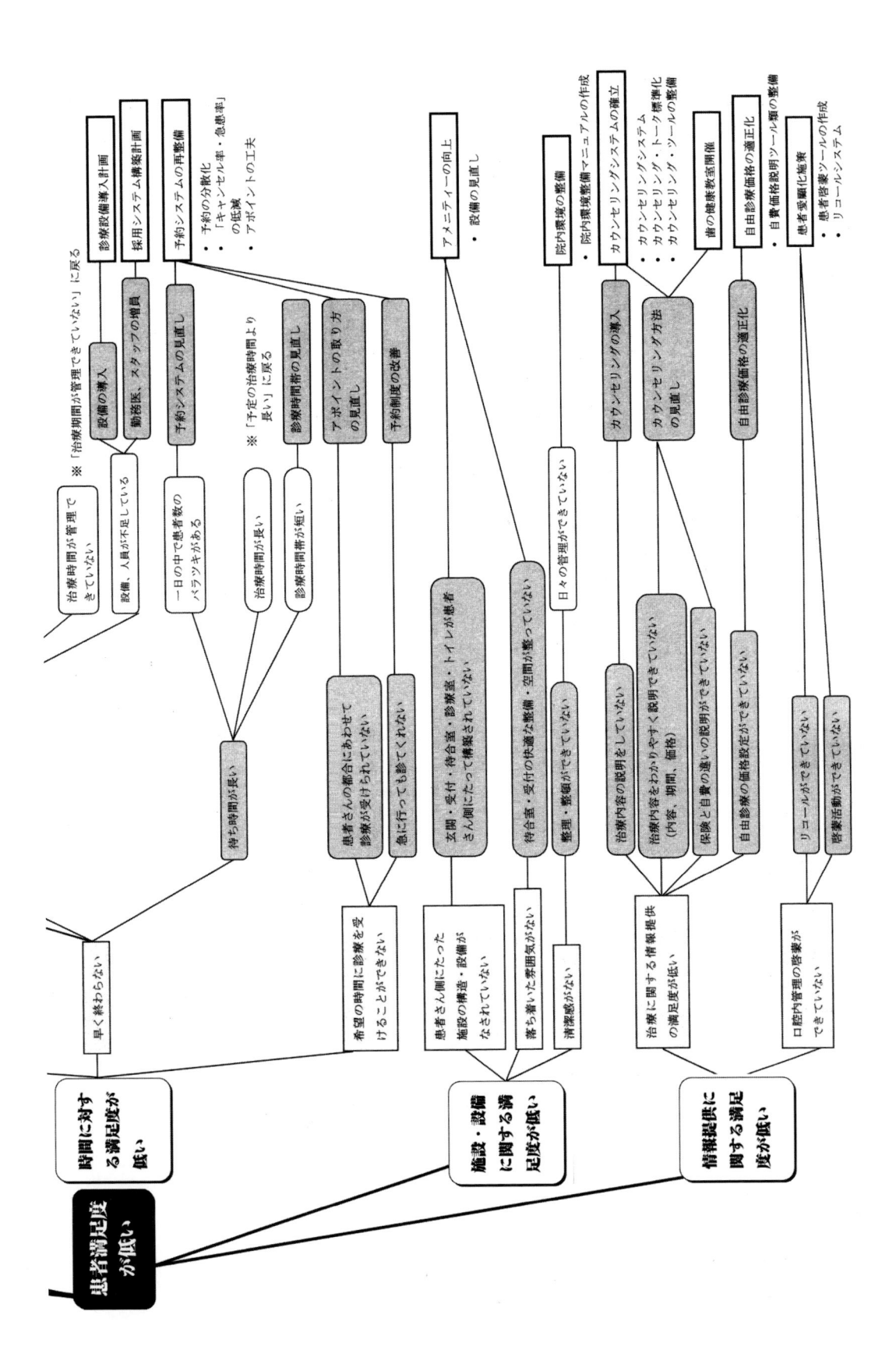

2 患者満足度の診断・向上・改善戦略

第1章 患者満足度向上のための施策

患者満足度が低い

時間に対する満足度が低い

- 早く終わらない
  - 待ち時間が長い
    - 治療時間が管理できていない
      - ※「治療期間が管理できていない」に戻る
      - 診療設備導入計画
      - 設備の導入
      - 採用システム構築計画
      - 勤務医、スタッフの増員
    - 設備、人員が不足している
    - 一日の中で患者数のバラツキがある
      - 予約システムの再整備
      - 予約システムの見直し
        - ・キャンセル率・急患率の低減
        - ・アポイントの工夫
    - 治療時間が長い
      - ※「予定の治療時間より長い」に戻る
    - 診療時間帯が短い
      - 診療時間帯の見直し
  - 希望の時間に診療を受けることができない
    - 患者さんの都合にあわせて診療が受けられない
      - アポイントの取り方の見直し
    - 急に行っても診てくれない
      - 予約制度の改善

施設・設備に関する満足度が低い

- 患者さん側にたった施設の構造・設備がなされていない
  - 玄関・受付・待合室・診療室・トイレが患者さん側にたって構築されていない
    - アメニティーの向上
    - 設備の見直し
- 落ち着いた雰囲気がない
  - 待合室・受付の快適な整備・空間が整っていない
    - 院内環境の整備
    - 院内環境整備マニュアルの作成
- 清潔感がない
  - 整理・整頓ができていない
    - 日々の管理ができていない

情報提供に関する満足度が低い

- 治療に関する情報提供の満足度が低い
  - 治療内容の説明をしていない
  - 治療内容をわかりやすく説明できていない（内容、期間、価格）
    - カウンセリングの導入
      - カウンセリングシステム
      - カウンセリング・トーク強化
      - カウンセリング・ツールの整備
  - 保険と自費の違いの説明ができていない
    - カウンセリング方法の見直し
  - 自由診療設定ができていない
    - 自由診療価格の適正化
      - 歯の健康教室開催
      - 自費価格説明ツール類の整備
- 口腔内管理の啓発ができていない
  - リコールができていない
    - 自由診療価格の適正化
      - 患者変更化施策
  - 啓発活動ができていない
    - 患者答案ツールの作成
      - リコールシステム

第2章 なぜ、PS（Patient Satisfaction）経営なのか

2.1 患者満足への4つの視点

　歯科診療所において、なぜ患者満足（PS＝Patient Satisfaction）が重要視されるのか、という理由を以下の2.1.1～2.1.4の4つの視点で考えてみたいと思います。

2.1.1 中断患者防止のために（なぜ、中断患者は発生するのか）

　治療半ばにして、患者が来院しなくなったり、他に転院してしまったりするいわゆる中断はどの歯科診療所においても発生してしまうことです。
　しかし、必ず発生するからといって放置しておくわけにはいきません。
　なぜ、このような中断が発生してしまうのでしょうか。
　その理由は次の5つに大別されます。

> **POINT** ●**治療中断・転院理由の5つのポイント**
> ①表面上の不具合がなくなった（痛みや腫れが引いた）
> ②治療内容や治療技術に不満がある（「痛かった」「痛くない歯を削られた」）
> ③治療期間に不満や不安がある
> ④接遇・応対に不満がある（待たされた等）
> ⑤費用に対する不満がある（自費を勧められた、いつもより費用が高い）

　このように歯科診療所に対する患者の不満が、中断を招いている大方の理由であるということがわかります。

2.1.2　新患獲得のために（どうすれば新患が獲得できるのか）

次に新患獲得の観点から、患者満足を捉えてみたいと思います。

下のデータは、当会で実施した「歯科診療所の選択理由」に関するアンケート結果です。

歯科診療所の選択理由として口コミによるものが全体の3分の1を占めているということがわかります。

ではそのような口コミはどのようにしてもたらされるものなのでしょうか。

歯科診療所の選択理由

	人数	指数	％
回答者数	4,027	1.000	
選択理由数	4,320	1.073	100.0%
①紹介されて	794	0.197	18.4%
②治療が良いから	457	0.113	10.6%
③対応が良いから	230	0.057	5.3%
④施設や設備が良いから	22	0.005	0.5%
⑤費用が安いから	21	0.005	0.5%
口コミ計	1,524	0.378	35.3%
⑥外観が立派だから	32	0.008	0.7%
⑦通院に便利だから	2,176	0.540	50.4%
⑧医師の知り合いだから	133	0.033	3.1%
⑨その他	455	0.113	10.5%

■医療法第6条の5、第73条、第74条

医療機関の広告宣伝活動については、医療法第6条の5、第73条、第74条で厳格に規制されています。（次頁参照）

ご存知のように、自院と他院の違いについて何一つ広告宣伝活動を行ってはならない以上、口コミは自院への来院患者がつくり出す唯一の宣伝活動ということになります。

すなわち来院患者自身がセールスマンであり、患者満足こそが来院患者の好ましい口コミを創出することになるわけです。

■医療機関の広告宣伝活動について（医療法より抜粋）

第六条の五　医業若しくは歯科医業又は病院若しくは診療所に関しては、文書その他いかなる方法によるを問わず、何人も次に掲げる事項を除くほか、これを広告してはならない。

一　医師又は歯科医師である旨

二　診療科名

三　病院又は診療所の名称、電話番号及び所在の場所を表示する事項並びに病院又は診療所の管理者の氏名

四　診療日若しくは診療時間又は予約による診療の実施の有無

五　法令の規定に基づき一定の医療を担うものとして指定を受けた病院若しくは診療所又は医師若しくは歯科医師である場合には、その旨

六　入院設備の有無、第七条第二項に規定する病床の種別ごとの数、医師、歯科医師、薬剤師、看護師その他の従業者の員数その他の当該病院又は診療所における施設、設備又は従業者に関する事項

七　当該病院又は診療所において診療に従事する医師、歯科医師、薬剤師、看護師その他の医療従事者の氏名、年齢、性別、役職、略歴その他のこれらの者に関する事項であつて医療を受ける者による医療に関する適切な選択に資するものとして厚生労働大臣が定めるもの

八　患者又はその家族からの医療に関する相談に応ずるための措置、医療の安全を確保するための措置、個人情報の適正な取扱いを確保するための措置その他の当該病院又は診療所の管理又は運営に関する事項

九　紹介をすることができる他の病院若しくは診療所又はその他の保健医療サービス若しくは福祉サービスを提供する者の名称、これらの者と当該病院又は診療所との間における施設、設備又は器具の共同利用の状況その他の当該病院又は診療所と保健医療サービス又は福祉サービスを提供する者との連携に関する事項

十　診療録その他の診療に関する諸記録に係る情報の提供、前条第三項に規定する書面の交付その他の当該病院又は診療所における医療に関する情報の提供に関する事項

十一　当該病院又は診療所において提供される医療の内容に関する事項（検査、手術その他の治療の方法については、医療を受ける者による医療に関する適切な選択に資するものとして厚生労働大臣が定めるものに限る。）

十二　当該病院又は診療所における患者の平均的な入院日数、平均的な外来

患者又は入院患者の数その他の医療の提供の結果に関する事項であつて医療を受ける者による医療に関する適切な選択に資するものとして厚生労働大臣が定めるもの

十三　その他前各号に掲げる事項に準ずるものとして厚生労働大臣が定める事項

２　厚生労働大臣は、医療に関する専門的科学的知見に基づいて前項第七号及び第十一号から第十三号までに掲げる事項の案並びに第四項に規定する基準の案を作成するため、診療に関する学識経験者の団体の意見を聴かなければならない。

３　第一項各号に掲げる事項を広告する場合においても、その内容が虚偽にわたつてはならない。

４　第一項各号に掲げる事項を広告する場合には、その内容及び方法が、医療に関する適切な選択に関し必要な基準として厚生労働省令で定めるものに適合するものでなければならない。

第七十三条　次の各号のいずれかに該当する者は、これを六月以下の懲役又は三十万円以下の罰金に処する。

一　第六条の五第三項、第六条の六第四項、第六条の七第二項又は第七条第一項の規定に違反した者

二　（略）

三　第六条の八第二項、第七条の二第三項、第二十三条の二、第二十四条、第二十八条又は第二十九条第一項の規定に基づく命令又は処分に違反した者

第七十四条　次の各号のいずれかに該当する者は、これを二十万円以下の罰金に処する。

一　（略）

二　第五条第二項、第六条の八第一項若しくは第二十五条第一項から第四項までの規定による報告若しくは提出を怠り、若しくは虚偽の報告をし、又は第六条の八第一項若しくは第二十五条第一項若しくは第三項の規定による当該職員の検査を拒み、妨げ、若しくは忌避した者

三　第十四条の二第一項又は第二項の規定による掲示を怠り、又は虚偽の掲示をした者

2.1.3　自費率向上のために

　中断率低下、新患獲得と同様、自費率向上においても患者満足は非常に重要な要因となります。
　より高い治療の選択を患者にしてもらうときに、その話に耳を貸すかどうかは、その歯科診療所並びに医師に対する信頼感によるからです。
　もし患者が治療を終えていて、次からは歯科診療所を変えようと考えているとしたら、自費治療どころではありません。

2.1.4　愛顧患者づくりのために

口コミを積極的に推進してくれるのは自院の愛顧患者、すなわちファンです。

愛顧患者というのは、次のような患者のことです。

```
●自院の愛顧患者のイメージ像
▶自分自身は歯の治療はその診療所にしか行かない
▶家族に対してはその診療所を必ず勧める
▶人に聞かれればその診療所を勧める
```

いうまでもなく愛顧患者づくりに患者満足は不可欠です。
　以上見てきたように、患者満足は歯科診療所経営と非常に密接に関係しています。
　患者満足なくしては歯科診療所経営の存続・発展はありえないといえます。
　次章では、実際に自院の現状の患者満足度の測定の仕方について述べていきます。

第3章 PS経営の進め方

3.1 PS経営を実践するために必要なこと

3.1.1 「よい評判」は患者がつくり出してくれるもの

　歯科診療所経営にとって患者満足度の向上が大切であることがわかったとしても、依然として患者満足が何たるかはわかりません。
　PS経営を実践するためには、現状の患者満足度を知る必要があります。
　しかし患者満足といわれてもつかみどころのないもので、非常に曖昧模糊としています。
　患者満足度が低い結果を、中断率アップ、新患の増加ペースの鈍化等で間接的に捉えることができても、では患者満足度そのものを捉えるためにはどうすればよいかがわかったわけではありません。
　人間は行動に移す前に、口に出したり、先に頭で考えたりするものです。中断行為等が患者不満足の1つの表われであるとすれば、その前に患者が見せる表情や反応や言葉そのものが患者満足度そのもののバロメーターといえます。
　基本的に人間の満足や不満は、期待と現実のギャップといえます。
　そのように捉えれば、まず入り口は患者の期待を知るということであり、また患者が現実をどのように把握しているかを知ることこそ、患者満足度そのものを知り、不満が蓄積したり、クレーム行動に移ったりする前に事前の策を打てる素地になるといえるわけです。
　感性が鋭くないと患者満足の把握すらおぼつかないということであり、コミュニケーション上手でないと、これまた患者満足度の把握ができないということになります。

3.1.2 アンケート形式こそ患者満足度を知る最善の方法

　前項で取り上げたのは、患者満足度把握、向上のために日常的に努力を払わないといけないポイントですが、ここにいくつかの問題があります。
　患者満足を提供する側も受ける側もどちらも人であるということです。し

たがって、どちら側にも「自分だけがそう感じるのかもしれない」という思いや、「この人だけがそう感じているのかもしれない」という思いがあります。

また、歯科診療所経営においては、患者とのコミュニケーションに時間を割けば、相対的に治療時間が減ってしまうということになります。

以上のように、患者満足というものは、定性的なものであり、それを測定するためには患者の反応を観察するしかありません。

しかし、コミュニケーションを密に取るというやり方では治療時間を圧迫してしまうので、別の方法が必要になります。

また、患者の声に耳を傾けるにしても、1人の患者の声ではなく、量をつかめないと真の現状や課題は形成できません。

となれば、「アンケート形式」こそが最善のやり方であるといえます。

次章からは、実際にそのアンケート形式に基づいた患者満足度診断の実施方法について述べていきます。

POINT	●PS経営のポイント～患者の満足を得るために～

自院の提供するサービス（治療技術、応対等）について、
①定期的、継続的に満足度調査を行う
②結果に基づいて不満足な点を迅速に改善する
③改善されたサービスをPS経営に取り入れる

第4章 患者満足度診断の進め方

患者のニーズを的確に捉えなければ、PS経営は実現できません。

患者満足度診断は、院内アンケートを活用することにより、「患者はどのようなサービスを望んでいるのか」「どこに不満や不便を感じているのか」というように、その"ホンネの部分"を知ることに大きな意味があります。

患者満足度診断実施の際の最大のポイントは、院内アンケートの設計と配布・回収です。

本章では「効果的な院内アンケートの実施」を中心に考えていきます。

4.1 院内アンケートの目的の明確化

院内アンケート調査を実施するにあたって、まずその目的を明確にしなければなりません。

歯科診療所における院内アンケートの目的は大きく分けると、次の3つが考えられます。

> **POINT** ●院内アンケート3つの目的
> ①「選ばれる歯科診療所」を築くため、患者のニーズを
> 　的確に把握する
> ②スタッフを動機づけるデータとして患者の声を聞く
> ③患者サービスの改善に向けて積極的に取り組んでいる
> 　自院の姿勢を患者にアピールする

もちろん、歯科診療所の特徴によっては、この3つ以外の目的もありえますが、「自院にとって、この院内アンケートがどのような目的を持つものなのか」を明確にすることがスタートになります。

4.2 アンケートの作成

院内アンケートの作成にあたっては、いくつかの留意点があります。

このアンケートが正しく設計されていないと、アンケート調査を実施しても得られる結果は、「患者の評価を正しく把握できない・意味のない」ものとなってしまいます。

4.2.1 基本サービスのアンケート作成

まず、アンケートの質問項目の設定については次のようなポイントがあります。

> **POINT**　●**質問項目の設定ポイント**
> ①目的にかなった内容になっていること
> ②質問量が多すぎないこと
> ③患者にわかりやすい表現になっていること
> ④患者が回答しやすいように選択肢が設定されていること
> ⑤質問の順番は患者の関心が高そうなものから並べられていること

よりわかりやすいように、次頁の「アンケート（例）：患者のみなさまへ」をもとに、そのポイントを説明します。

アンケート（例）：患者のみなさまへ

　当医院では、より充実した歯科医療を提供するために、スタッフ一同努力をしておりますが、さらなる技術・サービス向上のために、今回、皆様のご意見をお伺いし参考にさせていただきたいと思っております。ぜひ、アンケートにご協力をお願いいたします。

性別	男・女	職業	会社員・主婦・学生・自営業・その他（　　　　）
年齢	①〜14　②15〜20　③21〜30　④31〜50　⑤51〜64　⑥65以上			

Q1　当院を選ばれた理由をお答えください。（いくつでも○印をつけてください）

　a. 家から近い　b. 会社から近い　c. 看板、建物を見て　d. 家族・知人に紹介されて
　e. 治療が上手と聞いたので　f. 院長の応対がよいと聞いて　g. スタッフの応対がよい
　　と聞いて　h. ホームページを見て　i. その他（　　　　　　　　）

Q2　次の点について当院の印象をお答えください。（該当項目に○印をつけてください）

　　（1）当院の場所は？　　　　　　　　　　　← 施設・設備サービス
　　　　①大変わかりやすい　②わかりやすい　③普通　④わかりにくい
　　　　⑤大変わかりにくい　　　　　　　　　　← 5段階評価の場合
　　（2）待合室の雰囲気は？
　　　　①非常に良い　②よい　③普通　④よくない　⑤大変よくない
　　（3）診療室の清潔度は？
　　　　①非常によい　②よい　③普通　④よくない　⑤大変よくない

Q3　待ち時間、予約制、治療時間、期間についてお答えください。（該当項目に○印をつけてください）

　　　　　　　　　　　　　　　　　　　　　　　← 4段階評価の場合
　　（1）診療前（待合室）の待ち時間は？
　　　　①全く気にならない　②気にならない　③やや長い　④長い
　　（2）診療中（診療室）の待ち時間は？
　　　　①全く気にならない　②気にならない　③やや長い　④長い
　　（3）毎回の治療時間は？
　　　　①全く気にならない　②気にならない　③やや長い　④長い
　　（4）治療期間は？　　　　　　　　　　　　← 時間サービス
　　　　①全く気にならない　②気にならない　③やや長い　④長い

Q4.　当院の印象についてお答えください。（該当項目に○印をつけてください）

　　　　　　　　　　　　　　　　　　　　　　　← 患者応対サービス
　　（1）受付の電話応対は？
　　　　①非常によい　②よい　③普通　④よくない　⑤大変よくない

(2) 受付の応対は？
　①親切で丁寧　②よい　③普通　④よくない　⑤大変よくない
(3) 診察中の女性スタッフの応対は？
　①非常によい　②よい　③普通　④よくない　⑤大変よくない

治療技術サービス

(4) 治療技術に満足されていますか？
　①十分満足　②まあ満足　③普通　④やや不満　⑤不満

(5) 治療内容の説明の内容は？
　①よく理解できた　②だいたい理解できた　③普通　④わからないところ
　があった　⑤ほとんどわからなかった
(6) 毎回の治療費は？
　①高い　②やや高い　③やや安い　④安い　⑤わからない

情報提供サービス

Q5 診療についてお答えください。（該当項目に○印をつけてください）

(1) 治療費が高く感じられるのはどんなときですか？
　①治療費について説明が不十分なとき
　②治療内容について説明が不十分なとき
　③保険と保険外診療（自費診療）について説明が不十分なとき
　④わからない

デンタルIQ度チェック

(2) 保険診療と保険外診療（自費診療）とがあることを知っていますか？
　①よく知っている　②聞いたことがあるが詳しくは知らない
　③よく知らない　④関心がない
(3) 保険診療と保険外診療（自費診療）のどちらを希望されますか。
　①保険診療で済ませたい　②治療箇所によっては良い材料を使いたい
　③満足できるようなら自費診療がよい
(4) 治療完了後の検診については？
　①定期検診を受けたい　②通知があれば受ける　③必要ない

Q6 その他お気づきの点やご希望がありましたら何でもお書きください。

＊ご協力ありがとうございました。皆様方よりいただきました貴重な
ご意見を参考に、ますます愛される歯科医院を目指して頑張っていき
たいと考えております。
今後とも宜しくお願いいたします。

（院長・スタッフ一同）

1 目的にかなった内容になっていること

アンケートの目的が明確になったら、その質問項目の設定が目的にかなった内容になっているかどうかを確認します。

たとえば、「スタッフの動機づけ」が目的なら、

- □ 受付、診療室でのスタッフの応対はどうか
- □ 院内の清潔さはどうか

といったように、応対を中心とした質問項目になるはずです。

2 質問が多すぎないこと

患者に高い満足度を与えるためには、バランスよく高いサービスレベルを維持しなければなりません。

診療所サービスの要素として大きく分けると、次の5つがあります。

> **POINT** ●歯科診療所のサービス
> ①治療技術のサービス…優れた治療技術など。
> ②施設・設備サービス…治療室、待合室、受付の環境整備
> 　　　　　　　　　　清潔感の維持。落ち着いた雰囲気など
> ③患者応対サービス……親切、丁寧な応対、的確な誘導
> ④時間サービス…………治療時間、治療期間の短縮、予約
> 　　　　　　　　　　時間の管理、待ち時間の短縮など
> ⑤情報提供サービス……治療に関する情報の提供
> 　　　　　　　　　　口腔内管理の啓蒙、歯の健康教室

患者満足度調査はできれば5つのサービス要素すべてを把握したいものです。

しかし、質問項目が多すぎると、患者の回答もいい加減なものになりやすく、有効な回答が寄せられなかったり協力を得にくくなるので質問項目は目的別に絞り込むことが大切です。

どうしても1回で広範囲の項目を用意しがちですが、質問項目が多くなりすぎるときは、数回に分けて実施するようにしてください。

課題の絞り込みにあたっては、1.1.1の「患者満足度向上のための課題抽出・対応施策チャート図」の「患者満足度分析の視点」の欄を参考にし、「診療所としての最重点課題」を整理してください。

3 患者にわかりやすい表現になっていること

質問文に専門用語を用いたり、外来語を多用していると、患者によっては何を質問されているのか理解できないことが予想されます。そしてよくわからないまま適当に回答してしまうことになりかねません。

4 患者が回答しやすいように選択肢を設定しておくこと

質問項目と同様、回答方法の設定にも十分に留意する必要があります。通常のアンケートの形式は、回答者の負担をなるべく軽くするために、○×式、もしくは、いくつかの選択肢からの選択という形をとります。

この場合いくつかのパターンが考えられます。

▶パターン1　「よい、よくない」の2段階評価の場合

```
Q1……? よい・よくない
Q2……? よい・よくない
Q3……? よい・よくない
```

来院患者が「よくない」を回答する確率はきわめて低いといえます。「あまりよいとは思わないが、とくに不満を感じるほど悪いわけではない」、「多少不満はあるが、それほど悪いわけではない」と感じている場合でも、患者は「よくない」をなかなか選択しづらいものです。

もしかしたら、すべて「よい」という回答になる可能性すらあります。

このアンケート調査からわかることは、「よくない」という回答が「よほど強い不満をもっている」を意味しており、この回答が多かった場合はそのサービスは相当悪いという以外にはなく、あまり有効な調査とはなりません。

つまり、「満足度」といった度合いを調査する場合には、ある程度の段階評価でなければならないということです。

▶パターン2　「非常によい、よい、普通、よくない、大変よくない」の
　　　　　　 5段階評価の場合

```
Q1……? 非常によい・よい・普通・よくない・大変よくない
Q2……? 非常によい・よい・普通・よくない・大変よくない
Q3……? 非常によい・よい・普通・よくない・大変よくない
```

パターン1に対し、評価を5段階にし、中央値を設定し、その中央評価を「普通」とした場合、回答はどうしても中央値に偏ることが予想されます。

なぜなら、来院患者の場合、たとえサービスに満足していなくても低い評価をつけにくいものですから、明確な意思表示を避けるという意味で中央の評価をつけることになりがちです。

▶**パターン3**　「非常によい、よい、よくない、大変よくない」の4段階評価の場合】

> Q1……? 非常によい・よい・よくない・大変よくない
> Q2……? 非常によい・よい・よくない・大変よくない
> Q3……? 非常によい・よい・よくない・大変よくない

パターン2のような中央値をなくし、4段階評価とした場合には、回答者は少なくとも「ややよい」か「やや悪い」といった、どちらかの意思表示を迫られることになるため、奇数段階評価よりも、さらに明確なアンケート結果が得られることになります。

たとえば、アンケートに「待ち時間が長い」、「治療期間が長い」、「価格が高い」を盛り込みたいと考えるならば、このような質問項目については明確なアンケート結果が得られるように4段階評価する方が好ましいわけです。

5 質問の順番は患者の関心が高そうなものから並べること

アンケートに真剣に回答してもらう工夫として、患者が答えやすく、関心が高い質問から順番に並べるということがあります。

調査内容は、①診療所の施設や設備に対する患者の印象
　　　　　　②スタッフの応対の仕方に対する患者の印象
　　　　　　③治療に関する患者の印象
　　　の順番に並べると、患者は答えやすいものです。

4.2.2　応用編（デンタルIQ度チェック）のアンケート作成

歯科診療所の収益性を向上させる1つのステップとして、自費診療への切り換えが大きなポイントになります。

しかし、いたずらに自費治療を勧めると「あの診療所は高い」と敬遠され、悪い評判をたてられるという結果になりかねません。

したがって、自費治療を勧める場合は慎重に行わなければなりませんが、その前に、自院の患者がどれだけ歯の大切さを認識し、そのために「歯に投資をする」という意識があるのか、いわゆる「デンタルIQ度」をアンケートによって調査しておくことが有効です。

また、患者にとって自費治療のメリットがわかっていても、投資に見合った結果が得られるかといった不安が残るものです。

こうした不安を解消するのに患者は「治療方法」と「費用」の説明の仕方に納得できるか、支払方法について親切に相談に乗ってくれるのかといったことで、どれだけ信頼できるかを判断しようとします。

さらに、患者は診療中の医師の態度で治療技術の程度を測ろうとしたり、治療設備や治療方法は新しいか、スタッフの態度はどうか、掃除が行き届きいつもきれいにされているか、などといった治療技術には直接関係ない要素までを判断材料とします。

したがって、自費治療への切り換えを図るには、あらゆる面から患者の信頼感を得る努力をすることが求められているわけです。

4.3　院内アンケート配布の手順と留意点

院内アンケートの実施にあたっては、下記の手順に従って進めてください。

1　スタッフへの説明ミーティング実施

アンケートの実施についてのスタッフへの説明は、以下のポイントを参考に行ってください。

> **POINT** ●**スタッフへの説明のポイント**
> ▶より一層選ばれる歯科診療所を築くため、患者のニーズを的確に把握し、患者満足度向上のための努力目標を探ることが目的であることを伝える
> ▶回収率を高めるためにはアンケートの記入を依頼するときに、十分趣旨を説明することが大切であることを伝える
> ※アンケート配布時のトークは、190頁の「アンケート配布時のトーク」を参照してください

▶アンケートをスタッフに一枚ずつ配布し《調査内容》の確認と《アンケート配布》の手順を説明する
- アンケート調査内容
  ①診療所の施設や設備に対する患者の印象
  ②スタッフの応対の仕方に対する患者の印象
  ③治療に関する患者の印象
  などに大別し、それぞれのテーマに分けて行うことを説明する
- 配布の手順
  ①患者が診察受付を行ったときに、受付が直接アンケート用紙を患者に手渡し、協力をお願いする
  ②受付に返してもらうのではなく、待合室などの適当な場所に専用の回収箱を設置する。(ただし、設置場所の確保が困難な場合には、受付にて回収する)
  ③患者がイスに座ったままでも記入できるように、用紙をバインダーに挟み、筆記用具もつけておく
  ④患者に治療までの待ち時間(または、治療終了から会計までの待ち時間)に記入してもらったあと、回収箱に投入してもらうようにする
  などの点に留意します

2 事前準備

アンケートの必要枚数(100枚+α)のコピー、バインダー、筆記用具、回収箱の準備をしてください。**客観的なデータを判断するには、十分な有効回答数(最低100枚)の確保が必要です。**

※この場合の有効回答とは、フリー回答を除くすべての項目に答えてあるアンケートのことです。

3 アンケート配布開始

新規患者(まったく初めての患者)およびアンケートに答える能力のない患者を除く、すべての患者を対象にアンケートを配布します。

> ▶同じ患者に重複して渡さないようにしてください。配布した患者がわかるように、配布時にカルテにチェックをするなど工夫が必要です。
> ▶気軽にアンケートに応じてもらうように対応してください。
> ▶回収率を高めるためにもアンケートの記入を依頼するときに、十分趣旨を説明してください。

4 アンケート回収および集計

　アンケートをすべて配布した後、目標有効回答数（100枚以上）が回収できているかどうかを確認してください。確認後、巻末の「アンケート集計記入用紙」「アンケート：フリートーク記入用紙」に、データ集計結果およびフリートークをご記入ください。

アンケート配布時のトーク

●受付もしくは会計終了後、基本トーク

> ▶受　　付：「今後、よりよい診療所づくりのために、患者の皆様にアンケートをお願いしております。」
> 　　　　　「お手数ですが無記名で結構ですので、ご記入いただいてそちらの回収箱に入れていただけますでしょうか。」

●患者からの質問に対して

> ▶患者さん：「何なの、これは？」「えっ、アンケート？」
> ▶受　　付：「患者の皆様のご意見をお伺いして、よりよい診療所づくりのために反映させていきたいと考えています。ご協力をお願いいたします。」
>
> ▶患者さん：「私、今忙しいの。今書かなくてはいけない？」

> ▶ 受　　付：「今この場でお書きいただいて、そちらの回収箱に入れていただいても結構ですし、次回においでになったときに回収箱に入れていただいても結構です。」
>
> ▶ 患者さん：「手渡しではいけないの？」
> ▶ 受　　付：「直接こちらに出していただいても結構です。」
>
> ▶ 患者さん：「めんどくさいわ。」
> ▶ 受　　付：「印をつけていただくだけの簡単なアンケートになっています。
> 　　　　　　無記名で結構ですのでご協力お願いいたします。」

4.4　院内アンケート結果の分析の視点

　アンケート結果から得られたデータは、きちんと分析して、目的に応じて活用していかなければなりません。その際に忘れがちなことが、「**アンケート結果は、自院に好意的な患者の評価である**」ということです。
　自院に好意的な患者がどのように評価してくれているのか、分析の視点について説明致します。
　5段階評価（非常によい・よい・普通・よくない・大変よくない）の選択肢の場合の分析の視点として、「普通」を選ぶ人は、「特に不満はない」と判断するのではなく、「積極的に評価していない」と考えるべきです。
　ここで回答されている評価は、1ランク割引いて考えなければなりません。
　なぜならば、現在来院されている患者は、いちおう当院に対して大きな不満はないはずです。
　「非常によい」は「よい」、「よい」は「普通」、「普通」は「よくない」という評価と考えてもらいたいのです。
　また、アンケートの評価結果を、「レーダーチャート」（次々頁）にしておけば、一目で自院の医療サービスの評価のバランスがわかります。

4.4.1 レーダーチャートにする方法

レーダーチャート化するには下記の手順で進めてください。
アンケート結果を巻末の「アンケート集計記入用紙」に、記入したら、各サービス要因の評価点数を計算します。
実際に、4.2.1のアンケート事例をもとに計算してみましょう。

1 各サービス評価点数の計算方法

「治療技術」「施設・設備」「患者応対」「時間」「情報提供」の各サービスに分けて計算します。
まず「施設・設備サービス」の各設問アンケートを計算します。
有効アンケート数が合計110枚、それぞれの設問アンケートは下記のような結果となっている例をもとに説明していきます。

次にそれぞれの設問ごとの評価ポイントを計算します。

Q2（施設・設備）	非常によい	よい	普通	よくない	大変よくない
(1)	25	50	25	10	0
(2)	20	65	25	0	0
(3)	25	54	31	0	0

5段階評価の場合は、それぞれの回答項目のポイントを次のように設定します。

- ■非常によい………5ポイント　■よい…………4ポイント
- ■普通……………3ポイント　■よくない……2ポイント
- ■大変よくない……1ポイント

4段階評価の場合は次のように設定いたします。

- ■非常によい………5ポイント　■よい……………4ポイント
- ■よくない…………2ポイント　■大変よくない…1ポイント

Q2-(1)の設問の評価ポイントの計算は次のようになります。

Q2-(1)	非常によい	よい	普通	よくない	大変よくない
①回答数	25	50	25	10	0
②有効回答数	110	110	110	110	110
③構成率(%)①÷②×100	23%	45%	23%	9%	0%
④回答別設定ポイント	5	4	3	2	1
⑤回答別ポイント③×④	1.15	1.80	0.69	0.18	0

したがって、Q2-（1）の評価ポイントは「5回答別ポイント」をすべて合計した値になります。

$$1.15 + 1.80 + 0.69 + 0.18 ≒ 3.8 ポイント$$

同様に（2）（3）の設問も計算します。

Q2（施設・設備）	(1)	(2)	(3)
①評価ポイント	3.8	4.0	4.0
②評価ポイント合計 Σ①		11.8	
③評価ポイント②÷設問数		3.9	

したがって、「施設・設備サービス」は、3.9ポイントとなります。

「治療技術」「患者応対」「時間」「情報提供」のサービスも「施設・設備」と同様に計算をすると、次のような結果になりました。

	治療技術	施設・設備	患者応対	時間	情報提供
ポイント	4.2	3.9	3.9	3.8	4.0

2 評価点数のレーダーチャート化

その結果を巻末の「レーダーチャート」のそれぞれのポイント数を記入して下記のようにレーダーチャート化します。

このように、レーダーチャート化することによって、全体のサービスのバランスが一目瞭然にわかります。

次に、レーダーチャート結果からの分析の視点について説明します。

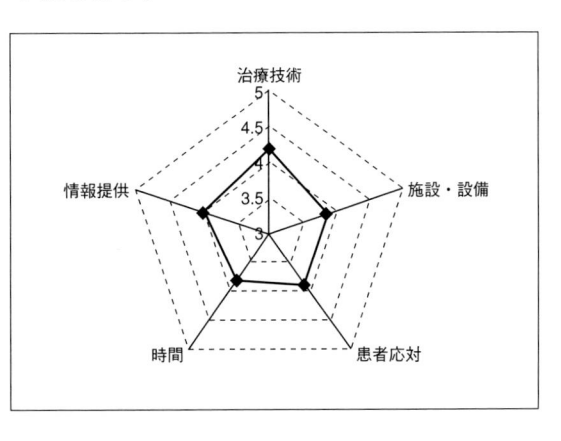

4.4.2 レーダーチャートからの分析の視点

私ども全日本医療経営研究会の経験値としての「評価ポイント別による分析」は以下のとおりになります。

> ▶4.5～5.0ポイント……合格点の評価です
> ▶4.0～4.5ポイント……ほぼ合格点の評価です
> ▶3.5～4.0ポイント……不満要因が見受けられる評価です
> ▶3.0～3.5ポイント……かなりの不満要因が見受けられる評価です
> ▶3.0ポイント以下……このままでは悪評につながりかねません

前頁の評価結果を上記の視点より分析すると、「施設・設備」「患者応対」「時間」の各サービスの評価ポイントが、4.0ポイント未満となっており、やや不満要因が見受けられることがわかります。

ここで、「時間」のどの部分に不満要因があるのか、各設問別評価を見ると「待ち時間」について不満要因があるのがわかります。

この結果を踏まえて、1.1.1の「患者満足度向上のための課題抽出・対応施策チャート図」より課題を抽出します。

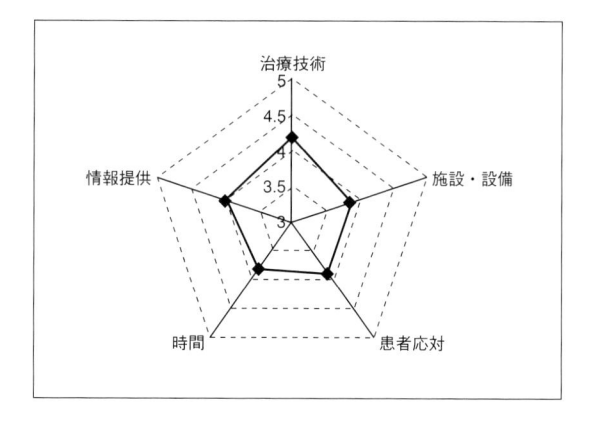

なお、ここで注意したいことは、「サービス評価ポイントが4ポイント以上で合格である場合でも、設問によって4ポイント未満の評価がある場合は、その設問内容のサービスは改善課題テーマとなりうる」ということです。

Q3（時間）	(1)	(2)	(3)	(4)
①評価ポイント	3.7	3.6	4.0	4.0
②評価ポイント合計 Σ①	\multicolumn{4}{c}{15.3}
③評価ポイント②÷設問数	\multicolumn{4}{c}{3.8}

課題抽出後の患者満足度向上活動については、「患者満足度向上のための課題抽出・対応施策チャート図」の「課題の抽出」に対応した「改善の進め方」の欄を参考にしてください。

第5章 患者満足度診断結果と改善活動

5.1 時間サービス（待ち時間、治療時間、治療期間等）の見直しによる満足度向上

5.1.1 時間サービスに対する不満とは

実際の患者満足度診断結果による改善活動を事例により説明します。

患者が持つ歯科診療所の「時間サービス」に関する不満は次のとおりに分類できます。

> **POINT** ●**時間サービスに対する不満要因**
> (1) 早く終わらない
> ▶治療時間が長い
> ▶待ち時間が長い
> (2) 治療期間が長い
> (3) 希望の時間に診療を受けることができない
> ▶自分の都合にあわせて診療が受けられない
> ▶急に行っても受け付けてもらえない

ここでは、(1) の改善事例を2つ（治療時間短縮事例、待ち時間短縮事例）紹介します。

(2) については、「治療期間」の見通しについての説明不足により不満を感じていると思われます。

したがって、治療計画を患者に提示し、「先々の診療の流れとおよその治療期間」の説明が必要です。ただし、院長の診療方針に関係することなので、ここでは見直される余地があるということにとどめます。

(3) については、「適切なアポイント設定」、「急患の受け入れ体制」を見直す必要があります。

5.1.2　治療時間の不満をなくすための対策（A歯科医院の事例）

　ここでは、治療時間の不満をなくすための対策に取り組んだA歯科医院の事例について説明していきます。

　A歯科医院の「治療時間」に対してのアンケート結果は下記のようになりました。評価ポイントを計算すると、3.7ポイントで、不満要因が見受けられる評価です。

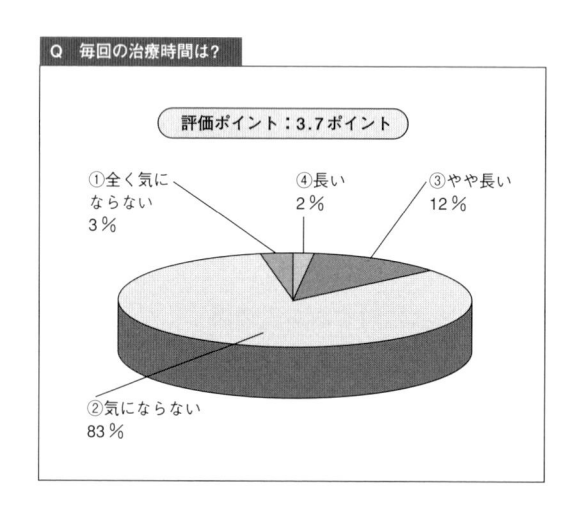

```
Q　毎回の治療時間は？

評価ポイント：3.7ポイント

①全く気にならない　3％
④長い　2％
③やや長い　12％
②気にならない　83％
```

1　なぜ、治療時間が長く感じるのか？

　患者が治療時間を長く感じる理由は2つあります。
　（1）予定の治療時間よりも長くなった。
　（2）事前の期待よりも実際の治療時間が長かった。
　（1）については、前回の予約受付において今回の治療時間の合意がなされたにもかかわらず、実際よりも長くなったということです。
　（2）については、同じ30分で治療している患者でも、患者の思い込みで「不満を感じない患者」、「不満を感じる患者」が存在するということです。したがって、予約受付時に次回の治療時間を伝えて患者との合意をしておかなければなりません。
　ところが、多くの診療所では「どれくらい治療時間がかかりそうか」がわかっていても治療時間を伝えていないのが現状です。なぜなら、治療時間を設定しても、治療時間を遵守できない可能性があるからです。
　このように考えてみると、「いずれにせよ、予定した時間に終わるようにする」ことがポイントになります。

それでは、なぜ、予定した治療時間の遵守ができないのでしょうか。治療時間が予定よりも長くなるということには次の原因が考えられます。

> **POINT** ●治療時間が長引く原因とは？
> ①治療技術のレベルが低い
> ②治療の段取りが悪い
> ③治療時間が管理できていない
> ④設備・人員が不足している

①については、医師の治療技術のスピード、およびスタッフの診療補助業務などの作業時間のスピードが遅いことなどが考えられます。

②については、適切な業務分担や診療前の準備が十分に行われていないことが考えられます。

③については、各治療行為の標準時間が設定されていない可能性が考えられます。

④については、現状の患者数に対して「チェア台数が不足している」や、「スタッフが少ない」などが考えられます。

調査の結果、A歯科医院では治療時間が長引く原因は、①治療技術レベルが低い、②治療の段取りが悪いということが判明しました。そのようになった原因は、下記のとおりでした。

> （1）ベテランスタッフと新人スタッフ間で「スタッフ補助業務スピード」に差がある。
> （2）業務責任がほとんど院長とベテランスタッフになってしまっている。

（1）については新人が「業務の行い方を知らない」ことと「能力が不足している」のが原因でした。

診療所全体の対策としては「院内業務マニュアル」を作成することにより「業務の行い方の標準化」を図り、個々人の対策としては「スタッフ能力向上計画」の策定により「スタッフ間のレベル差をなくす」取り組みを行いました。

（2）についても同様に、「院内業務マニュアル」を作成することにより「業務

の行い方の標準化」を図り、「業務分担の見直し」を行いました。

次は、上記課題に取り組んだ改善活動事例を紹介します。

2　治療時間を短くするための改善活動事例

1　院内業務マニュアルを作成する

以下の視点から普段の業務を振り返り、「業務マニュアル」を作成しました（事例1）。

●業務マニュアルを作成するにあたっての視点●
① 治療の流れ
② 治療行為ごとの標準時間
③ 使用器具
④ 器具の使用手順
⑤ 治療を行う上での医師・スタッフのトーク
⑥ その他留意点

(事例1)

作成日　　　年　　月　　日

テーマ	根充（根管充填）			
流れ	分	使用器具	手順	トーク	留意点

【1日目】
精錬 — 2分 — ポイント、プラガー、スプレッダー、ピンセット、キャナルス、ガッタパーチャポイント、メインポイント（大・中・小）、レントゲンフィルム2枚
- メインポイントを拡大終わっている番号のものでEMRの時の長さに切る
- 大中小のガッタパーチャポイントを取りやすいように予め器から出して並べておく
- 患者さん専用のレントゲンの紙を出し、日付、部位等を書いて貼っておく

留意点：根充セット／○番チェアーの左の3段目の引き出し／デンタルを初めて撮る人はカルテNoを書く／デンタルの表紙は必ず貼っておく

試適 — 5分 — ポイント、ピンセット
- メインポイントの受け渡し
- 白紙だと2〜3本根があるので、残すポイントがどの根のかをDrに言う

レントゲン（試適） — レントゲンフィルム
- 患者さんをレントゲン室に誘導して撮影する
- すぐフィルムを現像するのではなく、患者さんの口の中のポイントを取り出し、うがいをしてもらう

トーク：「写真を撮りますので、お口をゆすがないで、そのままレントゲン室へどうぞ」「お口をゆすがずに掛けにならずにお待ちください」

水洗・乾燥・洗浄 — A1
- 水洗・乾燥をし、A1の綿栓で洗う

乾燥 — ブローチ綿栓、ローパッチ
- ブローチ綿栓で乾燥させ、乾いたらローパッチを歯に置く

トーク：「お口があいたら教えてください」「痛みがありましたら教えてください」

根充 — 5分 — キャナルス、スプレッダー、ガッタパーチャポイント、プラガー
- キャナルス・スプレッダーも歯に置く
- メインポイントの受け渡し
- ガッタパーチャポイントをDrに受け渡す（中→小の順で）
- プラガーの先を温め、手渡しする。

留意点：ポイントを焼くとき、臭いが出るので必ずバキュームをする

仮封 — 5〜10分 — ストッピング・ルミコン
- すぐバキュームで煙を吸い取る。
- ストッピングキャリアーを温め、Drに手渡しした後、すぐにA1をつけたストッパーを渡せるように準備する
- エプロンをはずす
- コップ・バキューム基本セットをかえる

留意点：乳歯の根末はビタペックス／仮封はエリートセメント／デンタル枚（確認用のデンタル）

レントゲン（確認） — レントゲンフィルム
- 患者さんをレントゲン室に誘導して撮影する
- フィルムの現像→レントゲンの確認

トーク：「確認のためにもう一度レントゲンを撮りますので、お荷物を持ってもらえるどうぞ」

留意点：エプロンをはずす／次の患者さんがすぐに入れるようにコップ・バキューム・基本セットは必ず替える

【2日目】
仮封材の除去

レジンコア — レジン・練板・ピン、プラスチックスパチュラ、指示書
- 《レジンコア》
- レジンの調合をする→ピンをたてる→対合印象をとる→形成時、パキューム→デンタルバキューム印象バイト
- 《コア印象》
- コア印象（アルジネート・ピン・寒天）→仮封

トーク：《コア印象》「土台の型を採ります」「次、土台の方が入ります。次に剤でかぶせの型取りをします」「土台を立てます」（レジンコア）

留意点：コアの印象をすると次回口中に等が入ると思う患者さんが多いので説明する

コアセット

対合

形成

印象 — アルジネート・寒天
- 《印象》
- 噛み合わせの型を採ります」
- 「痛みがありましたら手を挙げて教えてください」
- 「型を採ります」
- 「次回かぶせが入ります」

一般社団法人　全日本医療経営研究会「歯科診療所のための診療効率化改善マニュアル」より

2 業務分担を明確化する

　さらに、歯科医師が現在行っている業務の中で、スタッフに移管できる業務をスタッフを交えて検討しました。検討内容は以下のとおりです。

> ● 業務分担のための検討内容 ●
> (1) 歯科医師、スタッフの業務の洗い出しと現状の整理
> (2) スタッフに実施させたい業務、移管したい業務の検討

　検討に際しては、「院内業務分析シート」(事例2)を使用しました。その結果、業務の漏れがなくなり、各スタッフの「責任感」を醸成させることができました。

（事例2）院内業務分析シート

場面	業務内容	院長	佐藤	鈴木	長谷川	青木	伊藤
診療前	消毒液の準備	A	C	B	C	B	C
	タービンの油切り	A	C	B	C	B	C
	今日の患者の診療予定確認	A	B	B	B	B	B
診療中	患者の迎え入れ	A	B	B	B	B	B
	X-RAYの現像	A	B	C	B	C	B
	スライドの管理	A	B	C	B	C	B
	石膏つぎ	A	B	C	B	C	B
	オートクレーブの取り替え	A	B	C	B	C	B
	ユニット清掃	A	B	B	B	B	B
	カルテの準備	A	B	B	B	B	B
	電話応対	A	B	B	B	B	B
	洗濯	A	B	B	B	B	B
	リコールハガキ・お礼状	A	C	C	C	C	B
	ワッテ・薬液の補充	A	B	B	C	C	C
診療後	待合室清掃	B	A	B	B	B	B
	洗い物	B	A	B	B	B	B

A…業務責任　B…業務遂行　C…無関係

3 スタッフの能力を向上させる

　今後、A歯科医院では、新人スタッフの能力向上を図ることなしに、作業時間の短縮を得ることは困難であることがわかりました。
　そこで院長は、スタッフの自主的な能力向上を現実のものとするために、C.D.P.（キャリア・ディベロップメント・プログラム）を導入することになりました。
　C.D.P.（キャリア・ディベロップメント・プログラム）とは、仕事上でスタッフ一人ひとりの将来に対する希望の充足を図り、やりがいを感じさせ、意欲の向上を図るとともに、一人ひとりの能力の効率的な啓発・向上と活用により、将来にわたる能力発揮の力を計画的に育成することを狙いとしたプログラムです。
　簡単にいえば、診療所の課題である作業時間短縮のためにスタッフの能力を身につけるといったことではなく、スタッフ自ら「自分は将来こうなりたいから、今、身につけておきたい能力を計画する」ことによって、診療所のためでなく自分のために働いているという認識を持たせ、動機づけを行うというものです。
　C.D.P.導入を機にスタッフに対し、次の項目を整理してもらいシートに記入してもらいました。
①「今までの自分を振り返り、自分はどのような仕事をしてどのような能力が身についたと思うか」（**事例3**）。
②「半年後、1年後に、自分はどのような姿になっていたいか」（**事例4**）。
　シートへの記入により、自分の「なりたい姿」が明確になったならば、次に「個人別能力向上計画シート」（**事例5**）にて、自分の不足している能力や身につけたいキャリアについて「どのようなレベルに達していたいか」を計画化しました。
　共通のテーマに関しては、歯科診療所全体で、院長が講師となり「院内勉強会」を開催しました。
　加えて院長は、スタッフが作成した「個人別能力向上計画シート」が「単なる計画」で終わらないように、毎月、振り返りを行い、それに基づいてレビューをしました（**事例6**）。
　A歯科医院ではこのように、毎月、繰り返し実施し実践されたことにより、スタッフ自身が積極的に自己啓発する姿勢へと変化しました。

(事例3) C.D.P. 表1

職種 歯科助手　　氏名　　　　　　　年　月　日作成

キャリア	どのような仕事をしてきたか					どのような能力が身についたと思うか			
年月 入職後	印象材、石膏	根治のアシスト	In. Crの試適	バキューム	印象材、石膏	根治のアシスト	In. Crの試適	バキューム
3ヶ月	・印象材を練る 対合を普通石膏で流す	根治の用意ができる	In. Crの試適の準備ができる	スケーリングの補助でバキュームする	印象が流れるようになる。対合模型に硬石膏で気泡なく流せるようになる。	・根治に必要なものの名前を覚える。 ・部位によっては根治につけるように	試適する時に準備するものの名前を覚える	バキュームの場所を覚える
6ヶ月	対合を普通石膏で流す	大臼歯の抜歯のアシスト	In. Crの試適が時間はかかるができるようになる	即処、根治などのバキュームをする	フルマウスのトレーに(対合)普通石膏で流せる	抜歯の流れがわかるように	In. Crの試適ができるように	舌をおさえるetc.の事を覚える
9ヶ月	印象材、石膏を気泡なく練る	根治につけるようになった	In. Crの試適が時間はかかるができるようになる	アシストしてバキュームする	気泡なく流せる	根治・抜歯の流れがわかるように	コンタクトか内面か判断できるようになる	バキュームの位置を覚える
2年								
2年半								
3年								

一般社団法人 全日本医療経営研究会「診療所スタッフのためのモチベーション向上パーフェクトブック」より

（事例4）C.D.P. 表2

職種　歯科助手　　氏名　　　　　年　月　日作成

	半年後の自分のなりたい姿					1年後の自分のなりたい姿			
	印象材・石膏	根治のアシスト	In.Crの試適	バキューム		印象材・石膏	根治のアシスト	In.Crの試適	バキューム
①どんな能力を身につけたいか	どのような印象にも石膏が気泡なく流せる	どんな事が起こっても動揺することなくアシストできる	少しでも時間内に試適完成できるように	位置を把握しても自由に扱えるように		どんな時にも気泡なく正確に印象、石膏がとられるように	いつも臨機応変に行動でき全体を把握する	時間内にIn.Crの試適が完成できるように	どんな時にも正確にあつかえるように
②どんな仕事をしていきたいか	印象、石膏とも気泡なくスムースに終える	一連の流れに支障をきたす事なく進めたい	短時間に患者さんに負担かけることなく試適する	バキュームをもっても自由に動かせること		どんな時にも印象、石膏が流せるように	流れをとめることなく、スムースにすすめる	15分という限られた時間内でセメント除去までスピーディに試適する	タービンとの間隔などに気を付けて、バキュームをきたす事がないように
③医院でどのような人と評価されるような人にされたいか ・Dr① ・同僚② ・患者③	Dr.より少しでも信頼されるような人に	同僚 安心される	患者さん 話していてリラックスできる人			Dr. 信頼されること	同僚 仕事をまかせてもいいと思われること		患者さん 「あの人のいるところへ」と思われること

一般社団法人 全日本医療経営研究会「診療所スタッフのためのモチベーション向上パーフェクトブック」より

（事例 5）個人別能力向上計画シート

分類	テーマ	どのようなレベルに達していたいか	能力向上策	スケジュール (10〜9月)	同僚からのアドバイス	院長先生からのアドバイス
衛生指導	・総合的な患者教育（食事指導、ブラーク・コントロール等） ・P処置Ⅱ型の理解 ・Bite Wing撮影手技の習得 ・リコール患者管理	カルテに記入できる 短い時間で患者さんに負担をかけずに撮影 リコール時の状況変化が理解できる	・ペリオ研修会に参加 ・『歯科衛生士』などの本を読む ・まず自分から実施（食事指導） ・○○さんの指導の下での実技演習 ・個人カルテの作成	技術的な面 （矢印：11-12月、2月、7-8月方向）	Ⅱ型のことは私もよくわからないのでその他の保険も含めて一緒に勉強していきましょう X-Rayの撮影準備は上手なので、フィルムの入れ方のコツをつかめばすぐにでも撮れると思います こんなとこと言っても Krの前に客がいにも実習してもらうとと実習しましょう	行きたい研修会があれば、どんどん参加しなさい
患者応対	・治療に非協力的な患者さんへの動機付け ・患者名と顔との一致 ・患者さんにあわせた個人指導	非協力的な理由を理解して、できる限りその原因を取り除いてあげられる 3度目の来院で90%一致	・患者さんと積極的に会話を交わしてコミュニケーションをとる ・余裕があれば患者さんと会話を交わす		衛生士としての専門的知識など私は全くといっていいほど分からないので教えて下さい。会話の中で○○さんの方からも自分自身もですが「わからない」という言葉が出るので私自身も勉強をするのでいろいろ教えて下さい。個別対応のところですがベーパー対応などど入れたら常に対応するようにします	プライベートにどこまで触れていいのか難しい所があるけれど、できるところまでやってみてください
診療補助・介助	・前臼歯部ポンテ゚ックの作成手技の習得 ・介助方法について他スタッフへの指導	咬合関係、形態理解について完全に調整できて形態について作成できる 技術的な面だけではなく、患者さんとの接し方や他のスタッフとの関係など円滑なるよう方向づけができる	・咬合関係、形態の理解と実演 ・技工士の作ったものをよく見ておく	精神的な面	ペリオ研修会に行って気付いたことなど気軽に教えてもらいたい、古くから来られている患者さんのことだったらないこととがあれば分からない範囲で教えたいと思います、最近初診で来られた人は私から分からないのでお互いに教えあいましょう	治療用TEKでなく臨時的なTEKであれば咬合が高すぎなければ形態的にはあまりこだわらない

一般社団法人 全日本医療経営研究会「診療所スタッフのためのモチベーション向上パーフェクトブック」より

(事例6) 個人C.D.P. レビューシート

氏名　〔　　　　　　　　　　　〕　　　　　作成日　　年　　月　　日

①今年達成できたテーマは？

- BiteWing撮影手法の習得
- P-Ⅱ型の理解（ごく初歩ですが）
- 患者さんへの動機づけ
- 患者名と顔との一致
- 前臼歯テンポラリー作成手技の習得
- 診療補助の技術向上

②今年の取り組みに対する自己評価は？

- P患者に対しての取り組み方がはっきり決断できず、Ⅰ型でやるべき人をⅡ型で進めてしまったりしていた。
- テンポラリーは、ほとんど○○さんに作成していただいたのであまり作成しなかった（後半期）。
- 子供とのコミュニケーションをとってリラックスしてもらい、治療をスムーズに行えるようになったと思う。

③来年に向けての課題は？

- スライド撮影の向上（技術的、時間的に）
- P-Ⅱ型の適応症例を増やす。
- ○○さんのセミナーで"気"を学び心のトレーニングをする。
- 病欠しないようにする。

一般社団法人 全日本医療経営研究会「診療所スタッフのためのモチベーション向上パーフェクトブック」より

以上のような取り組みをした後、もう1度同じ内容のアンケートを行うと、次のような結果になりました。

	全く気にならない	気にならない	やや長い	長い
回答率	40％	45％	15％	0％

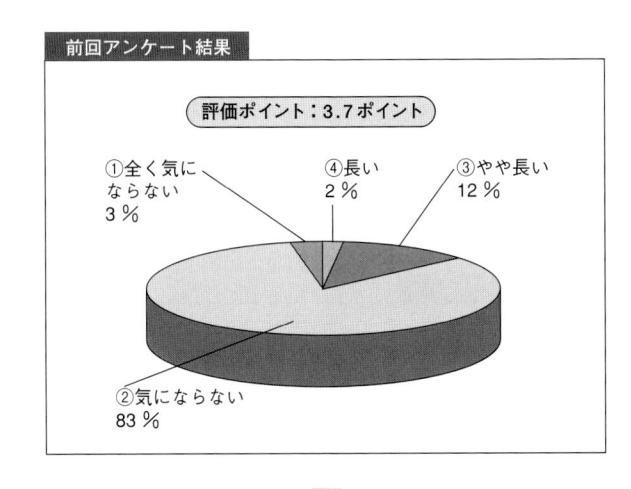

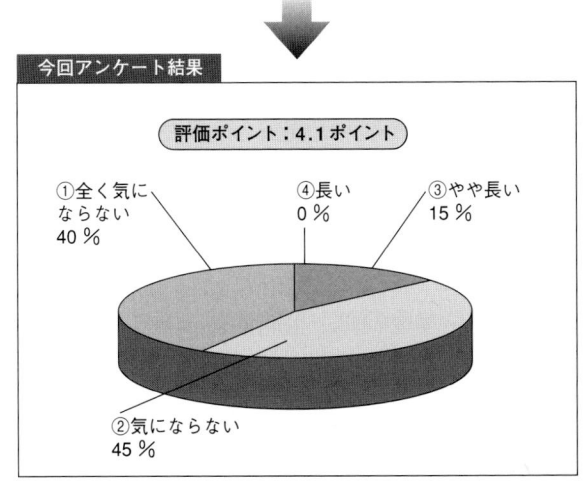

前回アンケート結果

評価ポイント：3.7ポイント

- ①全く気にならない　3％
- ②気にならない　83％
- ③やや長い　12％
- ④長い　2％

今回アンケート結果

評価ポイント：4.1ポイント

- ①全く気にならない　40％
- ②気にならない　45％
- ③やや長い　15％
- ④長い　0％

　上記のとおり、治療時間に対する不満が減っているのがわかります。

5.1.3 待ち時間の不満をなくすための対策（B歯科医院の事例）

ここでは、待ち時間を短くするための対策に取り組んだB歯科医院の事例について説明します。

B歯科医院の「待ち時間」に対してのアンケート結果は下記のようになりました。評価ポイントを計算すると、3.5ポイントで「不満要因が見受けられる」評価です（※4.4.2を参照してください）。

	全く気にならない	気にならない	やや長い	長い
回答率	25％	46％	13％	16％

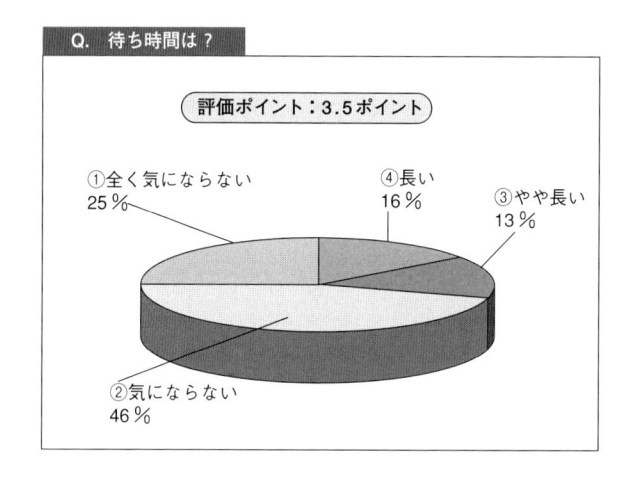

Q. 待ち時間は？

評価ポイント：3.5ポイント

①全く気にならない 25％
②気にならない 46％
③やや長い 13％
④長い 16％

1 なぜ、待ち時間が気になるのか？

なぜ、患者は、待ち時間が気になるのでしょうか。

患者の待ち時間に対する評価は、事前の期待よりも、実際の待ち時間が長かったか否かによって判断されます。つまり、同じ10分を待っている患者でも「不満を感じる患者」もいれば、「不満を感じない患者」もいるということです。

待ち時間に対しての不満をなくすには、次の2つの取り組みが必要となります。

> (1) 待ち時間そのものをなくすこと
> (2) 待ち時間を感じさせないようにすること

（1）についてはあたり前のことですが、待ち時間削減に取り組まなければなりません。

（2）については、待合室での待ち時間で生じる「不満」を減少させる取り組みが必要です。

たとえば、受付から、順番を待っている患者に定期的に声をかけたりして、待ち時間を感じさせないように工夫をされてもよいでしょう。

もうお分かりになったと思いますが、「待ち時間を感じさせないような工夫」は一時的に効果があるだけで、根本的に「待ち時間」そのものを削減しないと「不満」は残ってしまうということです。

ではなぜ、待ち時間が発生するのでしょうか。

待ち時間が発生する原因は次のことが考えられます。

> 待ち時間が発生する原因
> （1）1日の中で時間帯ごとに患者数のバラツキがある
> （2）治療時間が長い

（1）の患者数にバラツキがある場合は、次の項目がポイントになります。

> ① 予約の分散化
> ② キャンセル率、急患率の低減
> ③ アポイントメントの工夫の視点で「予約制度の確立と運用」をする

（2）の治療時間が長い場合については、前項の事例を参考にしてください。

B歯科医院の問題は、1日の中の患者数が時間帯ごとに4～8名と、「バラツキがある」ということでした。

そこで、次頁に掲載した視点で「予約システム」の現状を調べました。

> **予約システムのチェックポイント**
>
> (1)「予約の分散化」…
>   □ 患者の職業や年齢により、生活時間帯を考慮して同じ時間帯に集中させているか？
> (2)「キャンセル率・急患率」の低減…
>   □ キャンセル未然防止活動が実施されているか？
>   ・アポイントシステムを、初診の患者や急患に対して効果的に説明している
>   ・治療の段階において「今日はどういう処置を行い、次回はどんな治療を行う予定なのか」を患者さんに説明し、来院の必要性を十分に納得させている
>   □ キャンセル率を見込んだ予約患者数の確保ができているか？
>   ・キャンセルの多い時間帯には、多めの予約を取っている
>   ・キャンセル率の高い患者同士をある程度まとめてしまう
> (3) アポイントメントの工夫…
>   □ 治療行為別治療時間を設定して治療レベルに応じてアポイントを取っているか？
>   □ 歯科医師、スタッフの人数を反映できるように、チェアごとにアポイントを取っているか？

　この視点でB歯科医院の予約システムを調べてみたところ、「キャンセル未然防止活動」が実施されていませんでした。その結果、無断キャンセル患者や再診の急患が増加し、計画的に診療が行えず、時間帯によってかなりの待ち時間が発生していることが判明しました。

　次頁以降に、これまでの課題に取り組み、待ち時間を短くした改善事例を紹介します。

2 待ち時間を短くするための改善活動事例

■キャンセル防止対策

今後、B歯科医院では、キャンセル患者およびそれに伴う再診の急患を低減させ、待ち時間なしで、予約時間通りに診られる体制を構築する必要があります。

つまり、キャンセルをしないように、また予約時間を厳守するように患者に対して積極的にアプローチしていく必要があるということです。

そこで「キャンセル未然防止に向けた患者への働きかけ」をスタッフを交えて検討しました。検討テーマは以下のとおりでした。

> 【検討内容】
> (1) 初診の患者や急患に対してのアポイントシステムを周知徹底させる
> (2) 次回来院の必要性を十分納得させるように説く

検討の結果、(1)に対しては、予約診療に関する「案内カード」(**事例7**)を作成し、初診の患者や急患に手渡すとともに、口頭で丁寧に説明するようにしました。

(2)に対しては、「治療段階」において、「今日はどういう処置を行い、次回はどんな治療を行う予定なのか」を患者に説明し、来院の必要性を十分に納得させるようにしました。

そして、特にキャンセル・中断が多い治療段階については、「治療行為別啓蒙ツール」(**事例8**)を渡し、来院の必要性を説きました。

またアポイントカードを交付する際に、「**予約時間を守ること**」、「**来院できなかった場合、早期に連絡すること**」を丁寧にお願いするようにしました。

B歯科医院は、以上のような事項について取り組むことによって、キャンセル患者や急患によって、1日の中の患者数にバラツキがあった状況が、今ではキャンセル患者、急患ともに減少し、計画的に診療が進める体制になってきました。

同時に、以前と比べ、待ち時間も減少しました。

(事例7)〈予約診療PRの一例〉

予約診療PRの一例

●● 予約診療についてのお知らせ ●●

○○歯科医院

患者の皆様へ

当医院では、患者さんの待ち時間を少なくし、計画的に診療を受けていただくために予約診療を実施しています。

● 予約のお申し込みを
── 診療が終わりましたら、受付にて次回の診療日・時の予約をしてください。

● 予約のお申し込みを
── あなたが予約された診療日・時には、当院のスタッフ全員が治療のための準備を整え、お待ちしております。
万一、ご都合が悪くなった場合は、できるだけ速やかに直接または電話にてお申し出ください。

● 変更日・時はその場でお受けします
── 変更のご連絡をいただきましたら、改めて次回の診療の日・時を予約していただきます。

● 当日は余裕をもって
── 予約の時間までに診察券(初めての方は保険証)を受付にお出しください。
時間に遅れた方は、診察が遅れる場合がありますので、ご注意ください。

● 急患は別にお取り扱いします
── 急患の場合は、予約とは別にお受けしますのでご遠慮なく受付にお申し出ください。

一般社団法人 全日本医療経営研究会「歯科診療所のための開業マニュアル」より

(事例8) キャンセル、中断を防ぐためのツール

根管治療の途中で中断するケースが多い診療所の事例

治療の流れ1／神経の治療

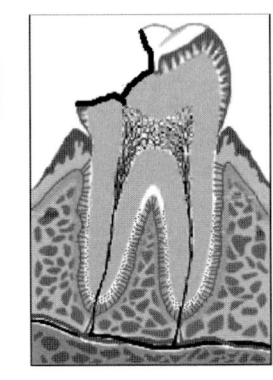

麻酔をした後、神経をとる治療
治療後 2・3日の間、痛みのある時があります

腐った神経・うみをとる治療
治療後 腫れたり、痛んだりすることがあります

↓ 数回洗浄・消毒 ↓

痛みはとれますが、ここで通院をやめてしまうとますます悪化します。最後まで続けましょう！

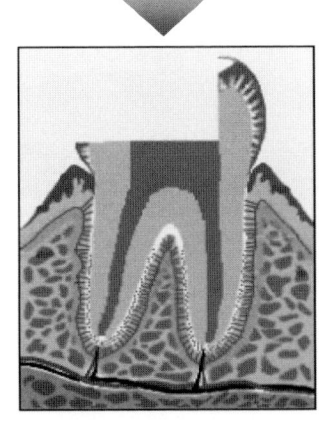

きれいになった神経の入っていた穴に薬を詰めます

これで神経の治療は終わりですが、この後も治療は続きます。
根気よく続けてください!!

一般社団法人　全日本医療経営研究会「歯科診療所のための診療効率化改善マニュアル」より

このような取り組みをした後、もう一度同じ内容のアンケートを行うと、次のような結果になりました。

	全く気にならない	気にならない	やや長い	長い
回答率	31％	61％	6％	2％

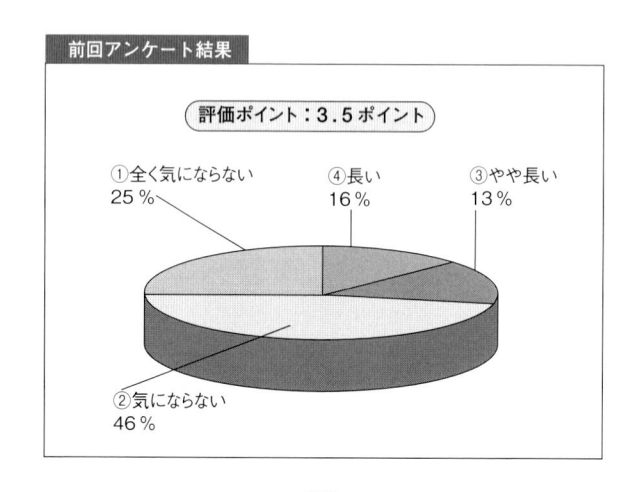

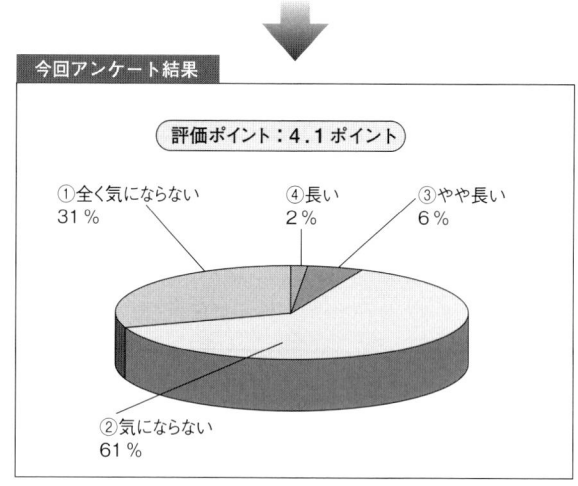

前回アンケート結果

評価ポイント：3.5ポイント

① 全く気にならない 25％
② 気にならない 46％
③ やや長い 13％
④ 長い 16％

今回アンケート結果

評価ポイント：4.1ポイント

① 全く気にならない 31％
② 気にならない 61％
③ やや長い 6％
④ 長い 2％

　上記のとおり、待ち時間に対する不満が減っているのがわかります。

5.2　応対サービスの見直しによる満足度向上

5.2.1　応対サービスに対する不満とは

　歯科診療所ではどのような「応対サービス」を考える必要があるでしょうか。
　下記の内容は、応対サービスに対する不満を整理したものです。

> **POINT** ●患者応対サービスに対する不満要因
> ①診療前での応対が悪い
> ②診療室内での応対が悪い
> ③治療後の応対が悪い

　①については、「電話の問い合わせ応対」、「来院時での応対」のいずれかに不満を持たれています。
　②については、診療室内でタイミングのよい声かけをできるようにしなければなりません。
　③については、「治療費の説明」と「患者の都合に合わせた適切なアポイント設定」がポイントになります。
　ここでは、①診療前の応対、③治療後の応対についての改善事例を紹介します。

5.2.2　受付応対をよくするための対策（C歯科医院の事例）

　ここでは、受付応対をよくするための対策に取り組んだC歯科医院の事例について説明します。
　C歯科医院の「受付応対」に対してのアンケート結果は次のようでした。評価ポイントを計算すると、3.8ポイントで「不満要因が見受けられる」評価です（4.4.2参照）。

	親切で丁寧	よい	普通	よくない	大変よくない
回答率	15％	54％	31％	0％	0％

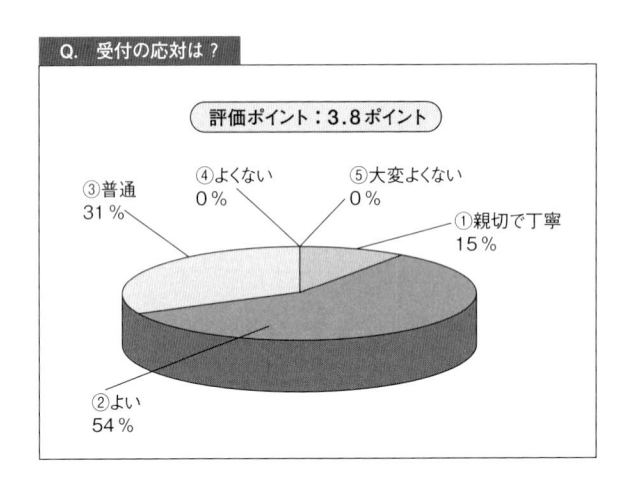

Q. 受付の応対は？

評価ポイント：3.8ポイント

③普通 31％
④よくない 0％
⑤大変よくない 0％
①親切で丁寧 15％
②よい 54％

1 なぜ、受付応対に不満を感じるのか？

受付応対に不満を感じる原因は次のようなことが考えられます。

> **POINT**
> ●**受付応対に対する不満**
> ①来院時での応対が悪い
> ・電話の問い合わせ応対が悪い
> ・来院時に親切な応対ができていない
> ②受付での患者誘導が悪い
> ③治療後の応対が悪い
> ・会計時に治療費の説明をしてくれない
> ・患者に合わせたアポイント設定をしてもらえない

　上記内容については、すべてマニュアルを作成することによって、受付応対レベルをアップすることができます。ただし、ここで注意しておきたいことは、マニュアルはスタッフ自身で作成してもらうということです。
　そうすることにより、スタッフ自らが患者応対のあり方を考えるよい機会になります。

2 マニュアル作成による受付応対改善事例

C歯科医院では現在すでにあるマニュアルを修正することになりました。

既存の「受付応対マニュアル」をスタッフ自身で修正するにあたって、まず、「なぜ、受付の応対の満足度が低いのか」について、「チェックシート」（事例9）を作成し、客観的に、かつ正確に現状をチェックしました。

■受付応対チェックシート

「チェックシート」で現状をチェックした結果、既存のマニュアルが自院の現状に合っていない部分は、「受付時に紹介患者に応対する場合」と、「会計場面で自費患者向けのトークの場面」であることがわかりました。

実際に、既存のマニュアルを用いた応対改善は、次々頁の（図1）ように「Plan-Do-See」の管理サイクルに沿って進めていきました。

そして、不足している部分のマニュアルを（表1）のように追加しました。

(事例9) 受付応対チェックシート

▶以下にあげた項目は、受付応対の基本となる事柄ばかりです。
▶皆さんの診療所では、これらの事柄がきちんとできているか、チェックしてみましょう。

	チェック項目	チェック欄	
1	患者さんやお客様が入ってこられたら、笑顔で立ち上がってお迎えしていますか？	YES	NO
2	患者さんやお客様と応対するとき、作業中の業務をやめ、きちんと相手の顔を見て応対していますか？	YES	NO
3	きちんとした挨拶ができていますか？	YES	NO
4	単に挨拶をするだけでなく、状況に応じた適切な言葉をかけていますか？（「雨が続いて嫌ですね」、「暑くなりましたね」、「風邪はよくなりましたか」など）	YES	NO
5	保険証や診察カードなど患者さんから物を受け取るときはきちんと両手で受け取っていますか？	YES	NO
6	予約時間を過ぎて待っていただかなければならない時などには、その旨をきちんと事前に説明できていますか？	YES	NO
7	患者さんを呼び出すときには、大きな声ではっきりと名前を呼んでいますか？　名前を呼ばれることを嫌がる患者さんもいらっしゃいますので、状況に応じてご配慮ください。	YES	NO
8	長い間待っていただいた患者さんには、「お待たせして申し訳ございませんでした」と声をかけていますか？	YES	NO
9	診察室に誘導するとき、患者さんの少し前を歩き、身ぶり手ぶりで、わかりやすいように案内していますか？	YES	NO
10	会計をする際には治療費用、預かった金額、おつりの額などを明瞭に伝えていますか？	YES	NO
11	治療費用がいつもよりも高くなってしまった場合には、患者さんに納得いただけるような説明をこちらから先にしていますか？	YES	NO
12	相手の年齢や理解度に応じてわかりやすいように薬について説明していますか？	YES	NO
13	次回の予約日時を決めたら、復唱して確認していますか？	YES	NO
14	患者さんを送り出す際には、きちんと立ち上がり、相手の方を見て挨拶していますか？	YES	NO
15	患者さんを送り出す際には、挨拶だけでなく「お大事にしてください」「お気をつけてお帰りください」などの気遣いの一言が添えられていますか？	YES	NO

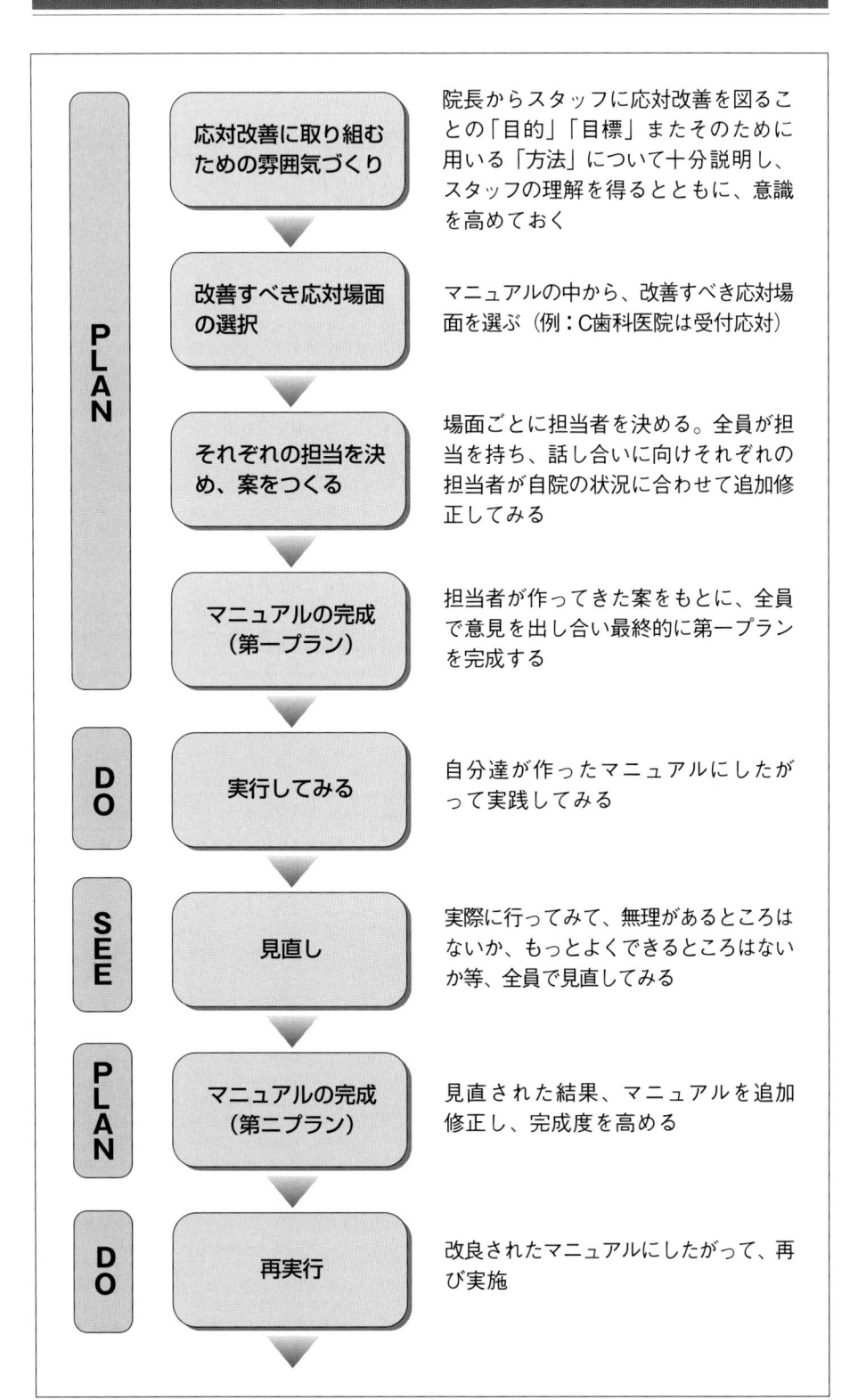

(図1)

フェーズ	ステップ	説明
PLAN	応対改善に取り組むための雰囲気づくり	院長からスタッフに応対改善を図ることの「目的」「目標」またそのために用いる「方法」について十分説明し、スタッフの理解を得るとともに、意識を高めておく
PLAN	改善すべき応対場面の選択	マニュアルの中から、改善すべき応対場面を選ぶ（例：C歯科医院は受付応対）
PLAN	それぞれの担当を決め、案をつくる	場面ごとに担当者を決める。全員が担当を持ち、話し合いに向けそれぞれの担当者が自院の状況に合わせて追加修正してみる
PLAN	マニュアルの完成（第一プラン）	担当者が作ってきた案をもとに、全員で意見を出し合い最終的に第一プランを完成する
DO	実行してみる	自分達が作ったマニュアルにしたがって実践してみる
SEE	見直し	実際に行ってみて、無理があるところはないか、もっとよくできるところはないか等、全員で見直してみる
PLAN	マニュアルの完成（第二プラン）	見直された結果、マニュアルを追加修正し、完成度を高める
DO	再実行	改良されたマニュアルにしたがって、再び実施

(表1)

〈会計処理マニュアルの追加事項〉

応対場面	相手のトーク・行動	相手の気持	自分の心がけ・行動	自分のトーク	留意点
会計処理	「はい」		金銭の受け渡しは金額を声に出しながら行う	「今日は○○円になります」 「××円お預かりします」	

＋

応対場面	相手のトーク・行動	相手の気持	自分の心がけ・行動	自分のトーク	留意点
会計処理 〈自由診療〉		印象ってなんだっけ ああそうだった	治療計画を見せながら治療の流れを説明する 見積書に書かれている印象時の支払額を指しながら説明する	「次回のお支払いについてですが…次回は印象と言って歯の型をお取りしますが…」 「印象時には費用の半分をお支払いいただくことになっておりますので、次回、いらっしゃる際にはこちらの金額をご用意ください」 「もしおわかりにならない点がありましたら、遠慮なくご連絡いただきたいと思います」	治療費の支払い方法については契約時に十分説明されていることを再度確認 治療計画表と見積書を事前に用意しておく 原則として金額は言わない

〈受付時の挨拶トークの追加事項〉

応対場面	相手のトーク・行動	相手の気持	自分の心がけ・行動	自分のトーク	留意点
受付時の挨拶			チャイムが鳴れば玄関に目を配る 軽く会釈して笑顔で再来・再診の患者さんに対して、できるだけ名前を呼ぶ	「おはようございます」 「こんにちは」 「こんばんは」 「○○さん、おはようございます」 □□ちゃん、こんにちは	(お年寄り) ゆっくり大きな声で (子供) 目の高さに合わせて

＋

応対場面	相手のトーク・行動	相手の気持	自分の心がけ・行動	自分のトーク	留意点
受付時の挨拶 〈紹介患者〉	「あの…、◇◇さんの紹介で来た△△ですが…」	話は伝わっているだろうか	笑顔で	「はい、△△さんでいらっしゃいますね、お待ちしておりました」 「先ほど◇◇さんからご連絡いただいております」	紹介を受けた人が来院することを院長先生は事前に受付担当者に伝えておく 連絡が行き届いていることを知らせる
会計後の送出し				「お疲れさまでした。◇◇さんにはいつもお世話になっております…、どうぞ、よろしくお伝えください」	紹介者を特別扱いして、他の患者さんが不愉快にならないように注意する

以上の取り組みをした後、もう一度同じ内容のアンケートを行うと、次のような結果になりました。

	親切で丁寧	よい	普通	よくない	大変よくない
回答率	53%	41%	6%	0%	0%

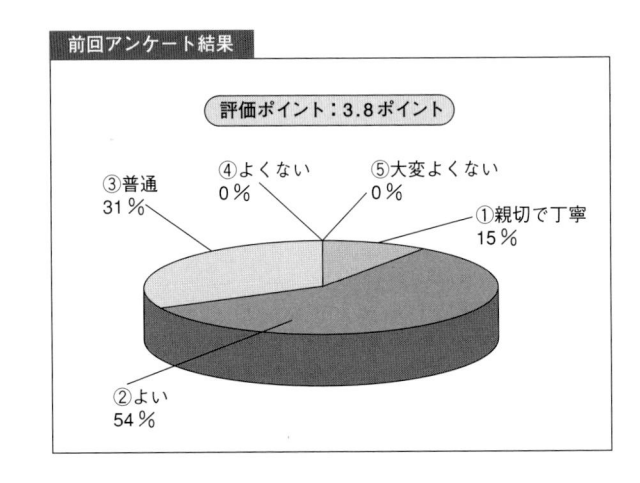

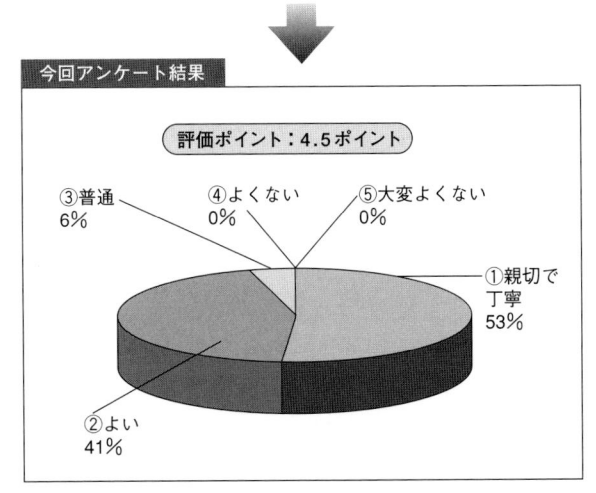

前回アンケート結果
評価ポイント：3.8ポイント
- ①親切で丁寧 15%
- ②よい 54%
- ③普通 31%
- ④よくない 0%
- ⑤大変よくない 0%

今回アンケート結果
評価ポイント：4.5ポイント
- ①親切で丁寧 53%
- ②よい 41%
- ③普通 6%
- ④よくない 0%
- ⑤大変よくない 0%

このように受付応対に対する不満が減っているのがわかります。

5.3 情報サービス見直しによる満足度向上

5.3.1 情報サービスに対する不満とは

　患者は治療の痛みだけでなく、「治療期間」、「治療内容」、「治療費」についても不安があります。したがって、大切なことは医師やスタッフがそのような不安を解消するために十分な説明を行い、患者が納得したうえで治療にあたるということです。

　ここで、患者が持つ「情報サービス」に対する不満要因を整理すると次のようになります。

> **POINT** ●**情報サービスに対する不満要因**
> ①治療に直接かかわる情報提供が効果的かつ効率的に説明できていない
> 　・治療期間について十分な説明ができていない
> 　・治療内容をわかりやすく説明できていない
> 　・保険と自費の違いについて説明ができていない
> 　・自由診療の価格設定ができていない
> ②直接の治療には関係しない情報提供（口腔内管理に対する啓蒙活動）が効果的かつ効率的に説明できていない
> 　・リコールができていない
> 　・積極的に啓蒙活動（「歯の健康教室」など）ができていない

　①については、時間に限りがあるので、説明方法を「タイミング」、「説明内容」、「ツールの活用」の視点で効果的かつ効率的にあらかじめ詳細に考える必要があります。

　②については、院内においては歯科啓蒙ポスターを掲示したり、院外においては「歯の健康教室」などを開いたりすることによって、患者の「デンタルIQ」を高める必要があります。

　次頁では①の中の「治療内容をわかりやすく説明する」ことに取り組んだ事例を紹介します。

5.3.2 治療の内容説明についての不満をなくす対策
　　　（D歯科医院の事例）

　ここでは治療内容をわかりやすく説明することによって情報サービスの満足度を向上させたD歯科医院の事例について説明していきます。
　D歯科医院の「治療内容の説明に対する理解度」に対してのアンケート結果は下記のようになりました。評価ポイントを計算すると、3.6ポイントで「不満要因が見受けられる」評価です。（4.4.2参照）

	よく理解できた	だいたい理解できた	普通	わからないところがあった	ほとんどわからなかった
回答率	18％	28％	47％	7％	0％

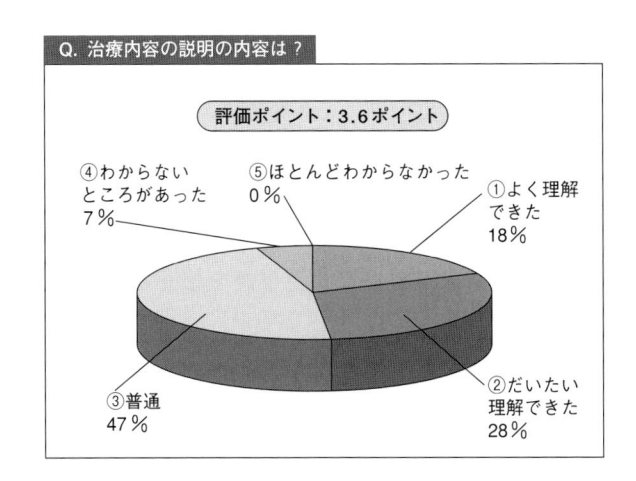

Q. 治療内容の説明の内容は？

評価ポイント：3.6ポイント

- ①よく理解できた 18％
- ②だいたい理解できた 28％
- ③普通 47％
- ④わからないところがあった 7％
- ⑤ほとんどわからなかった 0％

1 なぜ、治療内容をわかりやすく説明できないのか？

　なぜ、患者に治療内容をわかりやすく説明できないのでしょうか。
　治療内容をわかりやすく説明できない理由は次のことが考えられます。

> （1）患者に関する問題点の整理や治療方法について周到な準備ができていない
> （2）わかりやすく説明する時間がない

（1）については、検査結果などを資料として、問題点を整理し、問題点に対応した治療方法を考察しなければなりません。患者の前で、資料を集めたり、その場で考えているようでは、患者の信頼を得ることもできません。

また、説明する際のストーリー展開と話法についても、十分に準備しておかなければなりません。

（2）については、時間に限りがあるので、説明方法を「タイミング」、「説明内容」、「ツールの活用」、「スタッフとの業務分担」などの視点で考える必要があります。

ここで、D歯科医院の実情を見てみると、次の点が浮き彫りとなりました。

1. 問題点に対応した治療方法は事前に考察し、治療計画も作成しているが、わかりやすく説明する話し方のノウハウが確立していなかった
2. 同様に、限られた時間の中で説明する工夫がなされていなかった

次からは、上記の課題に取り組んだ改善事例を紹介します。

2 治療内容の理解度を向上するための改善活動事例

院長は効果的でかつ効率的な説明方法について、スタッフを交えて検討しました。

まず、患者にわかりやすく説明できないのは「診療所が伝えたいこと」と「患者が知りたいこと」にはギャップがあるのではないかということについて検討しました。

その結果、次のような結論が得られました。

▶診療所が伝えたいこと
・歯の大切さ（歯の構造、歯周病について等）
・口腔衛生管理の重要性（ブラッシング方法、定期検診について等）
・治療方法（治療の種類、治療の進め方）
・毎回の治療の結果や予定

▶患者が知りたいこと
・私の歯の状態（今、どうなっているの？）
・私の治療の進め方（これからどうなるの？）
・私が必要な時間、費用（どれくらいかかるの？）

POINT ●わかりやすく伝えることが大切
①患者にわかりやすく説明するには、「患者が今どのように感じて、どんな気持ちでいるか」という点に配慮する必要があります
②すなわち患者に対して「感情移入」しなければならないという姿勢が大切ということです

　このように、患者とのギャップがあることをスタッフ一同、鮮明に意識しました。
　そして、そのギャップを埋めるために、「口腔内の状況（問題点）の説明」と「治療方法（計画）」について工夫することを検討しました。
　検討の結果、患者の気持ちで行動しようとすれば、どうしても患者にとってわかりやすい「ビジュアルツール」が必要であることに気づきました。
　「ビジュアルツール」は下記の内容で作成しました。

▶患者の口腔内の状況を明示…
　お口の状態を知りたい患者に、「口腔レポート」（事例10）を渡して説明する。
▶全体の治療の流れ（期間）を明示…
　今後の治療全体の予定が知りたい患者に、「治療の流れ説明」（事例11）を渡して説明する。

　ここでもわかるように、治療内容をわかりやすく説明するには次の3つのポイントに整理して注意する必要があります。

POINT ●**治療内容をわかりやすく伝えるために…**

①タイミング……治療中には何を説明し、治療後は何をいうのか

②説明方法………効果的に、効率的に説明するにはどうすればよいか

③ツール類………説明の際、どのようなツール類を用意すればよいか

（事例10）口腔レポート

年　　月　　日

お口のノート

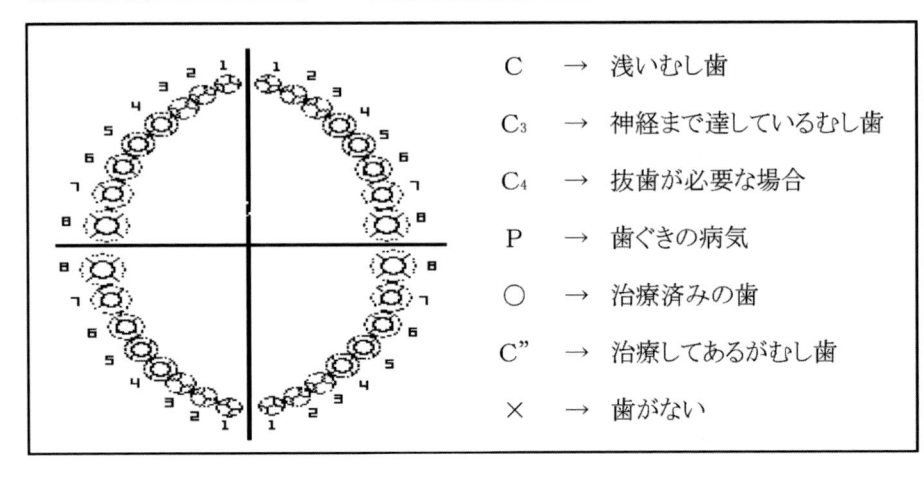

_____様　男・女（　　才）　　No._____

C	→ 浅いむし歯
C₃	→ 神経まで達しているむし歯
C₄	→ 抜歯が必要な場合
P	→ 歯ぐきの病気
○	→ 治療済みの歯
C″	→ 治療してあるがむし歯
×	→ 歯がない

お口の中の状態

☐ 今のところとくに異常はありませんが、6ヶ月に1度の検診をお勧めします

☐ 浅いむし歯があります（　　　本）
　　　〈つめる治療になります　2～3回〉

☐ 神経を取り除かないといけない歯があります（　　　本）
　　　〈かぶせる治療になります　5～6回〉

☐ 抜かなければならない歯があります（　　　本）
　　　〈歯を抜いて、抜いたところを補う治療になります〉

☐ 歯が失われたままになっています（　　　本）
　　　〈人工の歯を入れる治療になります〉

☐ 歯ぐきの病気があります
　　　☐初期（P1）☐中期の前期（P2）☐中期の後期（P3）☐末期の前期（P4）

☐ 歯石が付いています

(事例11)

神経まで達している場合の治療① (C3)

－Pul（歯髄炎）の場合－

麻酔をする
削るとき、しみる恐れがある場合は、麻酔をします。

削る
虫歯になっている部分を削ります。

神経をとる
悪くなっている神経（歯髄）をとります。

消毒する
神経をとりのぞいた後の歯の根の中（根管）を消毒します。〔根管治療〕

根管をうめる
根管を無菌の状態にした上で、とった神経のかわりにかたいゴムの薬をつめます。

土台をつくる
消毒した根管をうめその上にかぶせる冠（クラウン）を支える土台をつくります。

型をとる

かぶせる
型をもとにつくった冠（クラウン）をかぶせます。

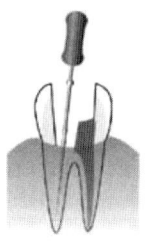

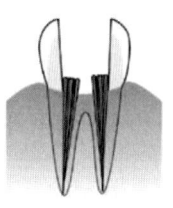

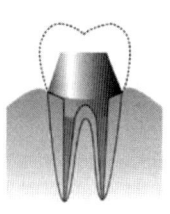

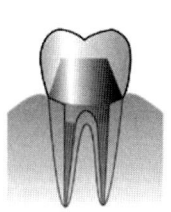

一般社団法人　全日本医療経営研究会「歯科診療所のための自費率向上マニュアル」より

1年後にもう1度同じ内容のアンケートを行うと、次のような内容になりました。

	よく理解できた	だいたい理解できた	普通	わからないところがあった	ほとんどわからなかった
回答率	62％	37％	1％	0％	0％

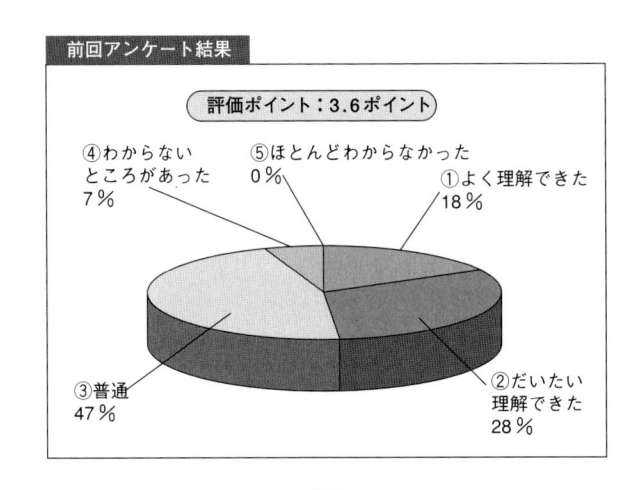

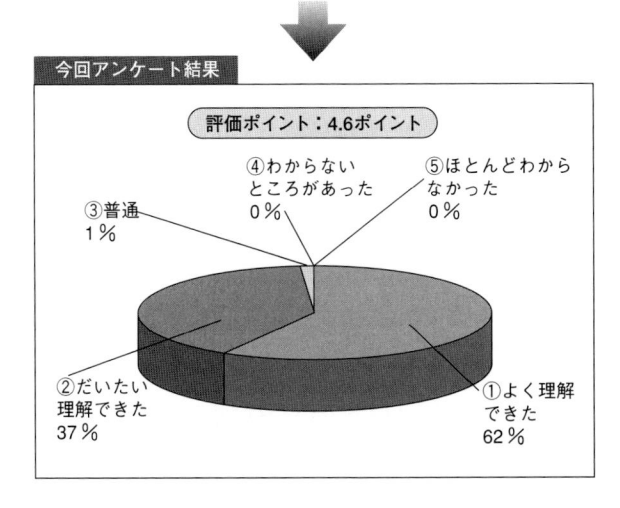

前回アンケート結果
評価ポイント：3.6ポイント
- ①よく理解できた 18％
- ②だいたい理解できた 28％
- ③普通 47％
- ④わからないところがあった 7％
- ⑤ほとんどわからなかった 0％

今回アンケート結果
評価ポイント：4.6ポイント
- ①よく理解できた 62％
- ②だいたい理解できた 37％
- ③普通 1％
- ④わからないところがあった 0％
- ⑤ほとんどわからなかった 0％

　上記のとおり、治療内容の説明に対する不満が減っているのがわかります。

5.4 施設・設備サービス見直しによる満足度向上

5.4.1 施設・設備サービスに対する不満とは

歯科診療所においての「施設・設備サービス」はどのように考える必要があるのでしょうか。

近年、治療技術も向上し患者が感じる痛みは大幅に減少したといえます。しかし、そうした努力にもかかわらず、「歯科治療は痛い」という一般的なイメージは変わりません。

このような背景から、昨今、多くの歯科診療所ではアメニティー(環境の快適性)を考えるようになってきました。

下記の内容は、施設・設備サービスに対する不満を整理したものです。

> **POINT** ●施設・設備サービスに対する不満
> ①患者側に立った施設の構造・設備がなされていない
> ②落ち着いた雰囲気がない
> ③清潔感がない

①については、「玄関」「受付」「待合室」「診療室」「トイレ」の5つの構造に分けて考える必要があります。

たとえば、「玄関」は入りやすさを考慮して大きな段差をなくしたり、「受付」は患者となじみやすいように仕切りをなくすかすべて透明のガラスにします。「待合室」は子供コーナーを設置して他の患者に迷惑がかからないようにしたり、「診療室」は治療技術に疑念を抱かせないようにある程度の機器を更新します。さらに「トイレ」は音が待合室に漏れないよう防音を施す、などといったことが考えられます。

②については、歯科診療所へ行くときの「痛い」というイメージをできるだけ払拭する工夫が必要です。リラックスした状況で治療を受けてもらう方法は数限りなくあります。

つまり、人間の五感(視覚、聴覚、臭覚、味覚、皮膚感覚)などに好ましい刺激を与えることにより、痛みなどの不安感を和らげる工夫をすることです。

たとえば、「視覚」なら診療室内に環境ビデオを流したり、「聴覚」なら心地よいBGMを流したりします。「臭覚」なら森林の香りのする芳香剤を使っ

たり、「皮膚感覚」ならボディーソニックで音響エネルギーを体で感じさせるなどといった方法があります。

③についてはスタッフによる施設管理が必要となります。医療機関は清潔感にあふれていることが第一条件です。診療室や待合室はむろんのこと、診療所周辺まで清掃が行き届いていると、大変気持ちのよいものです。

ここで、もうお分かりになったと思いますが、①、②については、いわば「快適な環境づくりのための下地の設備」であって、それを「本当の意味で快適な環境にする」には、③の「スタッフによる施設環境の管理」が必要になってきます。

たとえば、いくらリラックスさせる待合室の雰囲気づくりをしても、雑誌が散乱していたなら、患者はリラックスどころか不快感を抱いてしまいます。

では、実際に、施設環境の管理に取り組んだ事例を紹介します。

5.4.2　診療室の清潔度の満足を高める対策（E歯科医院の事例）

ここでは、診療室の清潔度の満足を高める対策に取り組んだE歯科医院の事例について説明していきます。

E歯科医院の「診療室の清潔度」に対してのアンケート結果は下記のようになりました。評価ポイントを計算すると、3.9ポイントで「不満要因が見受けられる」評価です。（4.4.2参照）

	非常によい	よい	普通	よくない	大変よくない
回答率	17％	60％	23％	0％	0％

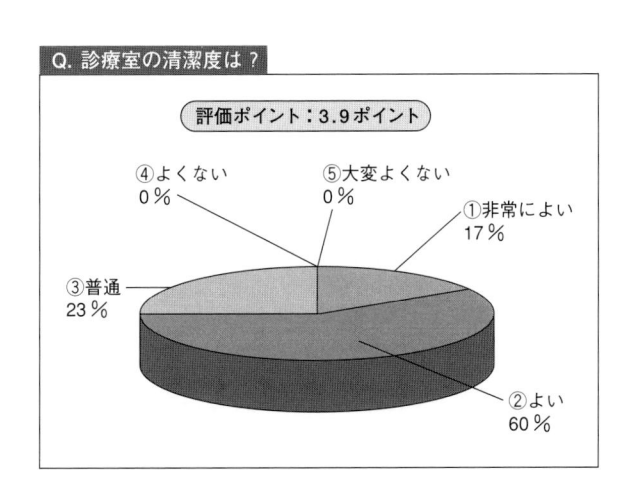

Q. 診療室の清潔度は？

評価ポイント：3.9ポイント

- ①非常によい　17％
- ②よい　60％
- ③普通　23％
- ④よくない　0％
- ⑤大変よくない　0％

1 なぜ、清潔感を感じないのか？

患者が清潔感を感じないというのは次の要因が考えられます。

> ●清潔感を感じない要因●
> (1) 整理されていない
> (2) 整頓されていない
> (3) 清掃されていない

(1) の「整理」については、惜しくても捨てる気持ちで整理する必要があります。整理とは、並べ直したり、積み直したりすることではありません。

整理とは、要るものと要らないものをはっきりと分け、要らないものを処分するということです。

(2) の「整頓」については、物の置き方を標準化するなど、探す手間をなくすということです。整頓とは、見た目にきれいに物を並べることではありません。

整頓とは、要るものを使いやすいようにきちんと置き、どこに何があるのかを誰にでもわかるように明示することです。

(3) の「清掃」については、清掃手順を標準化をしたり、落ちているゴミに気がついたらすぐに拾って捨てるなどといった取り組みが不可欠です。

「清潔感を高める」ということは同時に、「清潔感を維持させる」働きかけをしなければならないということです。

つまり、日々快適な環境を整備するために院内の清潔管理をしなければならないのです。そのためには、スタッフ全員が、決められた「清潔」管理をいつも正しく実行するように、「躾（しつけ）」として教育しなければなりません。

また、スタッフ全員が、決められたルールをいつも正しく守るように「習慣」化されなければなりません。

> ●キーワードは6つのS
> 「整理」、「整頓」、「清掃」、「清潔」、「しつけ」、「習慣」
> の6つのキーワードは「6S」と呼ばれています。

こうしたことから、E歯科医院の実情を見ると、次のことがわかりました。

> (1) スタッフの清掃はもちろんのこと、診療準備も「モレ」や「ムダ」がいつもあり、疎かになりがちである
> (2) スタッフによって、清掃手順、内容にバラツキがある

　院長は日頃、スタッフの院内環境の管理について、清掃や準備をこと細かく指示していましたが、一向によくならないことに悩んでいました。
　そこで、この機会に、スタッフミーティングでこのアンケート結果を広報しました。
　その結果、スタッフが「このままではいけない。院内環境の管理をきちんとしよう」という使命感を持つに至りました。
　次に上記の課題に取り組んだ改善活動事例を紹介します。

2 清潔感を維持するために取り組んだ改善活動事例

　スタッフミーティングで検討した結果、スタッフ自身の手で「院内環境整備マニュアル」を作成することになりました。
　その手順としてまず、診療所の環境整備状況を「**院内環境整備チェックシート**」（**事例12**）でチェックしました。
　次に「実行できていない」ところを、ミーティングで話し合い、「**院内環境整備マニュアル**」（**事例13**）を作成しました。
　最後に、「清潔さ」を維持していくために、清潔や準備をモレなくチェックできるような「**スタッフ業務チェックシート**」（**事例14**）を作成しました。
　その後、E歯科医院では、チェックシートを用いることにより、午前の診療開始前と昼休みの1日2回のチェックをし、診療開始前には整理整頓された形で患者を迎え入れることができました。
　また、たとえ診療中でもスタッフが待合室が雑然としているのに気がついたら、すぐに整理する習慣がつきました。

(事例12) 院内環境整備チェックシート

院内環境整備チェックシート

以下にあげた項目は、院内環境整備の基本となる事柄ばかりです。私たちの診療所では、これらの事柄がきちんとできているか、チェックしてみましょう。

チェック項目	チェック欄
1．清掃用具のいたみや不足、洗剤などの不足はありませんか？	YES ・ NO
2．毎朝の清掃は箇所を決めてあり、決められたとおりの方法で、できていますか？	YES ・ NO
3．待合室や診療室の整理・整頓をいつも心掛けていますか？	YES ・ NO
4．手があいた時や定時毎にトイレや待合室のチェックがされていますか？（例：便器の流し忘れやスリッパ・雑誌の整頓）	YES ・ NO
5．トイレの清掃は診療終了時に毎日行っていますか？	YES ・ NO
6．私物を置きっ放しにしないようにしていますか？	YES ・ NO
7．汚れているところは、こまめに拭いたり掃いたりしていますか？	YES ・ NO
8．ゴミ箱のゴミは午前・午後に1回ずつ集めていますか？	YES ・ NO
9．待合室の掲示物や置物は傷みや汚れがありませんか？	YES ・ NO
10．床に無造作に物を置いたり、通路の邪魔になるような物はありませんか？	YES ・ NO
11．ユニフォームは常に清潔な物を着用していますか？	YES ・ NO

(事例13) 院内環境整備マニュアル（記入事例）

院内環境整備マニュアル（記入事例）

NO.3

場所	待合室（朝の整理含む）	担当	○○
設定時間	朝の準備・夕方の片付け・他（　　）	曜日	毎日・（　　）

○作業内容（ステップ）	チェック	○準備するもの
① 棚を清水で絞ったタオルで拭く	☐	▶清水用バケツ
② パズルのパネルにガラスクリーナーをスプレーし、清水で絞ったタオルで拭く	☐☐	▶拭き取り用タオル ▶ガラスクリーナー
③ 窓ガラス及びドアの取っ手をガラスクリーナーをスプレーし清水で絞ったタオルで拭く	☐☐	▶拭き取り用タオル ▶ガラスクリーナー
④ 花の水を取り替える	☐	▶花瓶
⑤ 新しい新聞をホッチキスで3ヶ所留める	☐	▶ホッチキス
⑥ 古い新聞を集め、本棚の本を揃える	☐	▶――
⑦ スリッパを5つ揃えて一列に並べる	☐	▶――
⑧ ――	☐	▶――
⑨ ――	☐	▶――
⑩ ――	☐	▶――

注意事項・備考

・本（週刊誌等）で2週間たったものは古い新聞とともに集める。
・置物・スリッパに汚れがあったり傷みがあるものは主任に伝える。

（事例14）スタッフ業務チェックシート

スタッフ業務チェックシート

　　月　　第　　週　　日〜　　日

・・・・・・・・・・・・・・・・・・・・・・・・・・・朝・・・・・・・・・・・・・・・・・・・・・・・・・・・

●診察室●

月	火	水	木	金	土	
						★コンプレッサーの作動　（最初に来た人）
						★エアコン作動　（最初に来た人）
						燃料ヒーターのチェック
						ユニットの点検（テーブルの上、ガスの元栓等のチェック）
						ユニットの薬のチェック
						バキュームの清掃
						床の水拭き
						印象の確認
						指示書の確認
						印象材練和機のスイッチ作動
						電気ポットのスイッチ作動
						ゴミを出す
						診療室の窓を拭く
						技工物を出したかどうかのチェック

●待合室●

月	火	水	木	金	土	
						玄関の窓ガラスを拭く
						待合室ソファーを拭く
						スリッパの整頓
						情報誌の整頓
						換気扇を拭く
						歯ブラシ等の管理、補充
						患者用・スタッフ用トイレの清掃（洗面所も）
						釣り銭の確認
						ブラインドをあげる
						電気類のスイッチを入れる
						技工物の確認（ノートと物の照らし合わせ）
						待合室・内玄関の掃除機をかける
						モップをかける

・・・・・・・・・・・・・・・・・・・・・・・・・・・帰り・・・・・・・・・・・・・・・・・・・・・・・・・・・

●診察室●

月	火	水	木	金	土	
						ゴミ集め、まとめ
						タービンの注油（マイクロモーターの注油）
						ヘッドレストカバーの取り替え
						バー類の洗浄と液の交換
						バキューム、スピットンの清掃
						ピンセット、エキスカ等の消毒
						ユニットの汚れ落とし
						エンジンのストレート、コントラにオイルをさす
						掃除機をかけ、モップで拭く
						コンプレッサー、エアコン等のスイッチを切る

●待合室●

月	火	水	木	金	土	
						雑誌類の確認、整頓
						スリッパの整頓
						翌日分のカルテを出す
						レジの計算
						コンピュータ入力
						日計表を打ち出す
						翌日のアポイント帳をコピー　診療室に貼る
						診療実績表集計

・・・・・・・・・・・・・・・・・・・・・・・・・・手の空いた時・・・・・・・・・・・・・・・・・・・・・・・・・・

月	火	水	木	金	土	
						印象材をカートリッジに補充
						現像機の水の取りかえ
						リーマをボックス毎に超音波にかける
						オートクレーブの水の取りかえ
						漂白剤を入れて洗濯

◆今週のその他の業務◆　（今週該当する項目は日付を入れておく）

／　（　　）	現像液を交換する（1回／3週間）（朝・昼・夜）
／　（　　）	定着液を交換する（1回／6週間）（朝・昼・夜）
／　（　　）	ブラインドの掃除（1回／1月）　　（朝・昼・夜）
／　（　　）	

一般社団法人全日本医療経営研究会「歯科診療所のための診療効率化改善マニュアル」より

以上の取り組みをした後、もう一度同じ内容のアンケートを行うと、次のような結果になりました。

	非常によい	よい	普通	よくない	大変よくない
回答率	28％	52％	20％	0％	0％

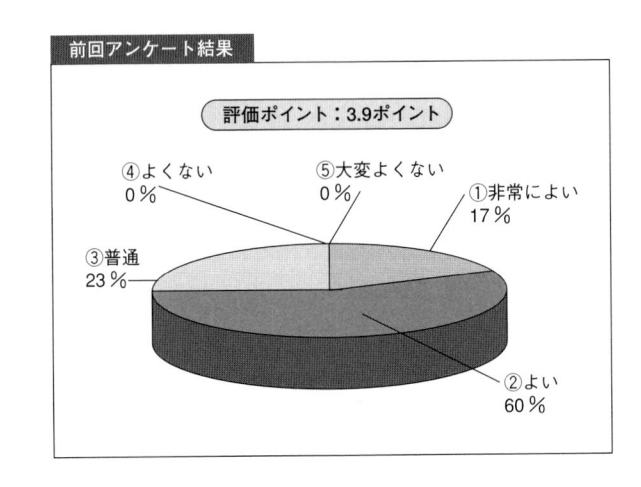

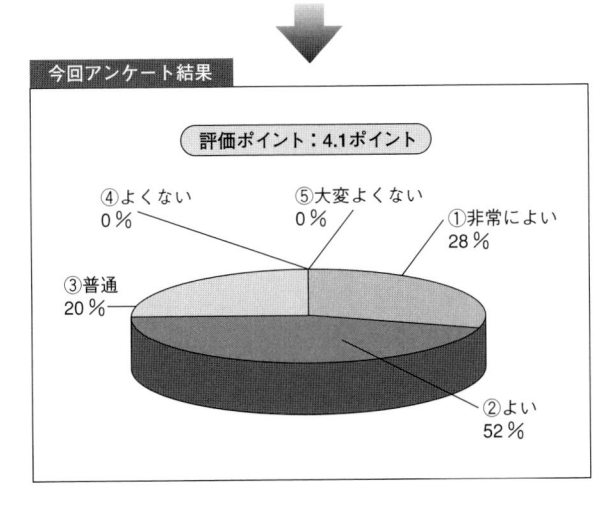

前回アンケート結果

評価ポイント：3.9ポイント

- ①非常によい 17％
- ②よい 60％
- ③普通 23％
- ④よくない 0％
- ⑤大変よくない 0％

今回アンケート結果

評価ポイント：4.1ポイント

- ①非常によい 28％
- ②よい 52％
- ③普通 20％
- ④よくない 0％
- ⑤大変よくない 0％

　上記のとおり、診療室の清潔度に対する不満が減っているのがわかります。

第6章 診断結果の活用の仕方

　前章までの説明で、自院の改善の方向性は明確になりました。
　しかし、この患者満足度診断は院長がトップとして自分の認識を深めるためのものだけではなく、その他にさまざまな使い方が可能です。

6.1　スタッフ教育における活用ポイント

　患者満足度診断をスタッフの教育に使うポイントは、一言でいうならば、「患者の生の声を伝える」ということに尽きます。
　そもそもアンケート形式を採用した理由は、歯科医師もスタッフも忙しくて患者の声をじっくりと聞けないし、網羅的に把握することもできないということにあります。
　そのような環境にあるスタッフに、患者の生の声を聞かせることで、次のような効果が期待できます。

> （1）自分たちの仕事のよし悪しが患者の評価に影響するのだという使命感の醸成
> （2）現実を知ることで、自院や自分たちの改善ポイントが確認できる

　すなわち、動機づけと反省の促進が実現するわけです。
　そのようにスタッフに、自分たちの能力向上ポイントを認識してもらうためには、やり方を工夫する必要があります。
　スタッフ一人ひとりとコミュニケーションを着実に取りながら導いて行くことが必要です。
　その進め方については、院長が自分の経営診断能力と経験、スタッフとの信頼関係を客観的に分析したうえで、考える必要があります。

1 院長診断→報告型

院長が自分自身の経営診断能力とスタッフとの信頼関係に自信があるケースにおいては、院長自らが患者満足度診断を実施し、スタッフに対して報告するやり方で結構です。

2 スタッフにレポートを書かせる→院長診断→報告型

院長が自分自身の経営診断能力には自信があるが、スタッフからの信頼感（ロイヤリティー）は今ひとつ、というようなときにはスタッフがアンケートをどう捉えているかを正しく把握する必要があります。

そのためには、院長が診断報告をするよりも先に、スタッフにアンケートを見せてレポートを出させて、スタッフがどのような認識を持っているかを知った上で、「院長」として診断をし、報告をするというやり方の方がよいでしょう。

3 スタッフレポート→全員検討→院長診断→報告型

上記の 2 とは逆に、院長が自分自身の経営診断能力には自信はないが、スタッフからのロイヤリティーには自信があるというときは、スタッフの分析能力を利用するのがよいでしょう。

そのためには、スタッフにレポートを書かせ検討の準備を進め、全員検討で意見を募り、それらの材料を最終的に院長がまとめあげ報告するというやり方がよいでしょう。

4 全員検討型

院長が経営診断能力に自信がなく、スタッフからのロイヤリティーもない場合は全員で検討するというやり方が適当です。

6.2　患者広報の仕方

　患者満足度アンケートの目的は、「自院の改善の方向性を明確にする」ためであり、アンケートのためのアンケートではありません。
　アンケートに協力してくれた患者側からすれば、アンケートに回答することで、その声が改善に活かされることを当然、期待しています。
　診断結果を患者サイドにも活かすということは、「改善策を提示する」ということに尽きます。
　そのように考えたときに、次のような内容のポスター等で案内するとよいでしょう。

> ▶アンケート協力に対するお礼
> ▶患者の皆さんから多かった声
> ▶今後進める改善活動

6.3　経営方針をつくる

　経営方針はつくることに意味があるのではなく、実行することに意味があります。
　とはいうものの、経営方針の実行というのも非常に難しいものがあります。
　それはもし院長先生がすでに、経営方針をつくってスタッフに提示されている歯科診療所の場合は、肌身で感じていることだと思います。
　「経営方針の実行がなぜ、むずかしいのか？」
　それは、経営方針作成者と提示される側が持つバックボーンが違うということです。
　院長には自分がつくった経営方針なので非常な思い入れがあります。
　かたや経営方針を提示されるスタッフの側は、立場が違います。
　もうすでにこの時点で、ギャップがあるわけです。また、歯科診療所の創

業をともにしていないスタッフにとっては、タイミングという時間軸も違うわけです。

　経営方針の実行が非常に難しいとされるゆえんはここにあります。

　ところで、経営方針は一度つくったら変更してはいけないのでしょうか。

　決してそうではありません。むしろ経営方針は変えるべきです。

　経営方針とは、「**経営理念を具現化するための方向性を指し示したもの**」です。

　とすれば、次のような場合には経営方針は変更すべきです。

・経営理念が変更を余儀なくされたとき
・院長の価値観が変わったとき
・経営環境が大きく変わったとき
・スタッフの価値観が変わったとき
・患者の価値観が変わったとき

　すでに見てきたように、患者満足度診断はさまざまなことを我々に教えてくれます。

　それにより、これまで現実だと考えてきたことが間違いだったということに気づかされたり、また院長自身の考え方が変わったりしたのならば、この患者満足度診断を機会に、経営方針を再考してみるのもよいでしょう。

　その検討の仕方は6.1で述べたようなやり方を参考にしてください。

　また、参考のために次頁に、ある歯科診療所の経営理念の例も掲載しましたので、そちらもご参照ください。

■ある歯科医院の経営理念例

地域において果たす役割
一、歯の健康増進を通して、より多くの人に、より美しくなるためのサービスを提供する

患者さんからどう評価されたいか
一、地域住民のコミュニケーションの場として確立することに伴い、歯科治療の窓口であること、患者さんが気軽に相談できるカウンセラーであることを目指す

スタッフにとってどのような役割を果たすか
一、○○デンタルクリニックはスタッフにとって自己研鑽の場であり、かつ「やりがい」と「誇り」を持てるような職場でなければならない

よい診療とは
一、一人ひとりの患者さんの立場から治療を考え、最高の診療サービスを提供できる診療体制をとる

治療内容に対して
一、歯科治療のすべては予防歯科第一とする

治療技術に対しては
一、新しい技術を常に研究し、より確かな歯科医療を提供してゆく

第7章 患者管理データによる経営管理

7.1 アンケート方式以外の患者満足度の確認の仕方

　患者満足度を把握することの重要性はすでに認識できたことと思います。
　とはいうものの、このマニュアルで推奨しているようなアンケート形式を頻繁に採用するわけにはいきません。
　では、アンケート形式に代わる自院の患者満足度を把握する簡便なやり方は何かというと、それは「**無断キャンセル率や紹介患者数の推移を捉えること**」です。

7.1.1 無断キャンセル率

　予約制を実施している歯科診療所においては、キャンセルという概念が存在します。
　無断キャンセルとは何の連絡もなしに、予約通りの日に来院のないことをいいます。
　では、なぜ無断キャンセルが発生するのでしょうか？その理由を詳細に見てみる必要があります。
　もちろん無断キャンセルの理由の中には、「**予約時間を忘れていた**」というものもあります。
　しかし、必ずしもすべてがそうした理由であるというわけではありません。
　それ以外の理由としては以下のことが考えられます。

> ① いちおうの満足が得られた→痛くなくなった→主訴の治療が終了した
> ② 不満がある→待ち時間が長い、治療時間が長い、治療期間が長い、治療費が高い

　すなわち、自院の無断キャンセル率というのは、患者が抱えている不満の

一部を指し示してくれる指標であるということができます。

1 無断キャンセルの捉え方

いつの時点で無断キャンセルと捉えるかは、歯科診療所においてばらばらに決められているようですが、基本的には次のように考えてください。

▶予約されていた日に連絡・来院がなかった……この場合は、患者を無断キャンセル患者と捉えてください。

2 無断キャンセル率の算出の仕方

$$無断キャンセル率 = \frac{1ヶ月の無断キャンセル患者数}{1ヶ月の予約患者数} \times 100$$

3 データの活かし方

そうして算出された自院の無断キャンセル率が8％以上であれば、それは患者満足が十分に得られていない可能性があると考えてください。

また1ヶ月間だけ8％と比較してみるのではなく、何ヶ月にもわたってデータを取り、その推移を検討することも大事です。

4 問題点を特定化するために

院内にあるデータや自分の行為の振り返り、スタッフに対する聞き込みだけでは、無断キャンセルに潜む患者の不満はなかなか特定できません。

したがって、直接そうした患者ごとに事情を聞くことが必要となります。

このことは、中断を防止することにもなりますので、この後に掲載しているトーク事例を参考にしてぜひ、スタッフに電話をしてもらってください。

そうすることで、はっきりとした自院の問題点が特定できたら、その問題点について手を打つことができます。

無断キャンセル患者応対標準トーク事例

◆自宅へTEL する

A　本人の自宅へTEL する

相手の言葉	電話トーク	留意点
RRRR…	「もしもし〇〇さんのお宅でしょうか？◇◇歯科医院の□□と申しますがいつもお世話になっております。△△さんいらっしゃいますでしょうか？」	

A-① 本人外出

相手の言葉	電話トーク	留意点
「いないのですが…」外出 a. 家族の人でも予約が取れそうな場合 b. 本人でないと予約日がわからない場合 a) 夜〇時までの場合 b) 夜〇時以降の場合	「本日の〇時に予約をお取りさせていただいたのですが、お見えにならなかったのでどうなさっているかと思いまして電話をさせていただきました。」 「今でしたら〇月〇日の〇曜日の〇時ならお取りできますが、ご都合は宜しいでしょうか？」 「何時ごろお帰りになりますか？その頃もう一度電話させていただきます。」 「それでは後程、もう一度かけさせていただきます。」 「そうですか。それでは、お帰りになりましたらお電話いただけるようお伝え願えますでしょうか？」	・本人でないので確実に来ていただけるかの見極めがポイント

A-② 本人在宅

相手の言葉	電話トーク	留意点
「はい私です」	「△△さんですね。本日の〇時のお約束だったのですが、お見えにならなかったので、どうなさったかと思いまして、お電話を差し上げました。」	・親切にいう。相手を攻めてはいけない
「うっかりしてました」「用事があったので」など	「そうですか。お痛みの方はどうですか。」	・キャンセル理由を管理シートに記録する

B　予約意向の確認

a.「痛いです」	「そうしましたら、治療もまだ途中ですので早めに次回のお約束をお取りしたいのですがいかがでしょうか？」	・本人の意向を聞く
b.「痛くないです」	「治療もまだ途中ですので次回のお約束をお取りしたいのですが、いかがでしょうか？」	

B-① 予約の意向が取れない

相手の言葉	電話トーク	留意点
「忙しくてしばらく行けそうにないですが」 「もういいです」	（応急処置） 「放っておくと、治療をやり直さなくてはならないので早めに予約をお取りさせていただきたいのですが…」 （根管治療） 「今、歯の根の治療の途中なのですが、このままにしておくとどんどん悪くなってしまいますので早めに予約をお取りさせていただきたいのですが…」 （次回Set） 「この前、型を取って新しい歯を入れるところなので時間が経つと、合わなくなってしまうので早めに予約をお取りさせていただきたいのですが…」（その他治療途中で再来院が必要と院長が判断した場合） 「治療が途中になっておりますので、早めに予約をお取りさせていただきたいのですが…」	・（治療内容を参考に）電話する前に先生に来院してもらう必要があるのか、ないのか確認しておく。 ・特に気を配っていること、治療間隔があいてしまうと治療が長引くことを説明する ・無理に来院をすすめない

B-② 予約の意向が取れる

「予約お願いします」	「今でしたら○月○日の○曜日の○時ならお取りできますが、ご都合は宜しいでしょうか？」	

無断キャンセル・中断患者管理リスト

日付	カルテNO.	氏名	電話	治療行為 No	備考	考えられる理由 No	備考	今後の対応	予約変更	特記事項	担当者	確認者
/									/ :			
/									/ :			
/									/ :			
/									/ :			
/									/ :			
/									/ :			
/									/ :			
/									/ :			
/									/ :			
/									/ :			

●最終来院日の治療行為・段階

① 根管治療
② スケーリングの途中
③ 次回充填予定
④ 応急処置終了
⑤ 次回セット
⑥ 義歯終了
⑦ 主訴完了（次回から別の歯）
⑧ 次回チェック（研磨、調整）
⑨ 次回抜歯
⑩ その他

●無断キャンセル理由

① 表面上の不都合がなくなった
② 治療方法について説明不足
③ 治療が下手
④ 治療期間が長い
⑤ スタッフの応対が悪い
⑥ 待ち時間が長い
⑦ 通院に不便
⑧ 天候が悪い
⑨ 患者の都合
⑩ その他

7.1.2　紹介数

　無断キャンセル率により患者の不満の様子を捉えていくことができますが、紹介数によっては満足の大きさを捉えることができます。
　紹介患者は、貴院の愛顧患者の数に比例します。
　したがって、紹介数を捉えることで愛顧患者が増えているのか、あるいは減っているのかを把握することができます。

1│紹介患者の定義付け

　新患の中で、「紹介で来た」という患者のことです。

2│データの活かし方

　自院の紹介患者数の推移を1ヶ月ごとに捉え、何ヶ月かの自院の月間紹介患者数を平均して、その数値を基準にして比較してください。
　その結果、何ヶ月にもわたってその基準を下回り続けていれば、愛顧患者が減ってきている可能性があると考えください。

3│問題点を特定化するために

　紹介数の低さだけでは、実際のところ患者不満足要因は特定できません。
　したがって、先に述べた無断キャンセル率も併せて捉えながら、自院の問題点を鮮明化する必要があります。
　紹介数というデータは、無断キャンセルと違って過去に遡って拾いやすいデータなので、先にこのデータの推移を見てみるのもよいと思います。

7.2　最後に

　以上のように見てくると、日常的にデータを管理し、そのデータから早期問題発見、早期対策を講じないといけないことがおわかりいただけることと思います。

　この章で述べただけでも、毎日の来院患者数、無断キャンセル数、紹介患者数がありました。

　では、通常歯科診療所経営においてはどのようなデータを日常的に把握しておく必要があるのか、次頁にその管理フォーマット（「診療実績管理表」）を掲載します。

　これまで先生方はいろいろな側面から、データ管理の必要性を耳にされてきたことと思われます。

　患者満足の創出のためにも現状の患者満足度の把握が大事であることがご理解いただけましたら、このようなデータ管理を早速実施してみてください。

　その数値をじっくりと眺め、考察し、改善されていくことで貴院の経営が革新されることをお約束いたします。

　このマニュアルをお読みいただき、貴院の経営改善が1日も早く実現することを祈念して止みません。

診療実績管理表

	比較値	1月	2月	3月	4月	5月	6月	7月	8月	9月	10月	11月	12月	平均
(1) 患者総人数(レセプト+自費のみ)														
(2) 初診患者数														
(3) ・新患(紹介有り)														
(4) ・新患(紹介無し)														
(5) ・再初診														
(6) 再診患者数														
(7) 診療件数(患者総延べ人数)														
(8) 自由診療人数														
(9) 保険診療人数(レセプト枚数)														
(10) 医業収入														
(11) 保険診療収入														
(12) 自由診療収入(入金ベース)														
(13) 延べ診療時間														
(14) 診療日数														
(15) 予約患者数														
(16) キャンセル・連絡有り														
(17) キャンセル・連絡無し														
(18) 急患数														
(19) 中断患者数														
(A) 自由診療収入比率														
(B) 初診患者比率														
(C) 新患比率														
(D) 紹介比率														
(E) 時間当たり収入														
(F) 患者1人当たり月間保険診療点数														
(G) 患者1人当たり月間自由診療単価														
(H) 患者1人当たり月間診療回数														
(I) 診療1人当たり保険診療点数														
(J) 1日当たり診療件数														
(K) 時間当たり診療件数														
(L) 時間当たり保険点数														
(M) キャンセル率														
(N) 無断キャンセル率														
(O) 中断率														
(P) 診療効率(診療件数/予約患者数)														

実践フォーマット集
(このままコピーして、ご活用ください)

■ アンケート事例集

(1) 標準アンケート

(2) 『施設・設備サービス』アンケート

(3) 『時間サービス』アンケート

(4) 『応対サービス』アンケート

(5) 『情報提供サービス』アンケート①

(6) 『情報提供サービス』アンケート②

■ アンケート集計記入用紙

■ アンケート:フリートーク記入用紙

■ レーダーチャート

●●● 患者の皆様へ ●●●

当医院では、より充実した歯科医療を提供するために、スタッフ一同努力をしておりますが、さらなる技術・サービス向上のために、今回、皆様のご意見をお伺いし参考にさせていただきたいと思っております。是非、アンケートにご協力をお願いいたします。

性別	男・女	職業	会社員・主婦・学生・自営業・その他（　　）
年齢	①〜14　②15〜20　③21〜30　④31〜50　⑤51〜64　⑥65以上			

Q1 当院を選ばれた理由をお答えください。（いくつでも○印をつけてください）
a．家から近い　b．会社から近い　c．看板、建物を見て　d．家族・知人に紹介された　e．治療が上手と聞いたので　f．院長の応対が良いと聞いて　g．スタッフの応対が良いと聞いて　h．ホームページを見て　i．その他（　　　　　　　　　　　　　　　）

Q2 次の点について当院の印象をお答えください。（該当項目に○印をつけてください）
（1）当院の場所は？
　①大変わかりやすい　②わかりやすい　③普通　④わかりにくい　⑤大変わかりにくい
（2）待合室の雰囲気は？
　①非常によい　②よい　③普通　④よくない　⑤大変よくない
（3）診療室の清潔度は？
　①非常によい　②よい　③普通　④よくない　⑤大変よくない

Q3 待ち時間、予約制、治療時間、期間についてお答えください。（該当項目に○印をつけてください）
（1）診療前（待合室）の待ち時間は？
　①長い　②やや長い　③気にならない　④全く気にならない
（2）診療中（診療室）の待ち時間は？
　①長い　②やや長い　③気にならない　④全く気にならない
（3）毎回の治療時間は？
　①長い　②やや長い　③気にならない　④全く気にならない
（4）治療期間は？
　①長い　②やや長い　③気にならない　④全く気にならない

Q4 当院の印象についてお答えください。（該当項目に○印をつけてください）
(1) 受付の電話応対は？
　①非常によい　②よい　③普通　④よくない　⑤大変よくない
(2) 受付の応対は？
　①親切で丁寧　②よい　③普通　④よくない　⑤大変よくない
(3) 診察中の女性スタッフの応対は？
　①大変よい　②よい　③普通　④よくない　⑤大変よくない
(4) 治療技術に満足されていますか？
　①十分満足　②まあ満足　③普通　④やや不満　⑤不満
(5) 治療内容の説明の内容は？
　①よく理解できた　②だいたい理解できた　③普通　④わからないところがあった　⑤ほとんどわからなかった
(6) 毎回の治療費は？
　①高い　②やや高い　③やや安い　④安い　⑤わからない

Q5 診療についてお答え下さい。（該当項目に○印をつけてください）
(1) 治療費が高く感じられるのはどんな時ですか？
　①治療費について説明が不十分な時　②治療内容について説明が不十分な時　③保険と保険外診療（自費診療）について説明が不十分な時　④わからない
(2) 保険診療と保険外診療（自費診療）とがあることを知っていますか？
　①よく知っている　②聞いたことがあるが詳しくは知らない
　③よく知らない　④関心がない
(3) 保険診療と保険外診療（自費診療）のどちらを希望されますか。
　①保険診療で済ませたい　②治療箇所によってはよい材料を使いたい
　③満足できるようなら自費診療がよい
(4) 治療完了後の検診については？
　①定期検診を受けたい　②通知があれば受ける　③必要ない

Q6 その他お気づきの点やご希望がありましたら何でもお書きください。
（　　　　　　　　　　　　　　　　　　　　　　　　　　　　　）

＊ご協力ありがとうございました。皆様方よりいただきました貴重なご意見を参考に、ますます愛される歯科医院を目指して頑張っていきたいと考えております。今後とも宜しくお願いいたします。　　（院長・スタッフ一同）

当院の施設・設備についての印象をお聞かせください

＊当医院では、より充実した歯科医療を提供するために、スタッフ一同努力をしておりますが、さらなる技術・サービスの向上のために、今回、皆様のご意見をお伺いし参考にさせていただきたいと思っております。是非、アンケートにご協力をお願いいたします。

該当項目に〇印をつけてください

Q1 当院への通院について
　①近い　　②普通　　③遠い　　④交通手段が不便

Q2 通院に要する時間は？　　（約　　　　分）

Q3 通院するための交通手段は？
　①徒歩　　②自転車　　③自家用車　　④電車　　⑤バス

Q4 当院の広告看板について
　①見やすい所にある　　②デザインがよい　　③目立たない
　④内容がわかりにくい　　⑤見ていない

Q5 当院の入り口の印象は
　①入りやすい感じ　　②普通　　③入りにくい
　④玄関口がきれい　　⑤玄関口が整頓されていない

Q6 待合室の雰囲気について
　①清潔感がある　　②静か　　③暗い　　④騒がしい　　⑤狭い
　⑥イスの数が足りない　　⑦イスの座り心地が悪い

Q7 待合室に置いてほしいものがあればお書きください
（　　　　　　　　　　　　　　　　　　　　　　　　　）

＊ご協力ありがとうございました。
恐れ入りますが下の欄もご記入の上、回収箱にお入れください。
あなたの年齢（　　歳）男・女　　初診・再診

当院の予約制、待ち時間等についてお聞かせください

*当医院では、より充実した歯科医療を提供するために、スタッフ一同努力をしておりますが、さらなる技術・サービスの向上のために、今回、皆様のご意見をお伺いし参考にさせていただきたいと思っております。是非、アンケートにご協力をお願いいたします。

該当項目に○印をつけてください。

Q1 予約されている患者さんにお伺いいたします。
診察前の待ち時間は長くかかりましたか？（待ち時間：約　　分）
①長い　②やや長い　③気にならない　④全く気にならない

Q2 予約なしで来院された患者さんにお伺いいたします。
診察前の待ち時間は長くかかりましたか？（待ち時間：約　　分）
①長い　②やや長い　③気にならない　④全く気にならない

Q3 「予約制」について該当するものがあれば○印をつけてください。
（いくつでも）
①予約時間通りに診てほしい
②予約時間通りに来れないことが多い
③少々待ってもいいので、予約なしでいつでも診てもらえる方がいい
④自分の都合のよい時間に予約を取ってくれない
⑤予約したことを忘れることがあるので、診療時間までに確認の電話をしてほしい

Q4 チェアーで待たされましたか？
①イライラした　②それほどでもない　③短かった

Q5 治療時間は長くかかりましたか？
①長かった　②それほどでもない　③短かった

*ご協力ありがとうございました。
恐れ入りますが下の欄もご記入の上、回収箱にお入れください。
あなたの年齢（　　歳）　男・女　　初診・再診

当院のスタッフの印象についてお聞かせください

＊当医院では、より充実した歯科医療を提供するために、スタッフ一同努力をしておりますが、さらなる技術・サービスの向上のために、今回、皆様のご意見をお伺いし参考にさせていただきたいと思っております。是非、アンケートにご協力をお願いいたします。

該当項目に○印をつけてください。

Q1 初めて電話をされた時、どんな印象を受けましたか？
①親切で丁寧　②普通　③事務的で冷たい

Q2 電話での問い合わせに対する対応はいかがですか？
①質問に的確に答えてくれた　②答えが不明瞭　③説明がわかりにくかった
問い合わせの内容（　　　　　　　　　　　　　　　）

Q3 電話でのアポイントについて
①自分の都合に合わせてくれた　②一方的に時間を決められた感じ　③どちらでもない

Q4 受付の応対はどんな印象を受けましたか？
①親切で丁寧　②普通　③事務的で冷たい

Q5 診療中のスタッフの態度はいかがですか？
①てきぱきしている　②普通　③動作が鈍い　④その他

Q6 診療室でのスタッフにはどんなイメージを持ちましたか？
①優しい　②丁寧　③無愛想　④怖い

Q7 スタッフは治療面でも熟練していると思いますか？
①先生を適切にサポートしている　②普通　③不安を感じる　④わからない

Q8 子供さんが一緒の場合の応対はいかがですか？
①子供に優しい　②普通　③扱いが下手　④特別な注意を払っていない

＊ご協力ありがとうございました。
恐れ入りますが下の欄もご記入の上、回収箱にお入れください。
あなたの年齢（　　　歳）　男　・　女　　　初診　・　再診

治療が完了された患者さんにお聞きします
アンケートにお答えください

＊当医院では、より充実した歯科医療を提供するために、スタッフ一同努力をしておりますが、さらなる技術・サービスの向上のために、今回、皆様のご意見をお伺いし参考にさせていただきたいと思っております。是非、アンケートにご協力をお願いいたします。

該当項目に○印をつけてください。

Q1 治療は満足していますか
　　①はい　②普通　③いいえ（理由　　　　　　　　　　　）

Q2 治療期間は長くかかりましたか
　　①長かった　②それほどでもない　③短かった

Q3 治療についての説明はわかりましたか？
　　①よくわかった　②大体わかった　③わかりにくかった

Q4 医師にはどんなイメージを持ちましたか？
　　①優しい　②丁寧　③無愛想　④怖い
　　⑤その他医師に希望すること（　　　　　　　　　　　）

Q5 治療費は納得していますか？
　　①はい　②普通　③いいえ（理由　　　　　　　　　　　）

Q6 治療完了後の検診について
　　①定期検診を受けたい　②通知があれば受ける　③必要ない

Q7 その他、お気づきの点やご希望がございましたら何でもお書きください。
　（　　　　　　　　　　　　　　　　　　　　　　　　　　）

＊ご協力ありがとうございました。
恐れ入りますが下の欄もご記入の上、回収箱にお入れください。
あなたの年齢（　　　歳）　男・女　　初診・再診

アンケートにお答えください

＊当医院では、より充実した歯科医療を提供するために、スタッフ一同努力をしておりますが、さらなる技術・サービスの向上のために、今回、皆様のご意見をお伺いし参考にさせていただきたいと思っております。是非、アンケートにご協力をお願いいたします。

該当項目に○印をつけてください。

Q1 治療費は納得していますか？
①はい ②普通 ③いいえ（理由　　　　　　　　　　）

Q2 治療費が高いと感じるのはどんな時ですか？
①治療費について説明が不十分な時 ②治療内容について説明が不十分な時 ③保険診療と保険外診療（自費診療）についての説明が不十分な時 ④わからない

Q3 保険診療と保険外診療（自費診療）との違いをご存知ですか？
①よく知っている ②大体知っている ③よく知らない ④関心がない

Q4 保険診療と保険外診療（自費診療）のどちらを希望されますか？
①保険で済ませたい ②治療箇所によってはよい材料を使いたい
③満足できるようなら自費診療がよい

Q5 審美性（見た目）についてご希望の点はございますか？
①お金がかかっても自然な色や形にしたい
②箇所（見える部分等）によっては、お金がかかっても自然な色や形にしたい ③治療さえされていればよい

Q6 予防歯科についてご希望の点はございますか？
①歯槽膿漏（しそうのうろう）のことなどについて、もっと情報が知りたい
②自分の歯についてカウンセリングの時間を設けてほしい
③歯ブラシの使い方を教えてほしい
④歯の掃除をしてほしい（歯石をとってほしい）

＊ご協力ありがとうございました。
恐れ入りますが下の欄もご記入の上、回収箱にお入れください。
あなたの年齢（　　歳）男・女　　初診・再診

アンケート集計記入用紙

▼有効回答数

枚

▼性別

	男	女
回答数（枚）		
構成率（％）		

▼年齢

	①～14	②15～20	③21～30	④31～50	⑤51～64
回答数（枚）					
構成率（％）					

	⑥65～
回答数（枚）	
構成率（％）	

1. 選択理由（複数回答）

	a. 家から近い	b. 会社から近い	c. 看板、建物を見て	d. ホームページを見て	e. 家族・知人の紹介
回答数（枚）					
構成率（％）					

	f. 治療が上手	g. 院長応対が良い	h. スタッフ応対が良い	i. その他
回答数（枚）				
構成率（％）				

2. 施設・設備サービス（合計：　　ポイント）

(1) 場所（　　ポイント）

	①大変わかりやすい	②わかりやすい	③普通	④わかりにくい	⑤大変わかりにくい
回答数（枚）					
構成率（％）					
回答別ポイント					

(2) 待合室（　　ポイント）

	①非常に良い	②良い	③普通	④良くない	⑤大変良くない
回答数（枚）					
構成率（％）					
回答別ポイント					

(3) 診療室（　　ポイント）

	①非常に良い	②良い	③普通	④良くない	⑤大変良くない
回答数（枚）					
構成率（％）					
回答別ポイント					

3. 時間サービス（合計：　　　ポイント）

(1) 診療前待ち時間（　　　ポイント）

	① 全く気にならない	② 気にならない	③ やや長い	④ 長い
回答数（枚）				
構成率（％）				
回答別ポイント				

(2) 診療室内での待ち時間（　　　ポイント）

	① 全く気にならない	② 気にならない	③ やや長い	④ 長い
回答数（枚）				
構成率（％）				
回答別ポイント				

(3) 毎回の治療時間（　　　ポイント）

	① 全く気にならない	② 気にならない	③ やや長い	④ 長い
回答数（枚）				
構成率（％）				
回答別ポイント				

(4) 治療期間（　　　ポイント）

	① 全く気にならない	② 気にならない	③ やや長い	④ 長い
回答数（枚）				
構成率（％）				
回答別ポイント				

4. 患者応対サービス（合計：　　　ポイント）

(1) 受付の電話応対（　　　ポイント）

	① 非常に良い	② 良い	③ 普通	④ 良くない	⑤ 大変良くない
回答数（枚）					
構成率（％）					
回答別ポイント					

(2) 受付応対（　　　ポイント）

	① 親切で丁寧	② 良い	③ 普通	④ 良くない	⑤ 大変良くない
回答数（枚）					
構成率（％）					
回答別ポイント					

(3) 診療中のスタッフ応対（　　　ポイント）

	① 非常に良い	② 良い	③ 普通	④ 良くない	⑤ 大変良くない
回答数（枚）					
構成率（％）					
回答別ポイント					

5. 治療技術サービス（合計：　　　ポイント）

	① 十分満足	② まあ満足	③ 普　通	④ やや不満	⑤ 不　満
回 答 数（枚）					
構 成 率（％）					
回答別ポイント					

6. 情報提供サービス（合計：　　　ポイント）

(1) 説明内容理解度（　　　ポイント）

	① よく理解できた	② だいたい理解できた	③ 普　通	④ わからないところがあった	⑤ ほとんどわからなかった
回 答 数（枚）					
構 成 率（％）					
回答別ポイント					

(2) 治療費の納得度（　　　ポイント）

	① 高　い	② やや高い	③ やや安い	④ 安　い	⑤ わからない
回 答 数（枚）					
構 成 率（％）					
回答別ポイント					

(3) 治療期間の納得度（　　　ポイント）※時間サービス「治療期間」の回答と同じ

	① 長　い	② やや長い	③ 気にならない	④ 全く気にならない
回 答 数（枚）				
構 成 率（％）				
回答別ポイント				

7. デンタルIQ度チェック

(1) 治療費が高く感じられるのはどんな時ですか？

	① 治療費について説明が不十分	② 治療内容について説明が不十分	③ 保険と保険外診療について説明が不十分	④ わからない
回 答 数（枚）				
構 成 率（％）				

(2) 保険診療と保険外診療とがあることを知っていますか？

	① よく知っている	② 詳しくは知らない	③ よく知らない	④ 関心がない
回 答 数（枚）				
構 成 率（％）				

(3) 治療完了後の検診については？

	① 定期検診を受けたい	② 通知があれば受ける	③ 必要ない
回 答 数（枚）			
構 成 率（％）			

アンケート：フリートーク記入用紙

Q6．その他お気づきの点やご希望がありましたら何でもお書きください。

フリートーク	年齢／性別	職業

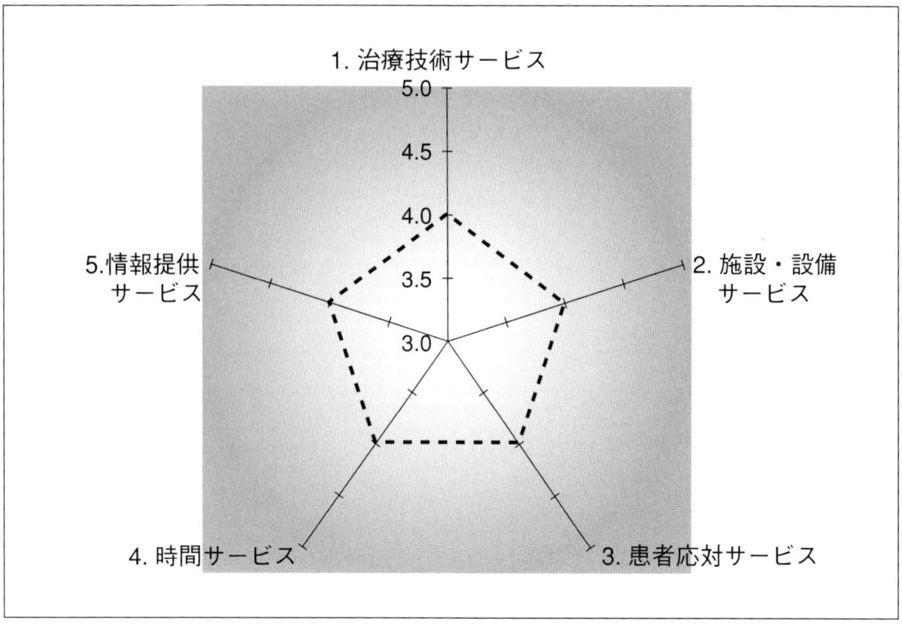
1. 治療技術サービス
5.0
4.5
4.0
3.5
3.0
2. 施設・設備サービス
3. 患者応対サービス
4. 時間サービス
5.情報提供サービス

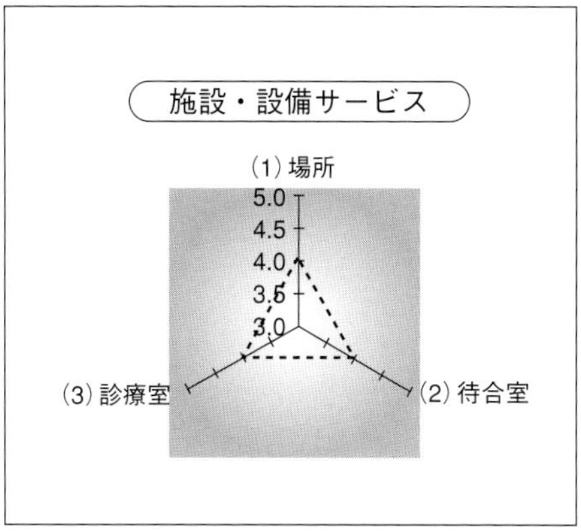
施設・設備サービス
(1) 場所
5.0
4.5
4.0
3.5
3.0
(2) 待合室
(3) 診療室

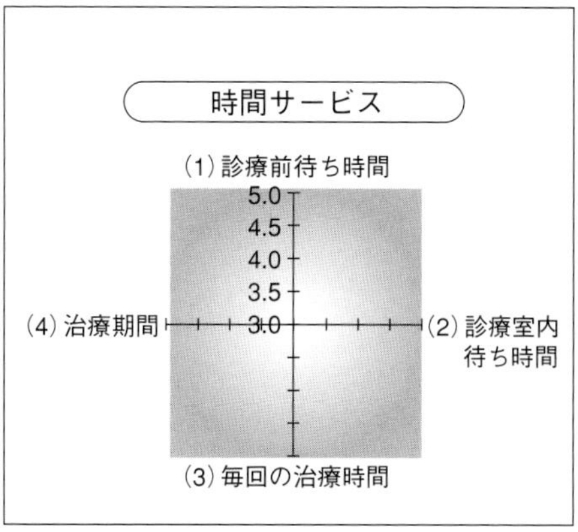
時間サービス
(1) 診療前待ち時間
5.0
4.5
4.0
3.5
3.0
(2) 診療室内待ち時間
(3) 毎回の治療時間
(4) 治療期間

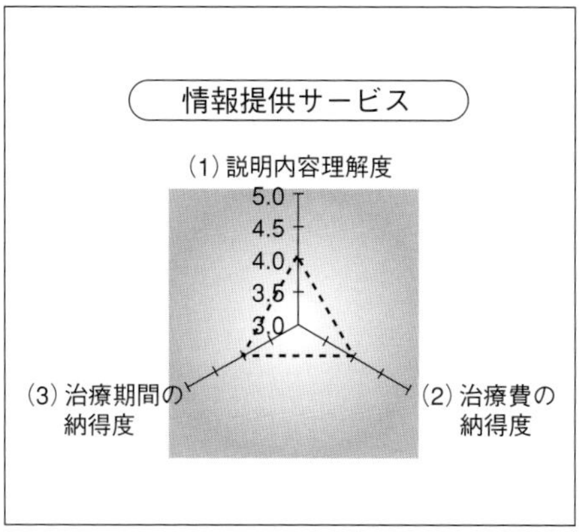
情報提供サービス
(1) 説明内容理解度
5.0
4.5
4.0
3.5
3.0
(2) 治療費の納得度
(3) 治療期間の納得度

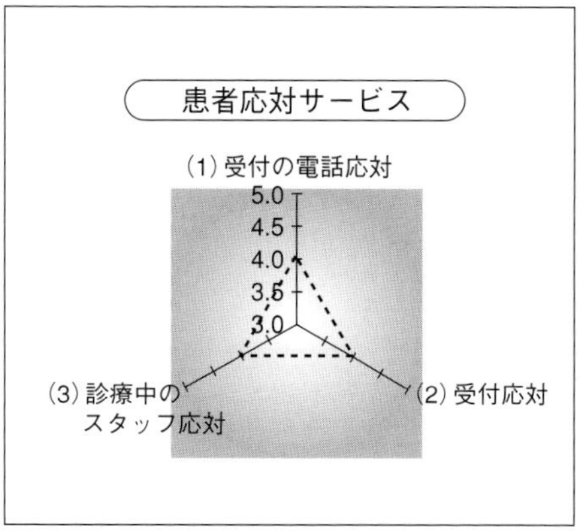
患者応対サービス
(1) 受付の電話応対
5.0
4.5
4.0
3.5
3.0
(2) 受付応対
(3) 診療中のスタッフ応対

第3部

自費率向上の経営手法と改善事例

第1章　自費率向上マニュアル

第2章　自費トーク・マニュアル

第3章　自費率向上のための経営改善手法

第4章　自費率向上成功事例集

第1章 自費率向上マニュアル

患者に選ばれる診療所づくりをめざして

　歯科診療所の経営は、ますます楽観を許さない状況になっています。
　「歯科診療所の増加過剰」「受療率の低迷」に伴い、1診療所あたりの患者人数が伸び悩む傾向にある中で、ただ漠然と来院してくる患者を治療しているだけでは、患者数の増加を実現していく、あるいは現状の患者数を維持していくことさえ非常に困難だと思われます。
　こうした環境の中において患者数の増加を図っていくためには、患者の声に耳を傾け、自院のサービスの向上につなげ「より一層選ばれる歯科診療所」を目指していかなければいけません。
　「**選ばれる歯科診療所**」を目指し、よりよい医療サービスを提供できる体制を整え実施していくことにより、愛顧患者が増加するだけではなく、よい評判による新患の増患にもつながります。
　ここでは自院の来院患者に対する働きかけ、診療サービスの向上を通じ**"継続的・安定的に患者が来院される院内の仕組み（＝患者数増加のシステム）"** をつくり上げていくための、実践的な手法についてまとめてみました。

1.1　自由診療システムの構築

1.1.1　自由診療移行率向上のポイント

　歯科診療所が自費率向上に取り組み、自由診療収入の拡大を図るにあたっては、

> 自由診療収入＝保険診療患者数×自由診療移行率×自費患者単価
> ※自由診療移行率＝自由診療移行患者数÷カウンセリング患者数

という数式から明らかなように、「**自由診療移行率をいかに高めていくか**」ということが**自費率向上＝自由診療収入の向上**にとって最も重要な視点となります。そのためのポイントを整理すると次のようになります。

表1　自由診療移行率を高めるためのポイント

① 自由診療を患者に勧めるのではなく「自由診療と保険診療の違い」を明確にする。

・問診票で自由診療に関する質問をしても自由診療と保険診療の違いがわからない患者は、自由診療を勧められている（＝金儲け主義の診療所）と受け取る。

② 「自由診療と保険診療の違い」を説明するためのカウンセリングを実施する。

・患者には「自由診療と保険診療の違い」をわかりやすく説明してあげるだけでよい（患者のデンタルIQを高め、選択は患者に任せる）。
・カウンセリングは対等の立場で行う（チェアサイドを離れ心理的不安を取り除き、同じ視線の高さで話す）。

③ カウンセリング・マニュアルの整備

・効率的にカウンセリングを行うために、ビジュアル化されたツール類を使用する。

④ カウンセリング・トークの整備

・複数の医師がいる場合やカウンセリングをスタッフに移管する場合は、標準的なカウンセリングの説明ができるようにトーク・マニュアルを整備する。

⑤ 自由診療に関するデータ管理

・実施策の効果測定を自由診療収入で見るのでなく、自由診療移行率によって判定する。

表1のポイントの①から⑤で、保険診療から自由診療への切り換えを図るうえで最も重要となるのは「自由診療と保険診療の治療方法に関して患者に十分な情報を提供し、患者のデンタルIQを高める」ということです。

　こうした情報の提供を行うためには「カウンセリングを実施し、治療方法や費用について説明を行い、治療計画を提示する」といったプロセスを診療システム（診療の流れ）の中に取り入れ「効果的なカウンセリング・マニュアルやカウンセリング・トークを整備することによって、効率的なカウンセリングを行う」といったことが求められます。

　従来の保険診療を中心にした診療システムだけでなく、下記のことが重要となります。

> 自由診療移行率を高める　＝　自由診療のための
> ための診療の流れ　　　　　診療システムの整備

　図1は自由診療移行率を高めるための診療の流れを従来の保険診療システムと対比しましたが、このような新しい診療の流れによって下記の重要な点について、患者に十分な情報を提供することができます。

> ▶治療方法は保険診療と自由診療でどのように異なるか
> ▶費用は保険診療と自由診療でどのように異なるか
> ▶その費用の差は、治療効果においてどのような違いがあるか
> ▶治療に要する期間はどれくらいか

図1 保険診療と自由診療の標準的な診療システムの比較

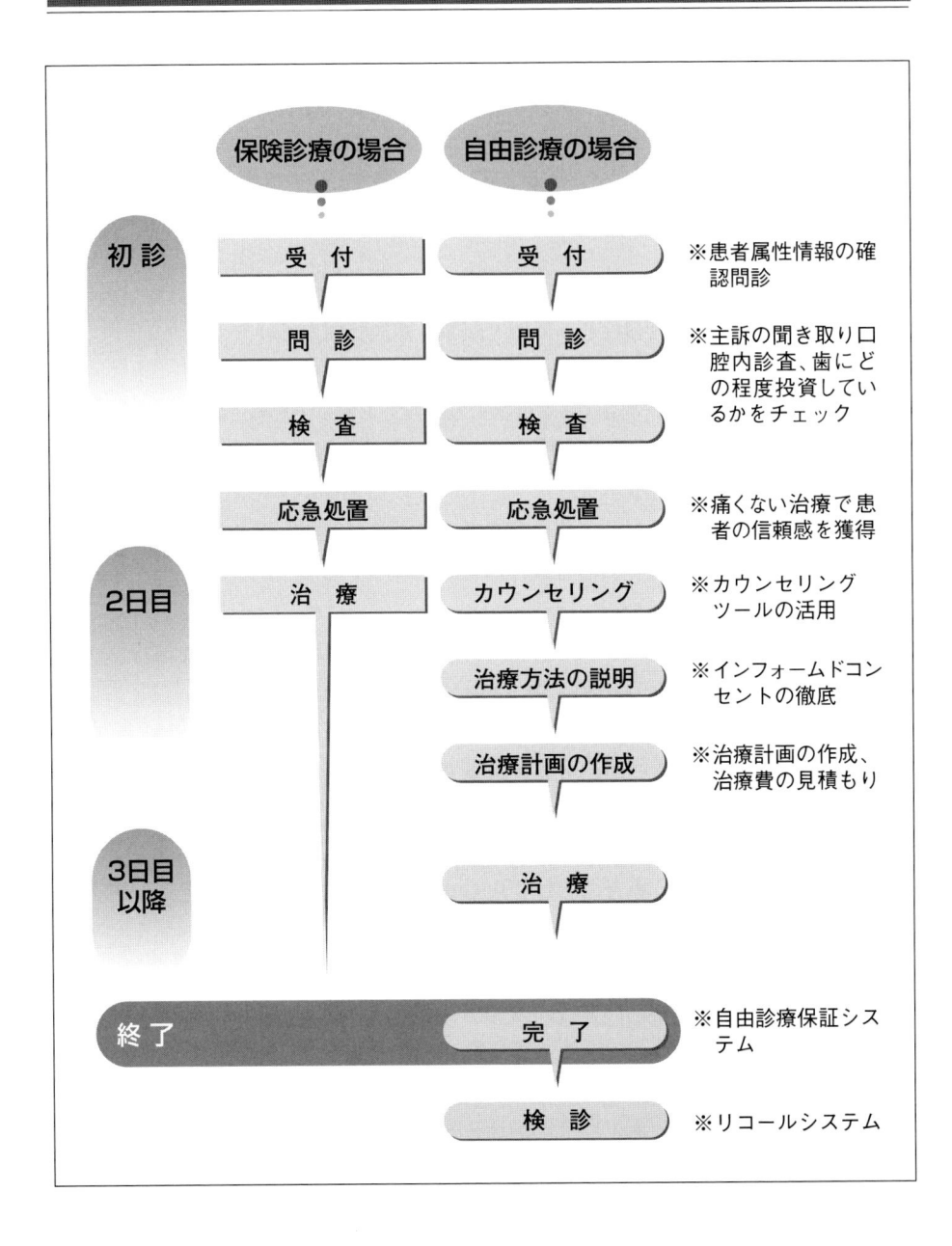

	保険診療の場合	自由診療の場合	
初診	受付	受付	※患者属性情報の確認問診
	問診	問診	※主訴の聞き取り口腔内診査、歯にどの程度投資しているかをチェック
	検査	検査	
	応急処置	応急処置	※痛くない治療で患者の信頼感を獲得
2日目	治療	カウンセリング	※カウンセリングツールの活用
		治療方法の説明	※インフォームドコンセントの徹底
		治療計画の作成	※治療計画の作成、治療費の見積もり
3日目以降		治療	
終了	完了	完了	※自由診療保証システム
		検診	※リコールシステム

自由診療のための診療システム構築のポイント

自由診療のための診療システムにおいて、各ステップにおける重要なポイントをあげると次のようになります。

① 受　　付：初診患者が来院した場合、保険証が重要な情報源となり、患者の住所、年齢、職業、家族構成などから、
　　▶どのような地域に住み（生活レベルを推測）
　　▶どのような会社に勤務しており（できれば職種・ポストも聞き取り、収入状態や自由診療の必要性を推測する）
　　▶どのような家庭環境にあるかといったことについて、患者属性情報を把握しておく

② 問　　診：患者の主訴について詳しい聞き取りを行い、
　　▶緊急患者か非緊急患者か
　　▶主訴部分がどの程度の症状にあるか
　　▶どのような（どの程度の）治療を望んでいるか
　　などについて確認し、治療の緊急度合いを見極め、患者のデンタルIQの程度を推測する

③ 検　　査：X線などの検査（現像）を行っている間に口腔内診査を行い、
　　▶どのような補綴物が装着されているかを確認することによって、患者が今まで歯に対してどの程度の投資をしてきたかを確認し、歯に対する投資可能な範囲を推測する

④ 応急処置：応急処置は初診患者が治療技術を判断する最初のステップで、
　　▶できるだけ痛くない治療を行うことで患者からの信頼感を獲得できるようにしなければならない

自由診療については歯科診療所がその責任を負わなければならず、自費治療部位についての保証制度が求められますが「**自由診療保証制度は自由診療移行率を高める効果が期待できる**」とともに、保証制度の前提条件として、「**自費治療部位の定期検診（リコール）の実施**」も必要となり、新しい診療システムの中にはリコールシステムも組み込んでおくことが求められます。

　こうした診療の流れと、自費保証制度やリコールシステムまで整備した診療システムを構築することによって、

> "歯に投資する"という観点から患者は治療方法を選択し、相応の費用負担を行い、完治するまで治療を継続する

という動機づけが可能になり、自由診療移行率を高めるためのシステムの体系化ができることになります。

1.1.2　自費切り換えのパターン分類

　自由診療のための標準的な診療システムについては**図1**に示したとおりですが、実際に保険診療から自由診療への切り換えを図る場合、大きく分けて次の3つに分類することができます。

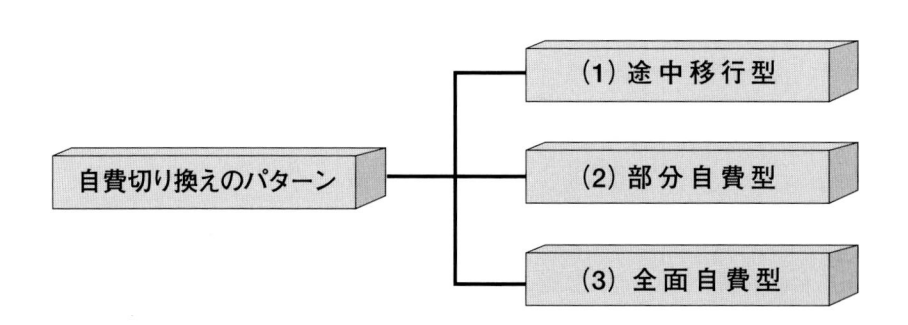

自費切り換えのパターン
- (1) 途中移行型
- (2) 部分自費型
- (3) 全面自費型

　各パターンの特徴や自費切り換えのポイントを整理すると、**表2**のようになります。

　自費切り換えに取り組むにあたっては、こうしたパターンのそれぞれの特徴や切り換えのポイント（表2）を把握し「**自院の診療方針に基づいて、主としてどのパターンを中心に自費率向上を図っていくのか**」ということを明

確にしたうえで、図2のようにそれぞれのパターンに適合した自費切り換えシステムを検討し、より効率的な自院独自の診療システムを設計していきます。

表2　自由診療の切り換えパターンの分類と特徴

パターン	特　徴	切り換えのポイント
（1）途中移行	補綴処置の段階で自由診療に移行するパターンで、最も一般的な自費切り換えのケース。保険診療（歯内療法）の終了時点で補綴物の保険診療と自由診療の違いを説明し自費切り換えを促進する。	保険診療の段階で、できるだけ痛くない治療を行う。補綴物の保険診療と自由診療の違いの説明は、3〜4回目の来院時（保険診療が終了する日）に行う。
（2）部分自費	自由診療による補綴を前提にしているものの、主に経済的要因によってすべてを自由診療でできない場合。患者が保険「本人」より、「家族」の方が多い場合に見られるケース。	患者の最も気になる部分の補綴を自由診療で行う治療計画を立て、他は保険診療にする。数年のスパンで徐々に部分自費を進め最終的に口腔内全部を自由診療にしていく。
（3）全面自費	初診から治療終了まで、すべて自由診療によるパターン。知名度の高い医師が、全面自費を打ち出し診療所側が患者を選択しているケース。	歯周病や総義歯など、特例の症例で行われているケースや、あらかじめ患者の同意のもとで全面自費で治療する場合もある。

図2　パターン別自費切り換えシステム

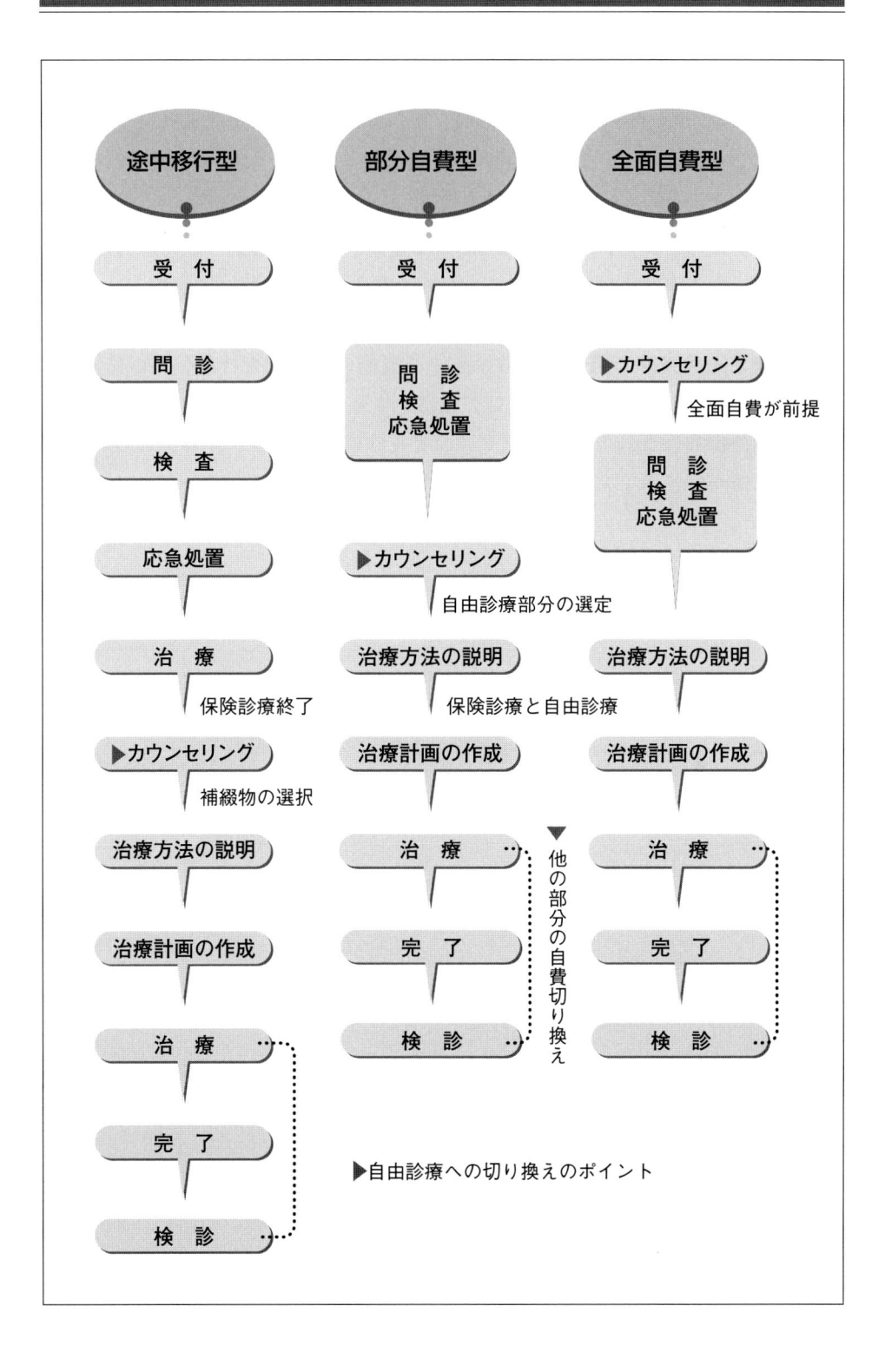

途中移行型
- 受付
- 問診
- 検査
- 応急処置
- 治療　※保険診療終了
- ▶カウンセリング　補綴物の選択
- 治療方法の説明
- 治療計画の作成
- 治療 …
- 完了
- 検診 …

部分自費型
- 受付
- 問診・検査・応急処置
- ▶カウンセリング　自由診療部分の選定
- 治療方法の説明　保険診療と自由診療
- 治療計画の作成
- 治療 …
- 完了
- 検診 …

▼他の部分の自費切り換え

▶自由診療への切り換えのポイント

全面自費型
- 受付
- ▶カウンセリング　全面自費が前提
- 問診・検査・応急処置
- 治療方法の説明
- 治療計画の作成
- 治療 …
- 完了
- 検診 …

1.2 自由診療スイッチング・システム

1.2.1 スイッチング業務マニュアルの作成

　自由診療移行率の向上を図るための診療システムを構築し、効率的に運営するにはあらかじめ自費切り換えのための業務標準化を行います。

　そのためには「**自由診療システムの各ステップにおける業務内容を明確にし、誰がその業務を担当するのかを決め業務の標準化を行う**」ことにより、自院独自の「自由診療スイッチング業務マニュアル」を開発していきます。

　自由診療移行システムの業務マニュアル作成について「システムのステップ」に基づいてポイントを解説していきます。

自由診療スイッチング業務マニュアル

システムのステップ		業務のポイント	担当	ツール
一日目	初診受付	1. 初診手続きを済ませる ＊緊急患者か非緊急患者かを確認し緊急患者の場合は歯科医師と相談 ▶受診申込書記入 ▶紹介カード、紹介者の確認	受付	カルテ 1）受診申込書 ●紹介カード
	初診案内	2. 治療システム、カウンセリングの説明をする（緊急患者の場合は省略） ▶「治療システムのご案内」を渡し、治療システムの説明 ▶「初診の方へのご案内」など初診患者向け啓蒙ツールを整備している場合は、待ち時間の間に通読を勧める ▶カウンセリングの役割を説明、希望するかどうかを確認 ＊希望しない患者は保険診療の流れに	同上	2）「治療システムのご案内」 3）「初診の方へのご案内」
	問診	3. 診察室に誘導、問診する ▶問診票に記入 ▶主訴、現病歴、既往症、家族歴、その他	担当医またはアシスタント	●問診票
	現症診査	4. 現症診査を行いカルテに記載する ▶視診、触診、打診等	担当医	
	検査	5. 検査をする ▶X線撮影、パノラマ式X線撮影、その他スタディ模型診査等の検査	担当医・アシスタント	
	処置	6. 緊急処置・基礎的処置等を行う ▶処置終了後に口腔清掃・衛生指導	同上	
二日目	カウンセリング受付検査	7. カウンセリング希望者の検査を行う ▶口腔内写真、歯型をとる ▶必要に応じて応急処置	担当医	●口腔写真

・273・

システムのステップ		業務のポイント	担当	ツール
三日目	検査結果説明	8. カウンセリング室に誘導し検査結果を説明する ▶写真・映像を見せながら分かりやすく説明	担当医または院長	4)口腔レポート ●口腔内VTR ●口腔写真 ●スタディモデル
	治療方法の説明	9. 治療方法のパターンを説明する ▶治療方法のパターン・カードを見せる「初診の方へのご案内」の該当頁を利用して説明	同 上	5)治療方法のパターンカード ●「初診の方へのご案内」
		10. 当該症例の治療例を示す ▶同じような症例の治療例の写真やイラストなどがあれば提示し、完治した状態をビジュアルに示す	同 上	●症例提示用写真、スライド
	費用関係の説明	11. 保険診療と自由診療の違いを説明する ▶保険診療と自由診療の治療方法・材料・治療費等の違いを説明 「初診の方へのご案内」の該当頁を利用して説明	同 上	6)保険・自費別治療方法の説明ツール ●「初診の方へのご案内」
	治療計画の提示	12. 治療スケジュールと費用を説明する ▶治療計画書に簡略に書き込んで説明 ▶保険診療と自由診療の治療期間の差、治療費用の差、耐用期間の差、審美性・咬合性の差などについて説明 ▶治療の進め方、来院回数を説明 ▶費用見積りを説明	同 上	7)治療計画書 8)費用見積書
	治療契約	13. 治療承諾書(治療申込書あるいは治療計画書を兼ねる)を発行、患者サイン ＊患者が決定を保留した場合は次回来院日に決着	アシスタント	9)治療承諾書（治療申込書）
	会計	14. 支払い方法を決める ▶支払い方法と支払い予定日を決定 ▶分割、ローンの取り扱い説明	会 計	10)支払い説明書 11)入金管理表 12)支払い計画書

システムのステップ	業務のポイント	担当	ツール
四日目以降	＊治療計画書に基づき治療を行う	担当医	13）自由診療移行管理表
治療完了	15. 治療完了 ▶治療完了した状態の口腔写真を撮る	担当医またはアシスタント	●口腔写真
	16.「治療完了通知書」を発行する ▶初診時の写真と治療完了時の写真が対比できる形で「治療完了通知書」を作成	同　上	●治療完了通知書
アフターケアの説明	17.「治療完了通知書」にアフターケア事項を記入する	同　上	
	18.「治療完了通知書」を患者に見せ内容を説明、通知書を手渡す	同　上	
リコール第一回目のアポイント	19. リコール・システムについて説明する ▶第一回検診日を決める	同　上	14）リコール予定表 15）リコール管理表 16）自由診療保証書 17）リコール・カード
	20. 保証書（リコール・カード）と紹介カードを発行する ▶保証内容について説明（リコールの重要性を強調）	受　付	
会計	21. 会計 ▶残金精算 ▶入金予定日確認	会　計	●紹介カード
リコール	22. 定期検診 ▶予後観察・調整、定期検診、救急処置 ▶プラーク・コントロール	担当医 歯科衛生士	18）プラーク・コントロールシート

1.2.2　自由診療スイッチング・ツールの整備と活用

　自費切り換えを促進するうえで重要なポイントとなるのは「患者に対して十分な情報を提供し、自由診療を含めて最適な治療方法を患者に選択させる」ということですが、そのためには「スイッチング・システムの各ステップにおいて、患者啓蒙のためのツール類を活用し、情報の提供とともに患者のデンタルIQを高める」ということがポイントになり「自由診療スイッチング・ツール」類を体系的に整備しておくことが求められます。
　このツール類を整理すると次の3つに大別できます。

> **POINT　●自由診療スイッチング・ツールの体系的整備**
> ① 患者啓蒙ツール（患者のデンタルIQを高め自費切り換えを促進するためのツール）
> ② 治療内容説明ツール（治療内容や費用の違いなどを説明するためのツール）
> ③ 自由診療促進ツール（患者の費用負担に対する制約を緩和するためのツール）

　次に「スイッチング業務マニュアル」に基づいて各ステップに必要なツール類について解説し、各ツールの事例を列挙しておきます。

自由診療スイッチング・ツールの種類と活用方法

	ツールの種類	内　容	利用法	事例
初診受付	1)受診申込書	患者の情報や、現症の確認、紹介の有無と認知理由、治療に関する希望、来院しやすい時間帯等の確認	初診受付時に記入してもらい、記入漏れがないかをチェックする	事例1
初診案内	2)「治療システムのご案内」	自院の治療システムを分かりやすく解説	初診受付時に手渡し口頭で説明する	事例2
初診案内	3)「初診の方へのご案内」	自院の治療システム、歯に関する情報、治療方法の違い、費用の違い等を分かりやすく解説	初診受付時に手渡し待ち時間に通読してもらう 治療説明時にも該当ページを説明ツールとして利用する	事例3
カウンセリング	4)口腔レポート	むし歯や歯槽膿漏などの状態を報告し、どの部位にどのような治療が必要であるかを説明	カウンセリング時に口腔検査の結果について、患者にレポートを渡して説明する	事例4
治療方法の説明	5)治療方法のパターンカード	むし歯・歯槽膿漏等の症状別、義歯・ブリッジ等の治療方法別に分かりやすく解説したパターンカード	治療方法の説明時に該当するカードを活用する	事例5
治療方法の説明	6)保険・自費別治療方法の説明	自由診療と保険診療の材料の違い、それぞれの特徴（メリット・デメリット）、概算治療費の違いを治療方法別に一覧表で解説	同上	事例6
治療方法の説明	7)治療計画書	歯の状態の図説、むし歯・歯槽膿漏等の進行状況の説明、治療方法と治療部位の説明、治療費・治療期間の見積り	同上	事例7
治療方法の説明	8)自由診療見積り書	処置方法、使用材料の種類、部位、処置本数等の内訳金額と合計見積り金額	同上	事例8
治療契約	9)治療承諾書（「自由診療見積り書」兼用）	自由診療見積り書に、治療説明日・契約日・セット日・入金予定日・入金日の各欄を設定	自由診療見積り書利用フロー図	事例9
治療契約	10)自費支払い説明書	自院の自費支払い方法を説明したもの	会計時にスタッフが説明書を手渡し説明する	事例10
治療契約	11)入金管理表	患者氏名、治療部位、処置内容、契約日、合計金額、入金予定日（各回）、入金確認等の欄を設定した一覧表	会計時にスタッフが記入し、支払い予定日と支払い金額を説明する	事例11
治療契約	12)自費支払い計画書	「治療承諾書」と別に、支払い予定日と支払い金額を記入した計画書を患者に手渡しておいてもよい	会計時にスタッフが記入し、支払い予定日と支払い金額を説明し手渡す	事例12

	ツールの種類	内　容	利用法	事 例
治療完了	13）自由診療移行管理表	自由診療移行患者の氏名、支払い予定日・金額等の一覧表	自由診療移行状況の管理データとする	事例13
	14）自由診療保証書	自由診療部位、保証規約、保証期間等について説明	治療完了時に担当医が説明し手渡す	事例14
	15）リコール予定表（「自由診療保証書」兼用）	「自由診療保証書」にリコール予定日・検診実施日の記入欄を設定	定期検診の必要性を強調する	事例15
	16）リコール管理表	リコール患者氏名、来院予定日、リコールカード送付予定日、送付確認の記入欄を設定	「リコール予定表」から、リコールカード発送予定日を転記する	事例16
検診	17）リコールカード	時候の挨拶を交えながら、検診の重要性を強調した自院独自のものを作成	リコール管理表に基づき送付する	事例17
	18）プラークコントロール・シート	検診時にプラークコントロールについて所見報告	プラークコントロールについて説明し、歯科衛生士がブラッシング指導を行う	事例18

自由診療スイッチング・ツール　事例①：受診申込書

受診申込書

平成　年　月　日

フリガナ		生年月日	明 大 昭 平　年　月　日	性別	男 女	
お名前						
ご住所	〒　　　　　区・市・郡　　　　町　TEL　（　）					
ご勤務先	TEL　（　）					

どうなさいましたか	1) 歯がいたい（しみる、ズキズキいたい、かむといたい、はれた、その他（　　　　　　　　　　）） 2) 義歯があわない ／ 義歯をいれたい 3) 歯の掃除をしてほしい 4) 歯並びが悪い 5) 検診をしてほしい 6) その他（　　　　　　　　　　）
当院は初めてですか	□ はじめて　　□ いいえ
どなたかのご紹介ですか	□ はい　ご紹介者名（　　　　　　　　） □ いいえ　　紹介カード　□ 有　□ 無
当院をお知りになった理由は	□ 看板を見て　□ 建物を見て　□ 家族から聞いて □ 知人から聞いて　□ 電話帳を見て　□ ホームページを見て □ その他（　　　　　　　　　　）
治療についてご希望がございましたらどうぞ	□ 　　月　　日までに治療を終えてほしい □ 一度にたくさん治療し、来院回数を少なくしたい □ 笑気麻酔を使用してほしい □ 極端に"こわがり"なので、注意してほしい □ その他（　　　　　　　　　　）

来院されやすい時間帯に、線を入れてください
8:00　10:00　11:00　12:00　13:00　14:00　15:00　16:00　17:00　18:00　19:00　20:00

特に来院されやすい曜日があれば印をつけて下さい
□ 月　□ 火　□ 水　□ 木　□ 金　□ 土　□ 日

その他に、ご相談などがございましたら何でもお書き下さい。

医療法人社団　〇〇会　□□歯科医院

医院記入例

痛みはいつからか	□ 今日はじめて　□ 　　日前から　□ ずっと前から □ 時々痛んだ
昨夜は	□ 痛くなかった　□ 痛いが眠れた □ 眠れなかった　□ 薬を飲んだ　（薬の名前：　　　）
今は	□ 痛くない　□ 少し痛い　□ ひどく痛い
痛み方は	□ ズキズキ痛い　□ ズーっと痛い　□ 歯を合わせると痛い □ 痛んだり止んだり　□ その他（　）
冷たいものは	□ しみる　□ しみない
熱いものは	□ しみる　□ しみない
その他	

①　　　　　　　　　　
②　　　　　　　　　　
③　　　　　　　　　　
④　　　　　　　　　　
⑤　　　　　　　　　　

□□歯科医院

自由診療スイッチング・ツール事例②：治療システムのご案内

当院の治療システムをご説明します

初診

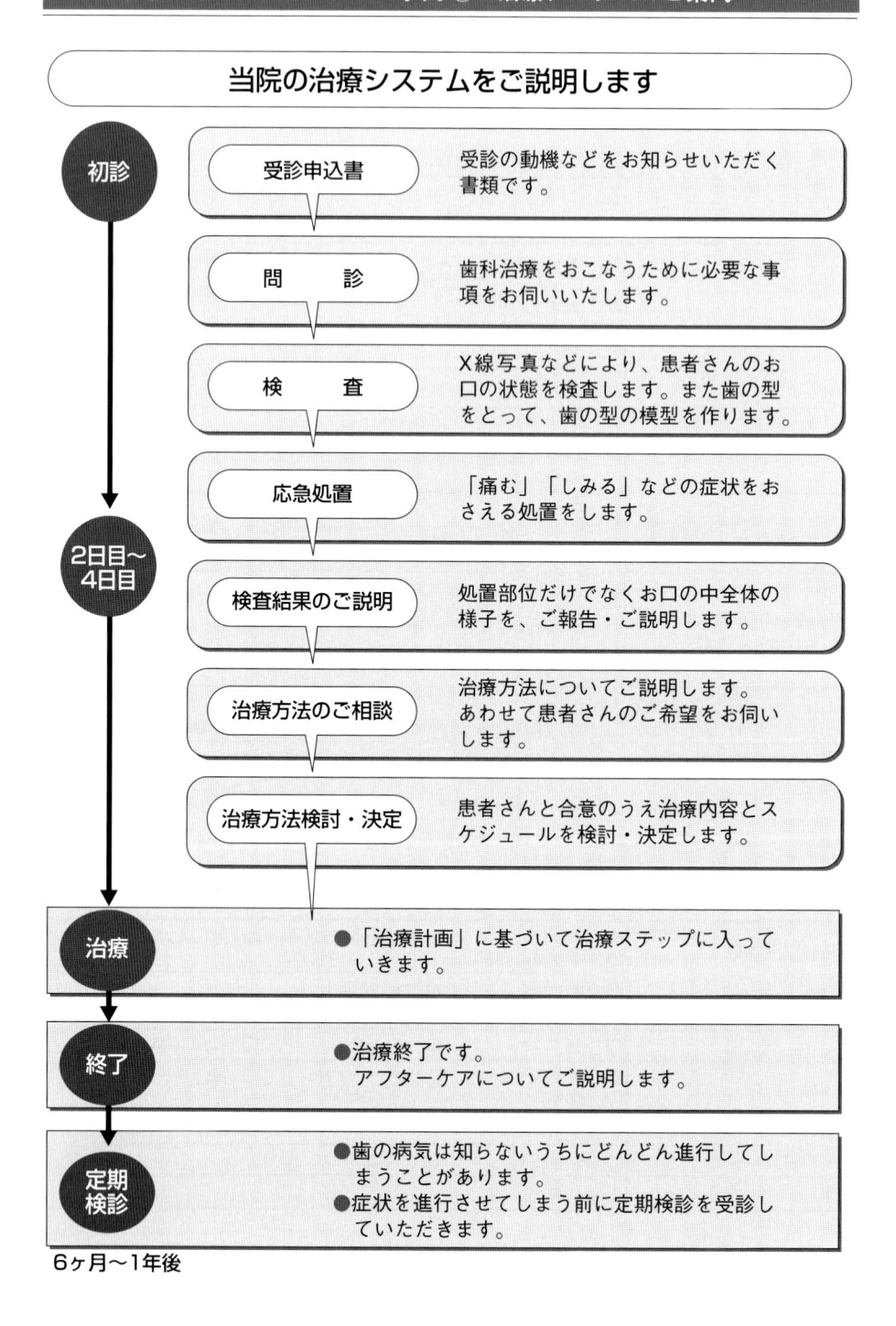

- 受診申込書 — 受診の動機などをお知らせいただく書類です。
- 問　　診 — 歯科治療をおこなうために必要な事項をお伺いいたします。
- 検　　査 — X線写真などにより、患者さんのお口の状態を検査します。また歯の型をとって、歯の型の模型を作ります。
- 応急処置 — 「痛む」「しみる」などの症状をおさえる処置をします。

2日目〜4日目

- 検査結果のご説明 — 処置部位だけでなくお口の中全体の様子を、ご報告・ご説明します。
- 治療方法のご相談 — 治療方法についてご説明します。あわせて患者さんのご希望をお伺いします。
- 治療方法検討・決定 — 患者さんと合意のうえ治療内容とスケジュールを検討・決定します。

治療
- ●「治療計画」に基づいて治療ステップに入っていきます。

終了
- ●治療終了です。アフターケアについてご説明します。

定期検診
- ●歯の病気は知らないうちにどんどん進行してしまうことがあります。
- ●症状を進行させてしまう前に定期検診を受診していただきます。

6ヶ月〜1年後

したがって初診の方には、お時間を多めにとらせていただいています。
この機会に、少し「歯」のことに耳を傾けてくださいませんか？
毎日おいしい食生活をおくるために、あなたのほんの少しのお時間を…。

自由診療スイッチング・ツール事例③：初診の方へのご案内

初診の方へのご案内

○○歯科医院

【目　　次】

1. 当院の治療システム　　　　　　　　　　　　P○
2. 治療内容の例　　　　　　　　　　　　　　　P○
　　2-0　歯の構造　　　　　　　　　　　　　　P○
　　2-1　浅いむし歯の場合　　　　　　　　　　P○
　　2-2　神経を取り除く場合　　　　　　　　　P○
　　2-3　歯槽膿漏の場合（歯槽膿漏の症状）　　P○
　　2-4　抜く場合　　　　　　　　　　　　　　P○
3. 保険診療と自由診療の違いについて　　　　　P○
　　3-0　保険診療と自由診療、何かご存知ですか　P○
　　3-1　臼歯部の治療①（インレー＝つめる治療）　P○
　　3-2　臼歯部の治療②（クラウン＝かぶせる治療）　P○
　　3-3　前歯の治療　　　　　　　　　　　　　P○
　　3-4　義歯（入れ歯）　　　　　　　　　　　P○
　　3-5　ブリッジ①（前歯の場合）　　　　　　P○
　　3-6　ブリッジ②（臼歯の場合）　　　　　　P○

自由診療スイッチング・ツール事例 ④：口腔レポート

お口のノート

No.＿＿＿＿

　　　　　　　　　様　　　　男・女　　　歳

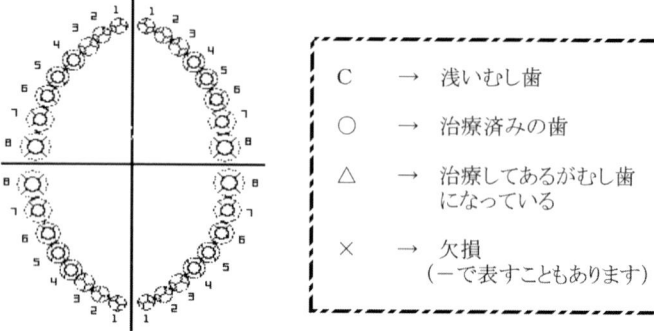

- C　→　浅いむし歯
- ○　→　治療済みの歯
- △　→　治療してあるがむし歯になっている
- ×　→　欠損
（－で表すこともあります）

	治療内容	部位	治療回数
①			1回・2回・3～4回・5～6回・7回以上
②			1回・2回・3～4回・5～6回・7回以上
③			1回・2回・3～4回・5～6回・7回以上

あなたのお口の中には

（　　）むし歯があります。　　　　　　　　　（　　　　本）

　　　　C1＝　つめる処置。1回の通院でOK
　　　　C2＝　つめる、かぶせる処置。2回通院
　　　　C3＝　神経をとる処置。5～6回通院
　　　　C4＝　抜歯またはさし歯をつくる処置。

（　　）前に治療した歯がまたわるくなっています。
　　　　再治療した方がよいでしょう。　　　（　　　　本）

（　　）歯ぐきの病気があります。

　　（　　　）歯肉炎
　　（　　　）歯槽膿漏
　　　　　　（　　）P1＝　初期
　　　　　　（　　）P2＝　中程度
　　　　　　（　　）P3＝　要注意
　　　　　　（　　）P4＝　末期（ぐらぐらな状態）

（　　）歯石をとる必要があります。

（　　）歯が抜けているところがあります。（　　　本）

（　　）歯や歯ぐきの病気は全くありません。
　　　　お手入れを続け、今の状態を保って下さい。

食後にはきちんと歯みがきをしましょう！

平成　　年　　月　　日　　　歯科医院 TEL＿＿＿＿＿＿＿

自由診療スイッチング・ツール事例 ⑤：治療方法のパターンカード

カウンセリング・ノート

クラウン

▶クラウンとはどんな治療？

大きなむし歯を治療した時に残っている歯を保護するために、すっぽりと冠をかぶせてしまう治療です。
かぶせる材料によって、耐久性、審美性（美しさ）が異なります。

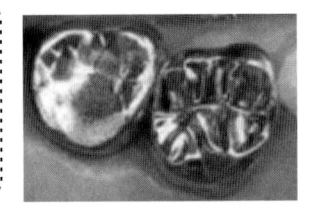

▶保険診療のクラウンは？

◆白いクラウン
保険の適用範囲は小臼歯までで、5色から選びます。
変色しやすく、割れやすいうえに、入れ歯にした時に、バネがかけられません。

◆銀色のクラウン
パラジウム合金を使います。

▶保険外診療のクラウンは？

「保険」の制約をはずすと、「自然の歯により近い色と硬さ」を選ぶことができます。

◆歯と同じ色の場合
メタルボンド・ポーセレン冠＝金属のフレームにセラミックを焼き付けて作ります。
自然な色が出せます。金属は3種類から選べます。

◆金属の場合
①白金加金＝白金（プラチナ）を加えた金
②18金

▶クラウンを選ぶときのポイントは？

歯の全体を包み込みますので、見た目と、耐久性、そして金属の人体への影響度を考えて選んで下さい。

自由診療スイッチング・ツール事例⑥:保険・自費別治療方法の説明

臼歯部の治療① (インレー=つめる治療)

むし歯で穴があいた部分、欠けた部分を詰める治療です。

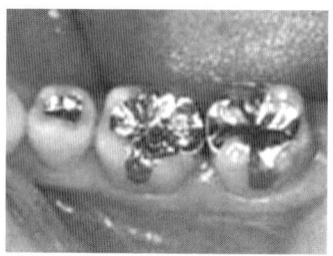

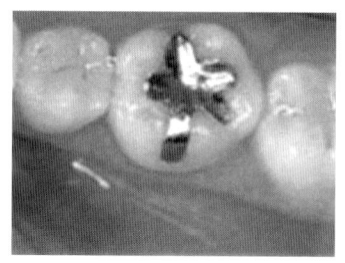

保険診療では…

保険診療では、金銀パラジウム合金・ニッケルクロム合金・銀合金などが認められていますが、当院では、その中で強度に優れ変色しにくく、金属アレルギーの起こりにくい「金銀パラジウム合金」を使用しています。
費用は、500～3,000円程度です。
ただ、**金属色（銀色）なので、見た目がよくないといえます。**

保険外診療では…

保険外診療では「より精密な処置」ができる材料を選ぶことができます。

①20金
  ▶金属アレルギーが起こらない
  ▶適合度が高い
  ▶抜群の耐蝕性があり、ほとんどの酸、アルカリにおかされない

自由診療スイッチング・ツール事例⑦：治療計画書

治療計画書　　平成　年　月　日

お名前		男・女	カルテNp.	
明・大・昭・平　　年　月　日生（　才）			担当医	

1. あなたの歯はこうなっています

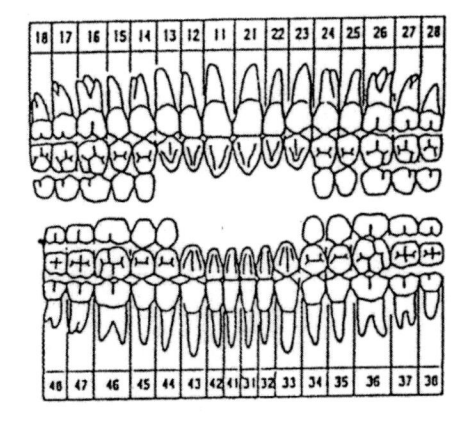

右側上顎		左側上顎	
11		21	
12		22	
13		23	
14		24	
15		25	
16		26	
17		27	
18		28	

右側下顎		左側下顎	
41		31	
42		32	
43		33	
44		34	
45		35	
46		36	
47		37	
48		38	

2. 治療手順

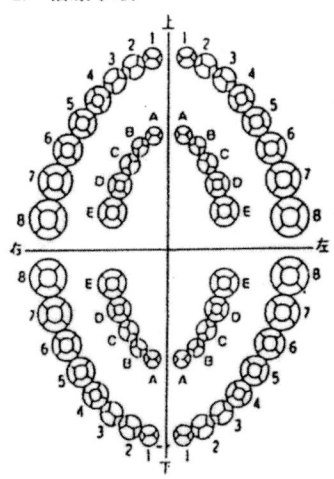

日	部位	治療内容	時間
／			
／			
／			
／			
／			
／			

自由診療スイッチング・ツール事例⑧：自由診療見積り書

保険外診療のご案内

様　　歯科医師名

No. 種類	材質	材質のご説明	金額(税込)	部位	本数	小計金額	備考
インレー	ゴールド 20K	変色がなく、歯質との適合が非常によく生体との親和性がよい。金属アレルギーがない。	20,000〜30,000	87654321｜12345678 87654321｜12345678			
	ポーセレン	歯質と同色で審美性が良好。	30,000〜50,000	87654321｜12345678 87654321｜12345678			
	ゴールド 40K	全体の金属の中に40%の金属が含まれ、生体との親和性がよい。	30,000	87654321｜12345678 87654321｜12345678			
	ゴールド20K	変色が無く、歯質との適合が非常によく生体との親和性がよい。	50,000	87654321｜12345678 87654321｜12345678			
クラウン	メタルボンド	歯質と同色で審美性が良好。	75,000	87654321｜12345678 87654321｜12345678			
	ハイブリッドセラミック	金属を使用しないので変色や金属アレルギーが少ない。	40,000〜100,000	87654321｜12345678 87654321｜12345678			
	ジルコニアセラミック	割れにくく、ほとんどの部位に使用できる。	100,000〜	87654321｜12345678 87654321｜12345678			
義歯	金属床	床の部分が金属でできており、保険の義歯より薄く、強く、適合にすぐれ熱伝導がある。	150,000〜500,000	87654321｜12345678 87654321｜12345678			
	アタッチメント	歯が固定され安定感があり、噛みごたえがある。	要相談	87654321｜12345678 87654321｜12345678			
	ソフトデンチャー	痛みが少なく、金具を使用しないため、見た目が綺麗。	200,000〜	87654321｜12345678 87654321｜12345678			
インプラント			150,000〜	87654321｜12345678 87654321｜12345678			

ご説明日	ご契約日	セット予定日	セット日	ご入金予定日	ご入金日
/	/	/	/	/	/

合計：　　　　　円

※治療費は型どりまでにお支払いください。ローンのお取り扱いもしておりますのでご相談ください。
※歯の状態によって治療方法、費用等が変わることもあります。

自由診療スイッチング・ツール事例 ⑨：治療承諾書

自由診療お見積書

| No. | お名前 | 様 | | | 平成　年　月　日 |

種類	材質	金額(税込)	部位	本数	小計金額	備考
インレー	金(単)	20,000	87654321ǀ12345678 87654321ǀ12345678			
	金(複)	30,000	87654321ǀ12345678 87654321ǀ12345678			
クラウン	メタルボンド (パラジウム合金)	65,000	87654321ǀ12345678 87654321ǀ12345678			
	メタルボンド (白金加金)	75,000	87654321ǀ12345678 87654321ǀ12345678			
	パラジウム合金 40%	30,000	87654321ǀ12345678 87654321ǀ12345678			
	金	50,000	87654321ǀ12345678 87654321ǀ12345678			
義歯	金属床 (Co-Cr)	200,000	87654321ǀ12345678 87654321ǀ12345678			
	金属床 (チタン合金)	300,000	87654321ǀ12345678 87654321ǀ12345678			
	金属床 (白金合金)	500,000	87654321ǀ12345678 87654321ǀ12345678			
コーヌス		250,000	87654321ǀ12345678 87654321ǀ12345678			
ポーセレン ベニア		40,000	87654321ǀ12345678 87654321ǀ12345678			
ブリッジ	メタルボンド		87654321ǀ12345678 87654321ǀ12345678			
	金		87654321ǀ12345678 87654321ǀ12345678			

合計:約　　　　円

ご説明日	ご契約日	セット予定日	セット日	ご入金予定日	ご入金日	担当者名
/	/	/	/	/	/	

以上、お見積り申し上げます。
なお、歯の状態によって治療方法、費用等が変わることもあります。

自由診療スイッチング・ツール事例 ⑩：自費支払い説明書

自由診療を受けられる患者さんへ

▶当院では、自由診療のお支払いについては次のようにお願いしております。

印象時（治療箇所の型をとったとき）に、総治療額の3分の1をお支払いください。

残額は、次の方法から選んでお支払いください。

▶残額のお支払い方法

① 一括払い

　補綴物をセットするまでにお支払いください。

② 分割払い

③ ローン

▶詳しくは、受付でお尋ねください。

〇〇歯科医院

自由診療スイッチング・ツール事例⑪：入金管理表

月度入金予定表　No._____

患者名	歯科医師名	予定額	日付	実入金額	日付	実入金額
			/		/	
			/		/	
			/		/	
			/		/	
			/		/	
			/		/	
			/		/	
			/		/	
			/		/	
			/		/	
			/		/	
			/		/	
			/		/	
			/		/	
			/		/	
			/		/	
			/		/	
			/		/	
			/		/	
			/		/	
	計					

自由診療スイッチング・ツール事例⑫：自費支払い計画書

ご入金方法について

◆治療費用のご入金方法は、基本的に次の方法でお願いしております。
　（消費税は、その都度別途頂戴いたします。）

治療費用が20万円までの場合

① 治療初日に　　　　　　　　￥20,000−
② 次月治療日　　　　　　　　残　額

治療費用が20万円以上の場合

① 治療初日に　　　　　　　　￥20,000−
② 次の月の1日から15日の　　￥20,000−　ずつ
　　間の治療日に
③ 以降、毎月1日から15日の　￥20,000−　ずつ
　　間の治療日に
④ セット日に　　　　　　　　残　額

_____ 様　の場合

療費総額　￥_____

	お支払い予定日	金　額
1回目	平成　　年　　月　　日	￥20,000
2回目〜　回目	平成　　年　　月　　日 平成　　年　　月〜　　月初旬	
回目	平成　　年　　月頃	

自由診療スイッチング・ツール事例⑬：自由診療移行管理表

自由診療 契 約 表　　No.

患者名	歯科医師名	契約日	契約額	入金日①	入金日②	入金日③	ローン契約	入金日
計								

自由診療スイッチング・ツール事例 ⑭：自由診療保証書

保 証 書

No.＿＿＿＿＿

　　　　　　　昭和
　　　　様　平成　　年　　月　　日生まれ

・治療完了日より2年間、別紙の自費治療補綴物につき、無料保証いたします。
・ただし口腔内のメンテナンス及び検診のため、6ヶ月に一度ご来院いただくことを条件といたします。
・保証内容についてのご質問は、いつでも受け付けております。

　　　　　　　　　　○○歯科医院
　　　　　　　　　　電話 ＊＊－＊＊＊＊－＊＊＊＊

自由診療スイッチング・ツール事例 ⑮：リコール予定表

自由診療における補綴物の保証について

		No.	様
1	平成　年　月　日～平成　年　月　日		
2	平成　年　月　日～平成　年　月　日		
3	平成　年　月　日～平成　年　月　日		
4	平成　年　月　日～平成　年　月　日		
5	平成　年　月　日～平成　年　月　日		
6	平成　年　月　日～平成　年　月　日		

●保証規約

（1） 左記診療については、当院が責任をもって診療したものであります。したがって、この診療について保証期間中（2年間）における通常使用で破損や脱落等の不具合が生じた場合、この保証書をお持ち下されば、補綴物に関して無料にて修理や再装着、再製作をさせていただきます。なお、補綴物の破損以外のトラブルに関する治療費については申し受けできないことがあります。

（2） ただし次のような場合には、保証期間内であっても、修理や再装着、再製作は一部または全部有料となりますので御注意下さい。
　① あなたの重大な不注意や外傷など明らかに当院の責任でない場合。
　② 無理な使用や、当院の指示に従わない状態での使用。リコール(定期検診)に応じて下さらない場合が、これに相当します。
　③ 診療時に全く予測し得ない口腔状態の変化によるもの。

（3） この保証書は保証期間中は大切に保管して下さい。また、定期検診の際に検印を受ける必要がありますので、その際にも必ず御持参下さい。

●リコール（定期検診）

1	2	3	4	5	6
7	8	9	10	11	12

○○歯科医院
電話 ＊＊－＊＊＊＊－＊＊＊＊

自由診療スイッチング・ツール事例⑯：リコール管理表

リコールハガキ発送先リスト

	月		月		月		月		月		月	
		通		通		通		通		通		通
発送数		発送数		発送数		発送数		発送数		発送数		

自由診療スイッチング・ツール事例 ⑰：リコールカード

【 定期検診のご案内 】

拝啓　時下、益々ご清祥のことと存じます。
　あなたの治療が終了してから○ヶ月たち、お約束しておりました定期検診ならびに口腔清掃の時期がまいりました。
　お約束の日時は下記の通りになっております。
診察券をお確かめの上、ご来院くださいませ。

　あなたの歯の健康のために、お待ちしております。

敬具

記

　　月　　日　　曜日　　　時から
保険証と診察券をお持ちください。
ご都合の悪い場合はお電話をお願いします。
　　　　　　○○歯科医院
　　　　　　院長
　　　　　　〒
　　　　　　電話

【 定期検診のご案内 】

前略
　　○○様が治療を終了されてから
　　○ヶ月が過ぎました。お口の健康状態は良好でしょうか？

　治療後の定期検診をする時期がやってまいりましたのでお知らせいたします。
　定期検診はお口の健康に非常に大切なものです。

草々

お電話ください。日時をお約束いたします。
　　　　　　平成　　年　　　月　　　日
　　　　　　◆◆歯科医院
　　　　　　〒
　　　　　　電話

自由診療スイッチング・ツール事例⑱：プラークコントロール・シート

PLAQUE CONTROL SHEET	BRUSH No.	NAME	DATE
		男・女	・　・

3回目　（　／　）															
2回目　（　／　）															
1回目　（　／　）															
	18	17	16	15	14	13	12	11	21	22	23	24	25	26	27	28

上顎

右　　　　　　　　　　　　　　　　　　　　　　　　　　　　　　　左

下顎

1回目　（　／　）															
2回目　（　／　）															
3回目　（　／　）															
	48	47	46	45	44	43	42	41	31	32	33	34	35	36	37	38

《歯槽膿漏と歯周ポケット》
歯と歯ぐきの間には歯周ポケットという溝があります。これは、文字通り歯のまわり全体にあります。歯槽膿漏が進行するとき、この歯周ポケットも深くなっていきます。上記の数値は、あなたの歯周ポケットの深さ（単位：mm）を表しています。

> ※　1～2mm ……… 健康な状態の歯ぐきです。清掃状態も良好です。
> ※　3～4mm ……… 時々出血したり、赤くなったり炎症を起こしています。正しくブラッシングすれば、早期に治るでしょう。
> ※　5mm以上 …… かなり歯槽膿漏が進行しています。数字が大きくなるにつれ、歯がぐらぐら動いたり、腫れたり、痛むこともあるでしょう。早く適切な処置をしないと手遅れになります。

歯ブラシ_____
回／日_____　　時間　　　　分　　歯磨剤　　有・無
OBS_____
_____
_____

カウンセリング・ルームの演出

　自由診療への切り換えを図るうえで最も重要なステップになるのがカウンセリングですが、このカウンセリングを効果的に行うためにはカウンセリング専用の部屋を設置するのが望ましく、部屋の大きさや室内の机・椅子などの配置にも十分に注意を払う必要があります。

　カウンセリング・ルームが広すぎれば、患者と歯科医師が親密に話をするに適さず、狭すぎれば患者は圧迫感を感じ拒絶的な態度を取りがちになってしまいます。

　一般的には「部屋のスペースは、大人2、3人が入れば十分」ですが、部屋の中での患者と歯科医師の座る椅子の位置関係には特に注意すべきで、一般的に次のようなことがいえます。

- ▶机を隔てて対峙する形で座ると緊張感が取れにくい
- ▶同じ対面する形でも机がないほうが緊張感は少なくなるが、正対した位置関係より互いの椅子の方向を少しずらした配置のほうが好ましい
- ▶椅子を横並びにして座った場合親近感のもてる位置関係になるが、親密度が低い場合は緊張感を生む
- ▶机の1つの角を囲む形で患者と歯科医師が90°の位置関係にある場合、圧迫感が少なく適度な親密感を抱くことができる

　こうした基本的な原則を踏まえたうえで室内の椅子の配置等を決め、整理整頓・清掃に留意し清潔感のある部屋を演出しなければなりません。

　また、専用のカウンセリング・ルームが確保できない場合でもチェアの上で説明を行うのは避け、診察室の一角を利用するなどの工夫が必要です。

1.2.3 治療計画書作成マニュアル

　自費カウンセリングにより患者に対して十分な説明がなされたら、次のステップとして、「**患者が納得できる治療計画書を提示し、自由診療への切り換えを図る**」ことになります。

　この治療計画の策定は、歯科診療所の自由診療における治療技術レベルが反映され、この治療計画が患者の納得を得られるものでなければ自由診療移行率の向上は望めません。

　治療計画の立案にあたっては、次のようなポイントを踏まえたうえで進めていかなければなりません。

> **POINT** ●治療計画の立案にあたって大切なことは……
> ①患者の現症はどのような状態にあり、患者の主訴は何か
> ②自費切り換えのパターンとして「移行型」か「部分自費型」にするのか、あるいは「全面自費型」か
> ③患者の症状に対して、どのような治療方法が考えられるか（複数の治療方法）
> ④それらの治療方法の中で患者に最も適していると考えられるのはどれか
> ⑤その治療方法は費用面で患者にとって適正な範囲にあると考えられるか
> ⑥どれぐらいの治療時間がかかりそうか
> ⑦どのような治療手順がよいと考えられるか

　診療業務の効率化という視点から「患者にとって"**最適で最善の方法**"と**考えられる治療計画が、どの患者に対しても（どの歯科医師でも）効率的に策定できるようにするため、標準的な治療計画策定マニュアルを整備する**」ことが求められます。

　以下、治療計画書作成マニュアルの事例を参考にしてください。

治療計画書作成マニュアルの事例

治療計画書の記入方法　No.1

項目(欄)		記入方法	留意点・利用方法
〈主訴〉		①各主訴の頭に日付を記入する。 ②患者から主訴を聞き取り、第一主訴から順に記入する。 ③主訴欄に記入のある場合は、前回の処置によって痛みや腫れ「しみる」などの症状が消退したかを聞き取り、消退項目については、 ▶鉛筆線を引き、 ▶その1行下の月日（例：2／18）と症状緩和の状態を記入する	＊黒鉛筆で記入すること。 ＊日付記入例：（2／15）
〈部位〉	院長	▶各略号に該当する部位の番号を○で囲む。 ▶処置の必要な部位を赤丸で囲む。 ▶処置の終わった部位については赤丸を塗りつぶす。 ▶診断に誤りや変更があると考えられる部位については、赤丸の上から×印をつける。	＊除石、Pcur時には精密に診査すること。 〈略号一覧〉 C ：むし歯（カリエス） add.C：追加のむし歯 Dis ：不適合 Endo ：抜髄、感染根管処置 Ext ：抜歯 Mt ：欠損歯
(1) C		▶口腔診査後、面の略号も記入する。 　▶上顎：部位番号の上に記入 　▶下顎：部位番号の下に記入 ①1窩洞（ひとつのむし歯）が複数面にまたがる場合 　面の略号を並列で列記する。 　（例：BD、BDL等） ②1歯に複数の窩洞（むし歯）がある場合 　面の略号を縦に列記する。 　　　　　B 　（例：B、　M　等） 　　　　　L、　D	〈面の略号〉 B ：頬側 L ：舌側 M ：近心面 D ：遠心面

治療計画書作成マニュアルの事例

治療計画書の記入方法　No.2

項目(欄)	記入方法	留意点・利用方法
(2) add C	▶C処置をした後で見つかったCについて記入する。記入方法はC欄と同様。	
(3) Dis	▶口腔検査の後、Inlay、Onray、複合レジン充填、アマルガム充填、前歯歯冠修復Crown、Bridgeに関して適合のよくない箇所の部位番号を○で囲む。	
(4) Endo	▶検査の結果、抜髄や感染根管処置の必要がある歯について記入する。 ▶以下のような抜髄処置の場合があるので注意する。 ①むし歯であっても、軟化牙質を除去した段階で抜髄処置に切り換える場合がある。 ②Bridgeの支台歯にするため、便宜的に抜髄する場合がある。 ③痛みのある感染根管以外にDental－Xrayに映った根尖部の透過像や根充剤の状態を確認した上で、感染根管処置を行う場合がある。	
(5) Ext	▶以下の場合に記入する。 ①１歯単独でFCKなどの歯冠修復が困難な歯（病名：C4、per） ②Pの動揺が激しく、咬合時に疼痛を伴うもの（病名：P4） ③充填処置が困難で、咬合に関与しない智歯（病名：C、pul、per） ④（歯牙崩壊の程度により判断して）むし歯以上の病名をつけなければならないような状態で、咬合に関与しない智歯	
(6) Mt	▶記載不要	

治療計画書作成マニュアルの事例

治療計画書の記入方法　No.3

項目(欄)		記入方法	留意点・利用方法
〈診療手順〉	院長	①部位欄のCからExtまでの部位に赤○印をつける。 ②診療手順を決める。 ③診療の優先順位に従って診療内容を①から順番に書き込む。 　（該当部位に処置内容を記入する） ④処置内容を記入するとき、その処置を行うことに対して 　患者が同意した場合　　：可 　患者が同意しなかった場合：不可 を処置内容の前につける。 ⑤次回来院時に患者の意向（返事）を聞く場合には、診療内容欄の処置内容の前に"?"を記しておく。 ⑥処置の終わった項目は鉛筆線を引く。	＊治療計画立案時期 　①初診時に主訴の訴えが軽度の場合には、初診時に治療計画を立てる。(院長) 　②初診時の疼痛や腫脹が重症で当日の治療計画説明が不適当と考えられる場合には、次回の再診時に治療計画を立案する。(院長) ＊治療計画を立てたら患者にTBIも含めた処置内容を説明し、来院審査報告を渡す ＊処置内容の多い患者の場合について、 　①診療内容欄に診療内容のみを記載する場合がある。 　②この場合には、"可"の治療がほぼ終わる段階で次の診療内容と治療期間（費用）について説明し、来院審査報告を渡す。 ＊費用の説明担当は以下の通りとする。 　①自由診療については歯科医師 　②保険診療については歯科医師または受付
〈その他〉 (1) 左側		①来院途中に患者が訴える症状を日付と共に記入する	
(2) 右側		②患者の趣味や家族状況等を会話の中で聞き取り、患者にわからないように記入する。	＊右側欄の記入内容は、その後の来院時に患者をリラックスさせるための会話の話題として活用する。

治療計画書作成マニュアルの事例

治療計画書の記入方法　No.4

項目(欄)	記入方法	留意点・利用方法
〈TBI〉 〈歯間ブラシ〉	▶TBIを行った場合、指導した年月日を記入する。 ①一般歯ブラシ指導については〈TBI〉欄に記入する。 ②歯間ブラシ指導については〈歯間ブラシ〉欄に記入する。 ▶PⅡ型のTBI 過去にTBIを行っていない患者や、以前TBIを行って2回目の一般検査を終えた患者や、再評価検査後の患者についてはブラッシング指導の希望を聞き、 ①希望される場合　：　可 ②希望されない場合：不可 を「TBI」の文字の後ろに記入する。	＊過去の指導についても年月日を記入する。 ＊以前当院でTBIを行った患者については、PⅠ型の場合を除き、 ▶その旨をカルテに記載し ▶初診時より過去の指導内容を励行するようお話をする。 ＊"TBI可"の場合には衛生士はTBIの予約を取る。 ＊口腔清掃状態が良好で、最低3ヶ月は通院していただけるリコール患者の場合には、PⅠ型を勧める。この場合には、 ▶初診時にEPP検査を行い ▶スタッフ全員でPⅠ型が行えるか検討した上で ▶第1回目の再診時にTBIの予約をしてもらう。
〈プラークコントロールシート〉	▶"プラークコントロールシート"を患者に渡した日付を記入する。	＊"プラークコントロールシート"を患者に渡す日は、 ①PⅡ型の場合：2回目の一般検査を行った日 ②PⅠ型の場合：1回目の再評価検査を行った日 ③過去に渡した患者については、6ヶ月後のリコール時の一般検査、適応検査時に渡す。

治療計画書

主訴		部位		処置点数概算			小計（点）
①	Scal	87654321 | 12345678		Scal	P·cur	FOP	
	Pcur	87654321 | 12345678		00×	00×	00×	
②	Cr 充	87654321 | 12345678		単(7充含)	00×		
		87654321 | 12345678		複	00×		
③	CK	87654321 | 12345678		前歯	00×		
		87654321 | 12345678		小臼	00×		
患者希望				大臼	00×		
87654321 | 12345678	FCK	87654321 | 12345678		失・生 PZ	00×		
87654321 | 12345678		87654321 | 12345678		共			
治療期間　ヶ月（週　回）	HJK	87654321 | 12345678		00×			
		87654321 | 12345678					
その他			前歯1歯欠損	支台歯2	00×		
				支台歯3	00×		
	Br	87654321 | 12345678	前歯2歯欠損	支台歯3	00×		
		87654321 | 12345678		支台歯4	00×		
			臼歯1歯欠損	支台歯2	00×		
				支台歯3	00×		
部位			臼歯2歯欠損	支台歯3	00×		
C	87654321 | 12345678			支台歯4	00×		
	87654321 | 12345678	PD	87654321 | 12345678	FD	00×	バー付き +00×	
Dis	87654321 | 12345678	FD	87654321 | 12345678	PD（少数欠）	00×	クラスプ1本 +00×	
	87654321 | 12345678			PD（多数欠）	00×		
Endo	87654321 | 12345678				麻抜	感染	感即
	87654321 | 12345678			単根	00×	00×	00×
				複根	00×	00×	00×
Ext	87654321 | 12345678			普通	00×		
	87654321 | 12345678			難抜	00×		
				埋伏	00×		
Mt	87654321 | 12345678	来院診査報告				合　計	
	87654321 | 12345678	定期診査報告				負担割合	1・2・3
TBI		歯間ブラシ		写真		金額　約	円

1.2.4 自費支払い方法の設定と入金管理

　自由診療切り換えにあたって、患者にとってはその費用負担が大きな問題になります。

　本来、自由診療の価格とは歯科診療所と患者との間で決められるものであり、歯科医師にとって最善・最適と考えられる治療計画であっても、患者がそのための費用負担を納得しなければ治療契約は成立しなくなります。

　提示した自由診療価格を患者が受け入れやすくするには「その**価格が公正に設定されたものであることを患者にも理解できるようにする**」ということが必要になります。

　そのためには、次のような工夫をすることによって患者に理解されやすくなります。

> **POINT　●患者に自由診療価格を理解してもらうために**
> ①処置の種類別、使用材料別、治療内容別の単価を明記し、治療計画に基づいて総額を算定した細かい費用見積りを立てる
> ②自院独自の「自由診療治療費一覧」(表3) を作成し、治療計画を提示するときに、この一覧表を提示して価格設定の根拠を示す

　患者のデンタルIQが高く歯科医師との信頼関係もできており、提示された価格にも納得しているものの、治療費の費用負担が大きすぎるというケースもあります。

　このような経済的な問題をクリアするには、できるだけ支払い条件を緩和する方法を考慮する必要があります。

　自費治療費の支払い方法としては、一括払い以外では

　「**自由診療の治療開始日に頭金として治療費の3分の1、残金を補綴物セットまたは治療完了時に支払う**」

というのが一般的ですが、さらに自院独自の支払方法を工夫する必要もあるでしょう (表4「ご入金方法について」参照)。

この他にも患者の経済的制約をクリアする方法として、

> (1) クレジットやデンタル・ローンの取り扱いによる分割払いの導入
> (2) 「部分自費型」によって、費用負担が可能な範囲（治療部位）の治療をまず行い、残った部位の治療は後から行うという分割治療

といった方法が考えられますが、デンタル・ローンを取り扱う場合、いったんローンを組めば患者は信販会社への支払いを中断できない仕組みになっており「仮に何らかの治療上のトラブルによって、治療費の支払停止といった事態が生じると、診療所側が患者に治療費を返還しなければならないといった問題が生じることもあり、手続き上煩雑になる」というケースもあることに注意しなければなりません。

次に、自費治療費の支払い方法とともに、その支払い状況（治療費の入金）についても管理を徹底しておかなければなりません。

そのためには、治療費の支払いを円滑に進めるための働きかけが必要であり、具体的には次のような方法で支払い予定日を再度確認します。

> ▶次回来院時が支払い予定日になっているときに受付で患者に口頭で支払い予定を確認しておく
> ▶仮に、支払い予定日に支払われなかった場合は「支払い確認書」（表5）に患者自ら支払い予定日を記入してもらい、再度支払い予定日を確認する

上記のような管理を行っても、何らかの理由で支払いが滞るケースが生じてきます。

こうした場合には次のような要因が考えられます。

> （1）金銭的にルーズな患者で支払い日を忘れている
> （2）何らかの理由により支払い自体が困難になった
> （3）治療に不満があり意図的に支払いを停止している

　このうち、（1）の場合は、支払い確認を徹底することで未然に防ぐことも可能ですが、（2）の場合は本当に支払い能力がないのかを確認したうえで、治療中断などの処置をとらざるをえません。

　また、（3）の場合は患者と十分に話し合い、患者の満足がいくような治療方法に変えられるかを検討し、それが無理な場合は患者を説得（入金の督促）するか、あるいは治療を中断するしかありません。

　このように、何らかの理由で自費治療費の入金が滞るケースが増えると、未入金が多く発生し「**現金収入の減少により診療所の資金繰りが悪化する**」という最悪のケースもあるということに注意しなければなりません。

　そのためには、自由診療収入の入金管理は徹底して行う必要があり「**月次ベースで自費切り換え患者の管理を行い、その治療費の入金予定について「自由診療入金管理表」（表6）によって、入金予定日の確認および入金チェックを行う**」というようにします。

　以上のような管理や支払い確認によっても支払いがなかった場合、最終的には「支払い確認書」のコピーに督促状を同封し内容証明付きで送付することで支払いを促すという手続きも必要になります。

表3　自由診療治療費一覧（参考）

保険外患者

初診料	¥ 3,000
処置診療	保険点数の10倍
診断書	¥ 1,000

クラウンループ	¥ 15,000		フッ素塗布（一口腔）	¥ 2,000
小児義歯	¥ 20,000以上			
修理	実態に応じ院長先生と相談の上			
再製	患者の不注意の場合………全額患者負担			
	不可抗力の場合…………半額患者負担			
	診療所側のミスまたは3ヶ月以内の不可抗力…無料			

			ラミネート	¥ 80,000
MB　セミプレ	¥ 90,000		ポーセレンインレー	¥ 60,000
〃　カラーレス	¥ 100,000		硬質レジン	¥ 60,000
④⑤⑥Brで　④のみMB	¥ 90,000+¥20,000+¥20,000			
Tek	1歯につき¥5,000　自費の場合は無料			
コア	保険診療では　12%パラ　¥5,000			

Gインレー	¥ 40,000	30%G=¥15,000
Gクラウン	¥ 60,000	30%G=¥30,000

デンタルクリーンアップ　　　　　　　　　T・B・I＜（老）（福）はなし＞

クイックジェット使用	¥ 6,000		社保(本人・家族)・国保	¥ 1,500

金属床パーシャルデンチャー	¥ 250,000以上	20K、PGA、チタン床は別に定める
〃　フルデンチャー	¥ 300,000以上	
レジン床　1床2歯	¥ 50,000	
3～7歯	¥ 70,000	
8歯	¥ 80,000	
9歯以上	¥ 100,000	
●間義歯　4歯まで	¥ 25,000	自費に移行する場合は保険請求をするように
5歯以上	¥ 50,000	
義歯修理	¥ 5,000以上	
	実態に合わせて決定する。増歯、クラスプ修理、リベースを含む	

※金額は、各診療所で設定して下さい

表4 ご入金方法について

保険外診療の治療費のご入金方法について

○○歯科医院

◆保険外診療の治療費用のご入金方法は、基本的に次の方法でお願いしております。
① ご契約の次の治療時に00000円。
② 残額は補綴物のセット日までに2～3回に分けてお願いいたします。
◆その他デンタルローンによる分割払いのお申し込みも受け付けております。

ご質問、お問い合わせは受付まで。

_____ 様 の場合

治療費総額　¥ _____

	ご入金予定日	ご入金額
1回目	年　月　日	¥　00000
2回目	年　月　日	
3回目	年　月　日	
4回目	年　月　日	

表5 支払い確認書

お支払いの確認

平成　年　月　日

_____ 様

あなた様が、当院でお受けになられた治療に対する治療費の支払い予定日は以下のようになっております。
お支払い日、金額に間違いがないかをご確認のうえ下の欄にご署名をお願いいたします。

ご本人のご署名 _____

お支払い日	ご入金額	お支払い方法
月　日	円	1. 現金
月　日	円	2. 振込
月　日	円	3. その他
月　日	円	

表6　自由診療入金管理表

月日	Dr.	Dr.	Dr.	金額	累計
／1					
2					
3					
4					
5					
6					
7					
8					
9					
10					
11					
12					
13					
14					
15					
16					
17					
18					
19					
20					
21					
22					
23					
24					
25					
26					
27					
28					
29					
30					
31					
計					

1.2.5　自由診療保証制度とリコールシステム

　自由診療とは、その歯科診療所と患者との間で結ばれる個別契約に基づいて治療が行われますが、その治療結果に対しては保証書を発行するなどして一定の保証を行うのが一般的になっています。
　自由診療保証制度は自院の治療技術力に対する自信の証しでもあり、自費切り換えを促進するうえでも有効な制度で、保証書を発行することにより、患者に対して次のような効果が期待できます。

> ①自院の治療内容に対しては、治療後も責任を持ってアフターケアにあたるといった**姿勢**を示すことにより、自院の治療技術力をアピールすることができ患者の信頼感を獲得できる
> ②保証制度の中に定期検査を義務づけることにより、歯の健康維持についての患者啓蒙（教育）という効果がある
> ③補綴物などに不都合が生じた場合、患者の不満をフォローすることができ転院を未然に防ぐことができる
> ④「部分自費型」の場合、次の部分の自費切り換えが行いやすい

　この保証制度で注意しなければならないのは、どのような場合でも保証が受けられると患者が誤解しないように、保証規約を明確に示しておく必要があります。
　たとえば『自院の自費治療による補綴物は5年以上持つ』などといった過剰な保証を打ち出すのは、かえって患者の不信感を招いたり後々のトラブルの原因になってしまいます。
　自由診療保証制度を導入するにあたって「**自由診療部分についての保証範囲と保証内容、保証期間について明確に規定しておき保証に関して患者側との無用なトラブルを招かないようにする**」ということが重要です。
　特に、補綴物のメンテナンスや予後経過には、患者自身の適切な生活習慣（プラーク・コントロールなど）が重要なポイントになることから、定期検診のリコールには必ず応じることを保証の前提条件として明確に示しておくことも必要です。
　具体的な保証規約の内容については、次のような事例があげられます。

> **POINT** ●保証規約の具体的なケース
>
> ①無料保証のケース：保証期間内に通常の使用で補綴物の破損・脱落が生じた場合
> ②保証外のケース：
>   ▶患者自身の重大な過失など明らかに診療所側の責任でない場合
>   ▶使用方法に問題があったと見なされる場合
>   ▶患者が定期検診に応じなかった場合
>   ▶診療時に全く予測し得ない口腔状態の変化による場合
> ③保証期間：通常、2年間を保証期間とする

　これらのポイントを踏まえた保証書を作成するにあたり、保証書に検診のスケジュール表も記載するなどの工夫をするとよいでしょう（保証書の事例参照）。

　さらに、自費保証のための定期検診を効率的に行うために、リコールシステムの管理も徹底しておかなければなりません。

　リコールシステムの体系は図3のとおりですが、確実に患者がリコールに応じるようにするには「**治療途中の段階から、定期検診の重要性を患者に訴え理解してもらうように働きかけておく**」ということが重要なポイントとなります。そのためには次のことを理解していただき、リコールには必ず応じるように患者を動機づけしておかなければなりません。

> ▶治療完了後も予後診査を定期的に行うことで最善の治療結果が得られる
> ▶プラークコントロールやブラッシング指導によって歯の健康維持ができる
> ▶新しい疾患の早期発見・治療のためにも定期検診が重要

保証書の事例

保 証 書

No.
_____ 様　　　　　　　　　　　　　自由診療
（生年月日　T・S・H　年　月　日　）　　　　（健保給付外診療）

下記の診療につきまして保証いたします。

○自由診療分
　部　位 _____
　内　容 _____

○リコール（定期検診）をお忘れなく！

年　月　日	年　月　日	年　月　日	年　月　日	年　月　日
リ 修 再	リ 修 再	リ 修 再	リ 修 再	リ 修 再
年　月　日	年　月　日	年　月　日	年　月　日	年　月　日
リ 修 再	リ 修 再	リ 修 再	リ 修 再	リ 修 再

　　　　　　　　　　　　　　　　　　　医院
　　　　　　　　　　　　　　　　　　　院長　　　　　　㊞
〒　　　　　　　　　　　　　　　　　電話

　　保証期間　　　　　　　　　　平成　年　月　日より
　　　　　　　　　　　　　　　　平成　年　月　日まで
　　　　　　　　　　　　　　　　　　　（　　年間）
　カルテNo.
　　　　　　　　　　　　　　　　担当歯科医師

●保証規約

(1) 表記診療については、当院が責任をもって診療したものであります。したがって、この診療について保証期間中（2年間）における通常使用で破損や脱落や不具合が生じた場合、この保証書をお持ちくだされば、補綴物に関して無料にて修理や再装着や再製作をさせていただきます。ただし、補綴物の破損以外のトラブルに関する治療費については申し受けできないことがあります。

(2) ただし、次のような場合には保証期間内であっても、**修理や再装着や再製作は一部または全部有料となりますのでご注意ください**。
　① あなたの重大な不注意や外傷など明らかに当院の責任でない場合。
　② 無理な使用や、当院の指示に従わない状態での使用。リコール（定期検診）に応じてくださらない場合が、これに相当します。
　③ 診療時に全く予測し得ない口腔状態の変化によるもの。

(3) この保証書は、保証期間中は大切に保管してください。また、定期検診の際に検印を受ける必要がありますので、その際にも必ずご持参ください。

具体的なリコールの進め方のポイントとしては、次のような点があげられます。

> **POINT** ●リコールの進め方5つのポイント
> ①治療完了時に再度リコールの重要性を患者に訴え、必ず定期検診に応じるように強調する
> ②リコールはハガキか封書あるいは電話によって行うが、封書による場合が効果は高い
> ③患者自身にリコール通知書の宛名を記入してもらうと、来院の動機づけ効果が高い
> ④それぞれの患者ごとに、リコールの目的（補綴物の経過観察、義歯の装着具合のチェック、咬合状態のチェックetc.）をカルテから確認し、通知書にその理由を明記しておく
> ⑤リコールをかける時期は6ヶ月後が一般的だが、季節の変わり目に時候の挨拶を兼ねてリコール通知書を送るなどの工夫をする

リコールに応じて定期検診を受けに来る患者は「自院にとっての愛顧患者である」と判断することができ、新たな患者紹介・患者増数の可能性が高く「スタッフだけでなく歯科医師も、リコール患者に対する接遇・応対にはとくに配慮し」信頼関係を強化していくということも重要になります。

図3　リコールシステムの体系

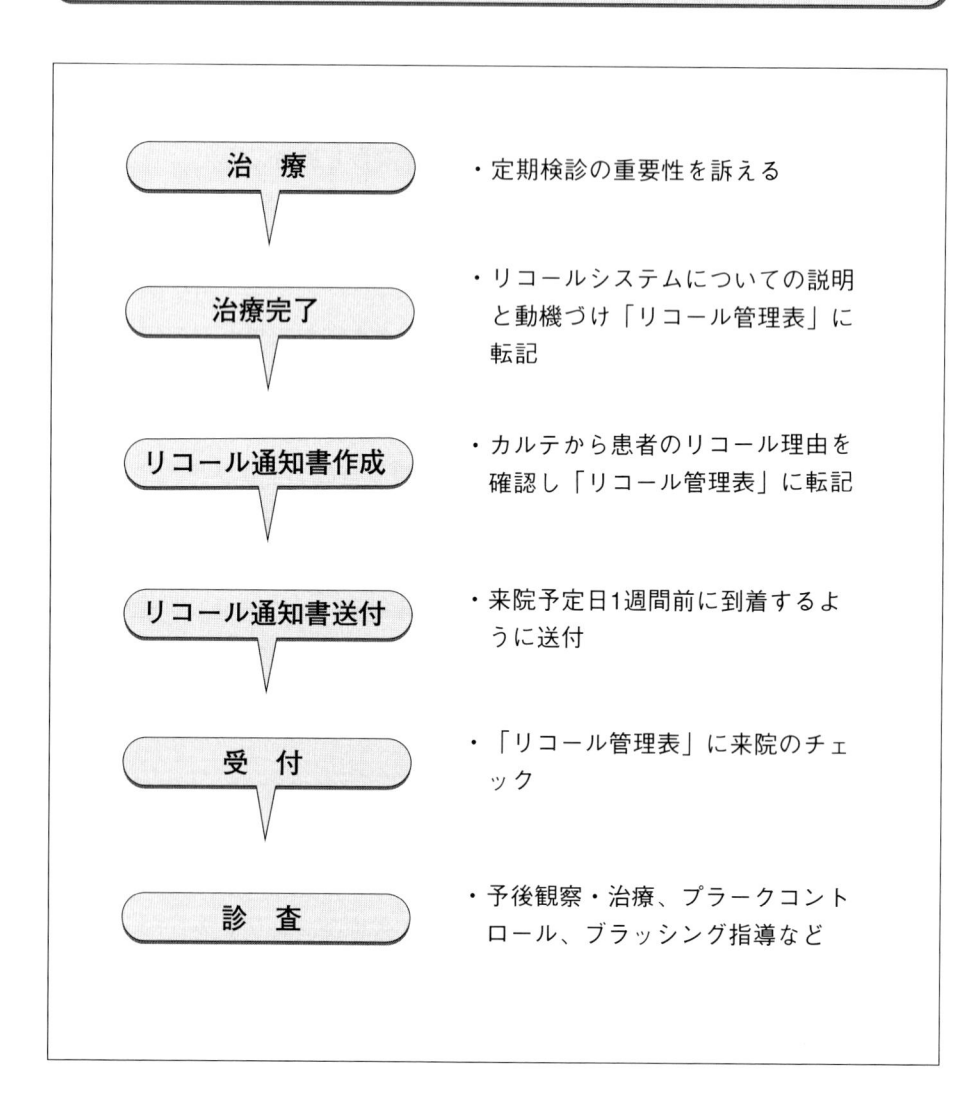

- 治療 　　・定期検診の重要性を訴える

- 治療完了　・リコールシステムについての説明と動機づけ「リコール管理表」に転記

- リコール通知書作成　・カルテから患者のリコール理由を確認し「リコール管理表」に転記

- リコール通知書送付　・来院予定日1週間前に到着するように送付

- 受付　・「リコール管理表」に来院のチェック

- 診査　・予後観察・治療、プラークコントロール、ブラッシング指導など

リコール管理表

患者氏名	治療完了日	来院予定日 1回	2回	3回	4回	5回	6回	リコールの理由
	/	/	/	/	/	/	/	
	/	/	/	/	/	/	/	
	/	/	/	/	/	/	/	
	/	/	/	/	/	/	/	
	/	/	/	/	/	/	/	
	/	/	/	/	/	/	/	
	/	/	/	/	/	/	/	
	/	/	/	/	/	/	/	
	/	/	/	/	/	/	/	
	/	/	/	/	/	/	/	
	/	/	/	/	/	/	/	
	/	/	/	/	/	/	/	
	/	/	/	/	/	/	/	
	/	/	/	/	/	/	/	
	/	/	/	/	/	/	/	
	/	/	/	/	/	/	/	
	/	/	/	/	/	/	/	
	/	/	/	/	/	/	/	
	/	/	/	/	/	/	/	
	/	/	/	/	/	/	/	
	/	/	/	/	/	/	/	
	/	/	/	/	/	/	/	
	/	/	/	/	/	/	/	
	/	/	/	/	/	/	/	
	/	/	/	/	/	/	/	

1.2.6　自由診療移行率の管理

　自費率向上に取り組むためには、自費患者がどの程度の割合を占めているかという管理システムを構築することが必要です。
　前述したように下記の数式で自由診療収入が求められます。

> 自由診療収入 ＝ 保険患者 × 自由診療移行率 × 自費患者単価

という数式によって自由診療収入が決まり「**自由診療移行率が自費率向上の管理指標になる**」という観点から、月次ベースで自由診療移行率の推移を把握するようにします。
　この自由診療移行率は、

> 「自由診療移行率＝その月の自由診療移行患者数÷その月にカウンセリングを行った患者数」

という数式から求められますが「**自費カウンセリングを行う患者（カウンセリング対象者）をどのように設定するか**」によって、この移行率の数値は違ってくることになります。
　すなわち自費カウンセリングの対象患者を、

> （1）初診患者全員にカウンセリングを行うか
> （2）カウンセリング希望の有無を確認し、希望者だけにカウンセリングを行うか

といった違いによって、カウンセリングの対象となる患者数が異なることになります。

したがって「カウンセリング対象患者をどのように設定するかを、それぞれの診療所の診療の流れの中で明確に規定しておく」ことが必要で、月次ベースでカウンセリング対象患者を集計する場合、

> ▶初診患者全員をカウンセリング対象とする場合は、月次初診患者数をカウンセリング患者数として集計する
> ▶カウンセリング希望者のみを対象とする場合は、月次ベースでカウンセリング希望者数のデータを集計する

といったデータの取り方をします。

このデータ管理にあたっては「**月度診療実績管理表**」（表7）によって、「**月次ベースで来院した患者データを集計し、このデータをもとに自由診療移行率を求める**」というようにします。（「月度診療実績管理表の記入方法」参照）

次に、この月度診療実績管理表によって集計されたデータをもとに、その推移を把握するために、「**診療実績管理表**」（表8）に各データを集計し、1年間の各データの推移を把握する」ようにします（表9「診療実績管理表の記入事例」）。

以上のようなデータ管理を行うことによって、

> ・月次来院患者数の推移と年間来院患者総数（初診・再診別）
> ・保険診療収入の推移と年間収入合計
> ・自由診療収入の推移と年間収入合計
> ・患者単価（保険診療・自由診療別）の推移
> ・自費率の推移と年間平均自費率
> ・自由診療移行率の推移と年間平均移行率
> ・その他患者来院動向（中断率、キャンセル率など）

といった歯科経営に関するデータ管理ができ「**自由診療移行率の動向が、自費率や診療収入（保険診療・自由診療）とどのように関連しているか**」を把握することができます。

表7　月度診療実績管理表

<u>　　　</u>月度　診療実績管理表

日	曜日①	天気①	予約患者数②	実来院患者数③	当日キャンセル患者数④		急患⑤	新患者数⑥		再初診⑦	定期検診⑧	備考
					無断	連絡有		紹介有	紹介無			
1												
2												
3												
4												
5												
6												
7												
8												
9												
10												
11												
12												
13												
14												
15												
16												
17												
18												
19												
20												
21												
22												
23												
24												
25												
26												
27												
28												
29												
30												
31												
計			人	人	人	人	人	人	人	人	人	

総患者数	人	無断キャンセル	前月中断患者	再初診率	新患率	保険診療収入
保険診療患者数	人	人	人	％	％	円
自由診療患者数	人	連絡キャンセル	治療中断率		紹介率	自由診療収入
		人	％		％	円

月度診療実績管理表の記入方法

① **曜日欄・天気欄を記入**（天気：晴れ＝○　曇り＝◎　雨＝●）
② **予約患者数**：その日の診療開始時刻までに予約を入れた患者の数
　　　　　　　※診療時間内に電話などで、その日の予約を取った患者はカウントしない
③ **実来院患者数**：その日、その歯科医師が実際に診察した患者の数
④ **当日キャンセル患者数**：その日の診療開始時刻にキャンセルした患者の数
　　▶**連絡有**　アポイントの時間の前に連絡があった患者
　　▶**無断**　連絡がなかった数、またはアポイント時間以降に連絡があった患者の数
⑤ **急患**：予約なしで当日急に来院し診察した患者の数

＊注：②〜⑤は、③＝②－④＋⑤
という計算が成り立つ

　以下の数値は「③実来院患者数」の中からそれぞれ記入する
⑥ **新患者数**：まったく初めて来院した患者の数
　　　　　※ **紹介有**　紹介により来院した患者の数
　　　　　※ **紹介無**　紹介以外の理由により来院した患者の数
⑦ **再初診**：以前に来院したことのある患者の数（⑦と⑥の合計が、その日初診料を支払った患者の数になる）
⑧ **定期検診**：リコールで定期検診に来院した患者の数

表8 「診療実績管理表」フォーマット

	比較値	1月	2月	3月	4月	5月	6月	7月	8月	9月	10月	11月	12月	平均
(1) 患者総人数（レセプト＋自費のみ）														
(2) 初診患者数														
(3) ・新患（紹介有り）														
(4) ・新患（紹介無し）														
(5) ・再初診														
(6) 再診患者数														
(7) 診療件数（患者総延べ人数）														
(8) 自由診療人数														
(9) 保険診療人数（レセプト枚数）														
(10) 医業収入														
(11) 保険診療収入														
(12) 自由診療収入（入金ベース）														
(13) 延べ診療時間														
(14) 診療日数														
(15) 予約患者数														
(16) キャンセル・連絡有り														
(17) キャンセル・連絡無し														
(18) 急患数														
(19) 中断患者数														
(A) 自由診療収入比率														
(B) 初診患者比率														
(C) 新患比率														
(D) 紹介比率														
(E) 時間当たり収入														
(F) 患者1人当たり月間保険診療点数														
(G) 患者1人当たり月間自由診療単価														
(H) 患者1人当たり月間診療回数														
(I) 診療1人当たり保険診療点数														
(J) 1日当たり診療件数														
(K) 時間当たり診療件数														
(L) 時間当たり保険点数														
(M) キャンセル率														
(N) 無断キャンセル率														
(O) 中断率														
(P) 診療効率（診療件数／予約患者数）														

SAMPLE 表9 診療実績管理表の記入事例

診療実績管理表

		1月	2月	3月	4月	5月	6月	7月	8月	9月	10月	11月	12月	平均
(1)	患者総人数(レセプト+自費のみ)	288	275	297	259	317	344	344	299	320	333	323	349	312
(2)	初診患者数	124	128	135	111	170	169	144	143	122	149	151	148	141
(3)	・新患(紹介有り)	26	27	33	24	38	39	34	31	42	38	45	32	34
(4)	・新患(紹介無し)	41	38	43	35	48	50	40	36	21	46	35	48	40
(5)	・再初診	57	63	59	52	84	80	70	76	59	65	71	68	67
(6)	再診患者数	146	126	138	139	131	155	166	132	167	163	154	163	148
(7)	診療件数(患者総延べ人数)	704	639	768	550	687	798	709	697	803	786	823	873	736
(8)	自由診療人数	18	21	24	9	16	20	34	31	31	21	18	38	23
(9)	保険診療人数(レセプト枚数)	270	254	273	250	301	324	310	275	289	312	305	311	290
(10)	医業収入	5,428,370	4,249,080	5,551,730	4,212,980	4,147,400	5,173,700	5,200,530	4,630,750	6,033,160	5,764,070	5,952,880	5,643,060	5,165,643
(11)	保険診療収入	3,434,750	3,002,100	3,480,230	3,120,680	2,985,100	3,615,840	3,876,530	3,398,760	3,987,660	3,998,770	4,076,340	3,988,760	3,580,460
(12)	自由診療収入(入金ベース)	1,993,620	1,246,980	2,071,500	1,092,300	1,162,304	1,557,860	1,324,000	1,231,990	2,045,500	1,765,300	1,876,540	1,654,300	1,585,183
(13)	延べ診療時間	142.5	135.0	165.0	165.0	142.5	157.5	172.5	150.0	165.0	180.0	172.5	165.0	159.4
(14)	診療日数	19.0	18.0	22.0	22.0	19.0	21.0	23.0	20.0	22.0	24.0	23.0	22.0	21.3
(15)	予約患者数	798	734	845	628	756	844	776	789	838	854	907	908	806
(16)	キャンセル・連絡有り	65	64	62	72	54	64	64	61	49	57	55	48	60
(17)	キャンセル・連絡無し	48	65	30	36	35	36	37	50	46	32	51	34	42
(18)	急患数	19	34	15	30	42	28	34	19	60	21	22	47	31
(19)	中断患者数	23	28	27	22	28	23	34	10	26	9	12	19	22
(A)	自由診療収入比率	36.73%	29.35%	37.31%	25.93%	28.02%	30.11%	25.46%	26.60%	33.90%	30.63%	31.52%	29.32%	30.41%
(B)	初診患者比率	43.06%	46.55%	45.45%	42.86%	53.63%	49.13%	41.86%	47.83%	38.13%	44.74%	46.75%	42.41%	45.20%
(C)	新患比率	54.03%	50.78%	56.30%	53.15%	50.59%	52.66%	51.39%	46.85%	51.64%	56.38%	52.98%	54.05%	52.57%
(D)	紹介比率	38.81%	41.54%	43.42%	40.68%	44.19%	43.82%	45.95%	46.27%	66.67%	45.24%	56.25%	40.00%	46.07%
(E)	時間当たり収入	38,094	31,475	33,647	25,533	29,105	32,849	30,148	30,872	36,565	32,023	34,509	34,200	32,418
(F)	患者1人当たり月間保険診療点数	1,272	1,182	1,275	1,248	992	1,116	1,250	1,236	1,380	1,282	1,337	1,283	1,238
(G)	患者1人当たり月間自由診療単価	110,757	59,380	86,313	121,367	72,644	77,893	38,941	51,333	65,984	84,062	104,252	43,534	76,372
(H)	患者1人当たり月間診療回数	2.44	2.32	2.59	2.12	2.17	2.32	2.06	2.33	2.51	2.36	2.55	2.50	2.36
(I)	診療人当たり保険診療点数	488	470	453	567	435	453	547	488	497	509	495	457	488
(J)	1日当たり診療件数	37.1	35.5	34.9	25.0	36.2	38.0	30.8	34.9	36.5	32.8	35.8	39.7	34.8
(K)	時間当たり診療件数	4.94	4.73	4.65	3.33	4.82	5.07	4.11	4.65	4.87	4.37	4.77	5.29	4.63
(L)	時間当たり保険点数	2,410	2,224	2,109	1,891	2,095	2,295	2,247	2,266	2,417	2,222	2,363	2,417	2,246
(M)	キャンセル率	14.16%	17.57%	10.89%	17.20%	11.77%	11.86%	13.02%	14.07%	11.34%	10.42%	11.69%	9.03%	12.75%
(N)	無断キャンセル率	6.02%	8.86%	3.55%	5.73%	4.63%	4.31%	4.77%	6.34%	5.49%	3.75%	5.62%	3.74%	5.23%
(O)	中断率	7.99%	10.18%	9.09%	8.49%	8.83%	6.69%	9.88%	3.34%	8.13%	2.70%	3.72%	5.44%	7.04%
(P)	診療効率(診療件数/予約患者数)	88.22%	87.06%	90.89%	87.58%	90.87%	94.55%	91.37%	88.34%	95.82%	92.04%	90.74%	96.15%	91.14%

1.3 診療業務の効率化

1.3.1 業務効率化の基本的な考え方

　自由診療スイッチング・システムによって、自由診療移行が促進され自由診療の件数が増加しても、歯科診療所の収益性が必ず向上するとは限りません。

　自由診療は保険診療に比べ、患者1人あたりの診療時間が長くかかる場合が多く、自由診療件数が増えると取り扱い患者数が減少し、結果として診療収入が伸びないか減少するという結果になってしまう場合もあるからです。

　したがって、自費率向上を図るうえでの前提条件として「**自由診療移行に伴う治療件数の減少を防ぐために、より短い時間で密度の高い診療が行えるように診療業務の効率化を図る**」ということがポイントになります。

　この業務効率化には、次の3つがポイントになります。

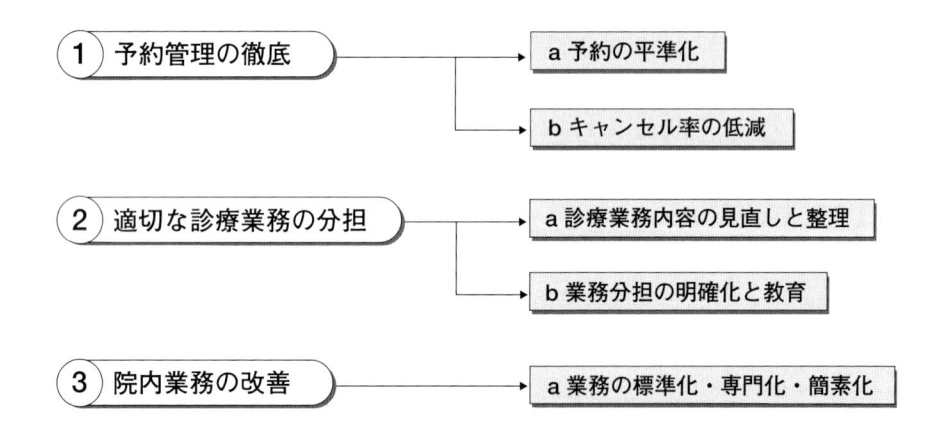

① 予約管理の徹底 → a 予約の平準化
　　　　　　　　　 → b キャンセル率の低減

② 適切な診療業務の分担 → a 診療業務内容の見直しと整理
　　　　　　　　　　　　 → b 業務分担の明確化と教育

③ 院内業務の改善 → a 業務の標準化・専門化・簡素化

　①の「予約管理の徹底」は「来院患者をコントロールすることによって、チェアの稼働効率を上げる」ことを目的にしたもので、来院患者をコントロールする方法として、a．予約の平準化、b．キャンセル率の低減という視点からも、
1）診療時間帯における業務密度をほぼ一定にするように患者の来院状況を管理し、無駄な空き時間が発生するのを防ぐ
2）予約キャンセルをできるだけ未然に防ぎ、仮にキャンセルが発生しても診療業務に空き時間が発生しないようにする、ということがチェアの稼働率の

向上を図ります。

②の「適切な診療業務の分担」は「スタッフへの業務移管により適切な業務分担を図り、院内業務の効率化を図る」ということを目的にしたもので、この業務分担を実現するには、a.診療業務内容の見直しと整理、b.業務分担の明確化と教育という視点から、

1) 医師の治療効率を上げるためには、スタッフに業務分担させるための教育を行う
2) 医師の治療行為とそれに付随するアシスト業務の内容を見直し整理するということによって診療効率の向上を図ります。

特に、スタッフへの業務移管としてあげられるのが「治療説明などの自費カウンセリング業務の一部のスタッフへの移管」であり、スタッフ教育の重要性がより高くなります。

③の「院内業務の改善」は、院内業務全般について「ムダ・ムリ・ムラ」を削減することを目的にした業務改善活動であり「スタッフの院内業務の時間短縮・業務密度の向上、ミスの削減」を図るための方法として、

a) 業務の標準化・専門化・簡素化といった視点から、

●業務の効率化
(1) 業務手順・方法を標準化することによって、ミスによる時間ロスを最小限にする（ムダ・ムリの排除）。
(2) 特定の業務を専任担当制にすることで他のスタッフの業務分担を減らすとともに、均質な業務レベルを維持する（ムラの排除）。
(3) 業務を簡素化することによって業務量そのものを削減する（ムダの排除）。

などにより業務効率化を図ります。

1.3.2　予約管理の徹底

すでに歯科診療所においては**診療予約制＝アポイント・システム**が普及していますが、この予約制のメリットは「来院患者の数を診療所側がコントロールすることによって、患者が集中しすぎたり少なくなりすぎたりするのを

防ぎ、効率的にチェアを稼働させる」ことができるというところにあります。

あらかじめ来院予定の患者の診療準備ができるため、診療業務の効率化のうえからもメリットが大きいといえます。

このアポイント・システムの体系を示すと、図4のようになりますが、各ステップにおける業務のポイントをあげると以下の表のようになります。

予約管理業務のポイント

①受付チェック	・初診患者に予約制について説明する ・保険証から患者属性情報を確認する ・受診申込書への記入を依頼する
②アポイント・カードの作成	・当日の会計を済ませた後、次回来院予定日時を確認しアポイント・カードに記入する
③アポイント・ブックの記入	・次回来院予定日時に該当するアポイント・ブックの欄に患者氏名を記入する ・カルテから患者の診療内容等を確認し記入する
④アポイント・カードの交付	・予約時間の厳守を訴え、来院が困難になった場合は早急に電話連絡するように依頼する

このアポイント・システムのメリットを十分に活かすには「**各診療時間帯の患者数を平準化するようにアポイント管理を徹底する**」ということが重要になります。

　歯科診療所にはさまざまな職業・年齢・性別の患者が来院し、それぞれ来院しやすい時間帯がありますが「**来院しやすい時間帯が限られている患者から優先的にアポイントを決めていく**」ことにより、特定の時間帯に予約が集中するのを避ける工夫が必要になります。

　会社員や学生は一般的に来院可能な時間が夕方の時間帯に限られることから、比較的融通の利く主婦や高齢者は午前や午後の早い時間帯に集中してアポイントを入れるといった方法で予約患者数の平準化を図ります。

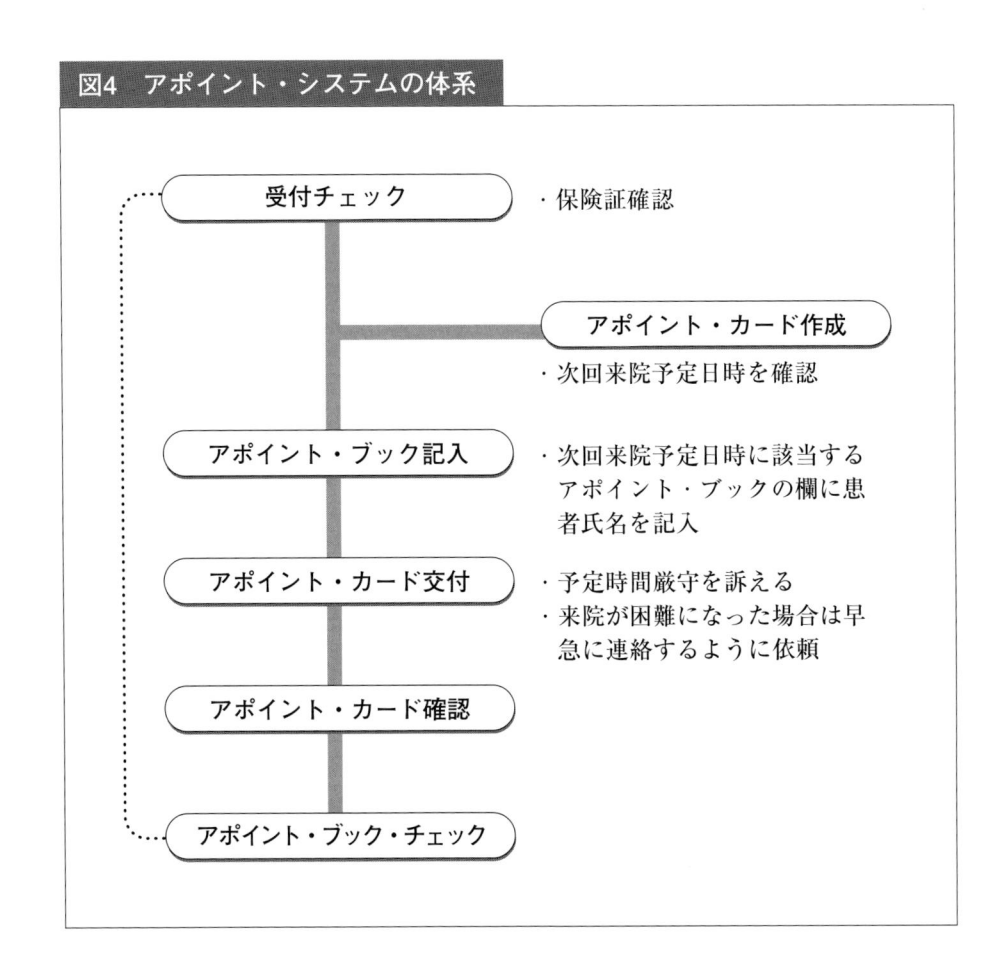

図4　アポイント・システムの体系

- 受付チェック
  - ・保険証確認
- アポイント・カード作成
  - ・次回来院予定日時を確認
- アポイント・ブック記入
  - ・次回来院予定日時に該当するアポイント・ブックの欄に患者氏名を記入
- アポイント・カード交付
  - ・予定時間厳守を訴える
  - ・来院が困難になった場合は早急に連絡するように依頼
- アポイント・カード確認
- アポイント・ブック・チェック

こうしたアポイントの設定の仕方をするには、図5のようなアポイント・ブックを作成し、

> ●予約の平準化
> (1) 1日の診療時間帯を15分間隔ぐらいに区切り、それぞれの欄に患者氏名・診療内容などを記入する
> (2) 午前中の来院が比較的容易な患者層（主婦や高齢者）は、午前中の診療時間帯に埋め込んでいく（他の時間帯が空いていてもアポイントを入れない）
> (3) 会社員などの来院時間が限定される患者層は、来院しやすい夕方や夜の診療時間帯に埋め込んでいく

といったアポイントの取り方で予約の平準化を図ります。
　それでも予約に偏りが生じる場合は「患者の希望する診療時間帯の傾向に合った形で、診療時間帯の見直しを行う」ということが必要です。

図5 アポイント・ブックの事例

診療アポイント表

年　月

	日（　曜日）　天気：	
	予約患者	予約外患者
9		
10		
11		
12		
1		
2		
3		
4		
5		
6		
7		
メモ		

備考	実数	予約	キャンセル		予約外	再初診	新患者	
			キ	ムキ			紹介	飛込

	日（　曜日）　天気：	
	予約患者	予約外患者
9		
10		
11		
12		
1		
2		
3		
4		
5		
6		
7		
メモ		

備考	実数	予約	キャンセル		予約外	再初診	新患者	
			キ	ムキ			紹介	飛込

	日（　曜日）　天気：	
	予約患者	予約外患者
9		
10		
11		
12		
1		
2		
3		
4		
5		
6		
7		
メモ		

備考	実数	予約	キャンセル		予約外	再初診	新患者	
			キ	ムキ			紹介	飛込

キャンセルの場合×印。連絡ありは'キ'、連絡なしは'ムキ'。予約外は緑字で記入。新規患者はⓃ、紹介患者は㊞紹 マークを記入。

一方予約制のデメリットは、予約キャンセルにより診療時間に空きが生じ、診療効率が悪くなるということがあげられますが、こうしたデメリットを少なくするには「予約キャンセルの発生を未然に防ぐとともに、キャンセルが生じた場合もできるだけムダな時間が発生しないように工夫する」ということが重要になります。

そのために、キャンセルを未然に防ぐ方法として、次のようなことなどがあげられます。

> **POINT ●予約キャンセルの発生を未然に防ぐ4つの視点**
> ①予約制を採っていることを周知徹底するために、院内・外に広報媒体を掲示しておく
> ②初診受付時に患者に予約制の説明をする
> ③次回来院のアポイントを取る段階で、予約時間の厳守を訴えるなど
> 　　例:『この時間は、あなたのためにお取りした時間ですので必ず予約時間をお守りください』
> ④キャンセルになる場合はできるだけ早く連絡を入れるように依頼する　連絡が早ければ他の患者のアポイントが入れられるなど
> 　　例:『もしご都合が悪くなった場合は、至急ご連絡ください』

予約キャンセルによる診療効率の悪化を防ぐ方法としては「自院の予約キャンセルの発生状況や傾向を把握する」ということが必要になり、

> (1) どのような治療段階でキャンセルが多いか
> (2) どのような時間帯にキャンセルが多いか
> (3) どのような患者層にキャンセルが多いか

といった視点からその傾向を把握します。

特に、特定の治療段階にキャンセルが多く発生していることがわかった場合は「その治療が終了した時点で、次にどのような治療が必要かを十分患者

に説明し治療継続を訴えるようにする」といった患者教育を徹底し、治療説明ツールの作成なども必要です。

さらにキャンセルの多い時間帯や患者層については、次のような工夫によって、診療時間を無駄なく稼働させるようにします。

> ▶キャンセル発生率が高いと考えられる診療時間帯には、あらかじめキャンセルを見込んで、多めにアポイントを入れておく
> ▶キャンセル発生率が高いと考えられる患者同士をまとめてアポイントを入れる
> ▶キャンセルの傾向が把握できない場合は、比較的余裕のある時間帯には多めにアポイントを入れておく

1.3.3　適切な診療業務の分担

歯科診療所における診療業務の効率化を図るには、診療業務の内容について見直しを行い、それぞれの業務内容を明確にしたうえで、スタッフや歯科医師がそれぞれ担当すべき業務分担のあり方を整理する必要があります。

仮に、1人の有能なスタッフに業務が集中すると、他のスタッフは手持ち無沙汰になり業務処理効率が悪くなるばかりか、モラル（士気）まで低下してしまいますし、歯科医師が自ら担当しなくてもすむ業務まで行っていると、治療効率が悪くなってチェアの稼働効率も悪くなってしまいます。

診療業務の効率化を図るためには「**院内における標準的な診療業務の内容を整理・体系化し、自院に最も適した形で各スタッフや歯科医師に業務分担を行う**」といったことが必要になり、標準的な歯科診療所の業務内容と業務分担のあり方を明確にしなければなりません（図6参照）。

この業務内容の整理と業務分担にあたっては、基本的な視点として次頁のようなことがポイントになります。

> **POINT** ●**業務内容の整理と業務分担のために……**
> ①関連性の高い業務は細分化せず1人で処理するように
> 　業務範囲を決める
> ②関連性のない業務はそれぞれ独立した業務内容として
> 　分担させる
> ③単純な業務と質の高い業務も分けて分担させる
> ④業務量に極端な偏りが生じないような分担にする
> ⑤グループによる業務には責任担当者を明確にする

　歯科診療所の規模により医師やスタッフの数も異なってくることから「チェア数や歯科医師・スタッフ数など、診療所規模に合った適正な業務分担を検討する」ことにより、自院独自の業務分担のあり方を明確にしていきます。

図6　標準的な診療業務の流れと業務分担

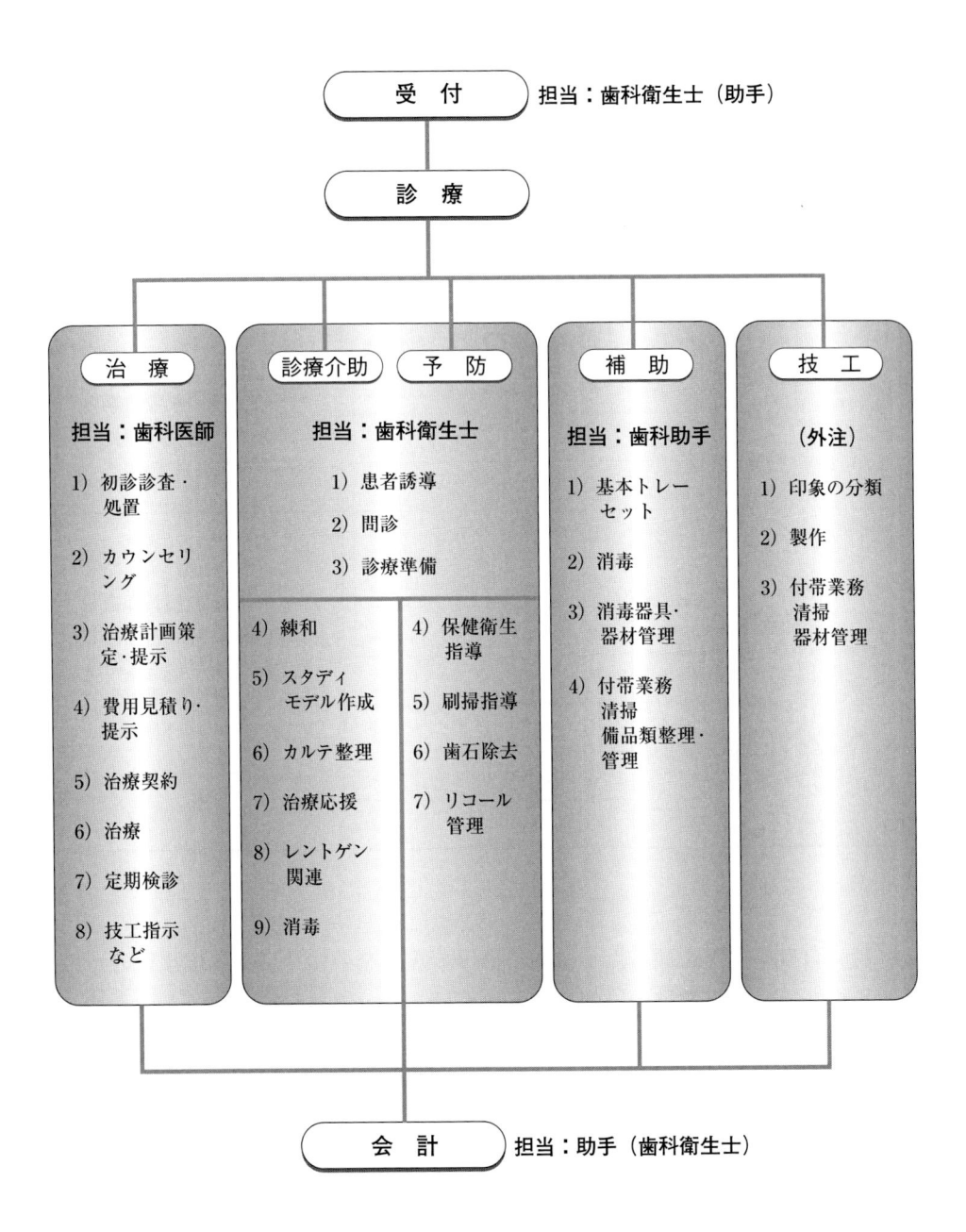

```
受付 ── 担当：歯科衛生士（助手）
 │
診療
 ├─────┬─────┬─────┬─────┐
治療  　診療介助・予防　 補助　　技工
```

治療　担当：歯科医師
1) 初診診査・処置
2) カウンセリング
3) 治療計画策定・提示
4) 費用見積り・提示
5) 治療契約
6) 治療
7) 定期検診
8) 技工指示　など

診療介助・予防　担当：歯科衛生士
1) 患者誘導
2) 問診
3) 診療準備
4) 練和
5) スタディモデル作成
6) カルテ整理
7) 治療応援
8) レントゲン関連
9) 消毒
4) 保健衛生指導
5) 刷掃指導
6) 歯石除去
7) リコール管理

補助　担当：歯科助手
1) 基本トレーセット
2) 消毒
3) 消毒器具・器材管理
4) 付帯業務　清掃　備品類整理・管理

技工　（外注）
1) 印象の分類
2) 製作
3) 付帯業務　清掃　器材管理

会計　担当：助手（歯科衛生士）

　以上のような診療所規模（チェア台数、スタッフ数）別の業務分担の例を小規模・中規模・大規模という3つのパターンに分けて整理してみると次の表のようになります。

診療所規模別業務分担の例

診療所規模		業務分担					分担のポイント
		受付	介補	補助	予防	会計	
小規模	衛生士1人	◎	◎	△	◎	△	予防業務は衛生士の責任業務とし、受付・介補も主要業務とする
	助手1人	△	△	◎	−	◎	
中規模	衛生士2人	◎	△	◎	△	△	衛生士2人で受付・介補・予防・補助を主要業務として分担、助手は会計・補助を主要業務とする
		△	◎	△	◎	△	
	助手2人	△	△	◎	−	△	
		△	△	△	−	◎	
大規模	衛生士3人	◎	△	△	△	△	衛生士3人を受付・介補・予防の各業務のチーフとし、助手は会計・補助を主要業務として衛生士のアシスタントを分担する
		△	◎	△	△	△	
		△	△	△	◎	△	
	助手4人	△	△	◎	−	△	
		△	△	△	−	◎	
		−	△	◎	−	△	
		−	△	△		◎	

　特に自費率向上を図るための業務分担で重要なのは「**自由診療移行のためのカウンセリング業務の一部をできるだけスタッフに移管する**」ということです。

　すでに述べたように自費カウンセリングは患者に対して十分な情報を提供し、動機づけを行う重要な業務であり、院長がこのカウンセリングを担当しているケースが多いようですが、スタッフに業務移管できれば歯科医師は治療により専念することができ、診療効率化のうえで大きな効果があります。

　カウンセリングは重要な業務だけにスタッフへの移管は難しく、こうした業務分担を実現するには「**効果的なスタッフ教育によって"スタッフの戦力化"を図る**」ということが重要なポイントになります。

　そのためにはまず図7のようにカウンセリング業務の流れの中で、スタッフの分担すべき業務とその内容を明確にします。

スタッフが遂行すべき業務内容についての教育が必要になりますが、そのためには、

> （1）スタッフに歯科医師の治療行為の内容を十分に理解させ
> （2）効率的なアシスト業務が、誰でもすぐに行えるようにしておくための標準化された業務手順を確立する

ということが求められます。

こうしたスタッフの業務遂行能力の向上を図るためのスタッフ教育の1つとして有効なのが業務マニュアルの開発です。
この業務マニュアルの開発は「スタッフが遂行すべき業務内容について、ムダ・ムリ・ムラのない業務手順を確立し、標準化された業務基準を確立することによって業務遂行レベルの均一化を図る」ということを目的にしており、院長とスタッフ、勤務医などが協力してカウンセリング業務の内容や手順について検討を行い、標準マニュアルとして整理しまとめていきます。

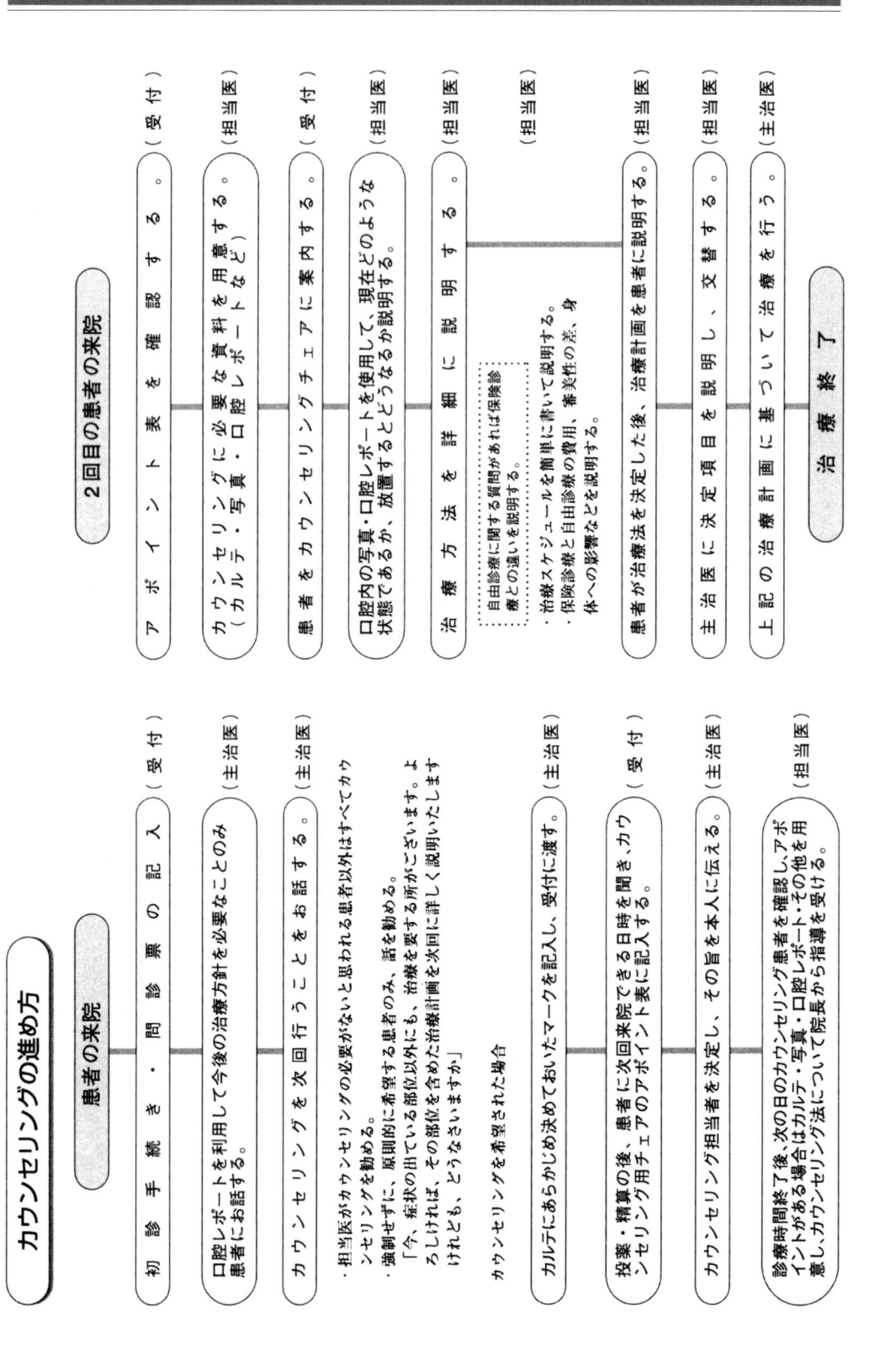

図7　カウンセリングの進め方と業務分担

カウンセリングの進め方

患者の来院

- 初診手続き・問診票の記入（受付）
- 口腔レポートを利用して今後の治療方針を必要なことのみ患者にお話する。（主治医）
- カウンセリングを次回行うことをお話する。（主治医）
  - 担当医がカウンセリングの必要がないと思われる患者以外はすべてカウンセリングを勧める。
  - 強制せずに、原則的に希望する患者のみ、話を勧める。
  - 「今、症状の出ている部位以外にも、治療を要する所がございます。よろしければ、その部位を含めた治療計画を次回に詳しく説明いたしますけれども、どうなさいますか」

カウンセリングを希望された場合

- カルテにあらかじめ決めておいたマークを記入し、受付に渡す。（主治医）
- 投薬・精算の後、患者に次回来院できる日時を聞き、カウンセリング用チェアのアポイント表に記入する。（受付）
- カウンセリング担当者を決定し、その旨を本人に伝える。（主治医）
- 診療時間終了後、次の日のカウンセリング患者を確認しアポイントがある場合はカルテ・写真・口腔レポート・その他を用意し、カウンセリング法について院長から指導を受ける。（担当医）

2回目の患者の来院

- アポイント表を確認する。（受付）
- カウンセリングに必要な資料を用意する。（カルテ・写真・口腔レポートなど）（担当医）
- 患者をカウンセリングチェアに案内する。（受付）
- 口腔内の写真・口腔レポートを使用して、現在どのような状態であるか、放置するとどうなるかを説明する。（担当医）
- 治療方法を詳細に説明する。（担当医）
  - 自由診療に関する質問があれば保険診療との違いを説明する。
  - 治療スケジュールを簡単に書いて説明する。
  - 保険診療と自由診療の費用、審美性の差、身体への影響などを説明する。
- 患者が治療法を決定した後、治療計画を患者に説明する。（担当医）
- 主治医に決定項目を説明し、交替する。（担当医）
- 上記の治療計画に基づいて治療を行う。（主治医）

治療終了

このカウンセリング業務マニュアルの開発の具体的な方法としては、表10のようなフォーマットを作成し次のような手順に基づいて、スタッフ全員がカウンセリング業務の内容について検討を加えながら、標準的な業務内容とその手順についてまとめていきます。

> ①診療業務の流れをいくつかステップに分け
> ②それぞれのステップにおいて発生する業務をすべて洗い出し
> ③各業務を遂行するうえで、最も効率的な作業手順について検討し
> ④さらに、各業務において特に注意すべきポイントを明確にする

　以下、業務マニュアルの事例（一部抜粋）を掲載しておきますので参考にしてください。また、カウンセリング業務においては特に患者に対してわかりやすい説明を行う必要があり、説明トーク・マニュアルの開発も求められますが、トーク・マニュアルについては後の章で詳しく述べることにします。

表10　業務マニュアル・フォーマット

項目：

- 目　的

- 特に注意すべき点

作業手順

小　項　目	手　順	道具	場所	留意点

業務マニュアル・フォーマット記入事例

項目1：初診患者の検査

目的
- 診断のための資料採得

特に注意すべき点
印象
- 口腔内に事前に印象材を盛る
- 硬化するまでトレーから手を離さない
- 奥歯でしっかり噛んでもらう（セファロ）
- 咬合平面が床面と平行であること（Pan.）
- 患者に動かないようにしてもらう（セファロ）・コーンの位置とフィルムの位置関係（Dental）
- 撮影時の患者の顔の位置（フランクフルト平面が床面と平行）（セファロ）

作業手順

小項目	手 順	道具	場所	留 意 点
1 印象採得	①ノート記入、名札記入 ②トレーの選択 ・ミラーの後ろで最後臼歯から前歯までの測定 ・その大きさに合ったトレーの選択 ・選択したトレーを患者の口の中に合わせる ③印象材練和 ・粉と水をはかり、ラバーボールに入れ、スパチュラで混ぜる ④トレーに印象材を盛る ・残った印象材をまとめて、スパチュラの上にのせる ⑤印象材を歯牙の周囲にスパチュラ（小）で盛る ⑥トレーの挿入 ⑦トレーの維持 ・位置を決めて、後ろから前に押し付ける ⑧トレーをはずす			・口の中でトレーを入れた時、痛い所がないか聞く（痛い場合、そこの箇所にユーティリティWAXをつけてあげても可） ・粉と水をなじませたら、後は手早く混ぜ、だまができないようにする ・よく気泡を抜く ・下顎の時、舌を動かさないように患者に注意を与える ・最後臼歯の周り、前歯（歯面、舌側）、口蓋の深い人には口蓋にも盛る（歯肉頬移行部、小帯のところ） ・舌等を動かさないように患者に注意を与える ・下顎の場合は、舌を上にあげてもらう ・臼歯部に指を入れ、空気を印象材に入れ、はずす ・トレーから印象材が脱落しないよう注意する ・流水で洗う（唾液、血液をよく洗い流す） ・はずしたトレーは水に入れる ・トレーに名札をつける

小項目	手　順	道具	場所	留　意　点
2 レントゲン撮影ポジション ①セファロ 　Lateral（側方）	①No.、名前、日付の組み立てノートに記入 　イヤーロッドをあわせる 　（Lateral用に） ②スイッチを入れる ③患者誘導 ④患者にプロテクターを着せて誘導 ⑤患者の耳の高さにイヤーロッドを合わせる ⑥イヤーロッドを右耳から入れさせ、左耳にも入れる ⑦患者の顔をまっすぐに正面を向かせる位置を合わせ、奥歯で噛ませる ⑧眼下点に棒を合わせる ⑨室内の照明を消し、ランプをつけて軟組織フィルターを調節する ⑩室内の照明をつけ、レントゲンスイッチON			・患者が頭等をぶつけないように注意する ・ランプが緑1つになっていることを確認する ・髪にピンなどがついていないかも確認（イヤリング、ピアス、カチューシャ等も） ・背中をまっすぐにさせる ・フランクフルト平面が床と平行になるようにする ・唇はリラックスポジション（できるだけ閉じた状態） ・奥歯でしっかり噛んでもらう ・動かないようにしてもらう
②セファロ 　PA（正面）	①ノートに名前記入 ②セファロスタット上部のコックを引き、イヤーロッドの位置をかえて、カセッテが顔面と向かい合うようにする ③カセッテをセンターに位置させるあとはLateralと同じ			・軟組織フィルターはなし

小項目	手 順	道具	場所	留 意 点
3 Pantomo	①バイトガイドのビニールをかえる ②メインスイッチを入れる ③フィルムに番号を貼って、フィルムをセットするフィルムポジションの緑ランプを確認する ④患者を誘導する ⑤患者の顎の高さに黒い板を合わせ、バイトガイドを歯牙の切端で噛ませる ⑥頭が動かないようにしめる ⑦BEAMランプをつけ、横の線を耳の所に合わせる ⑧前のハンドルを両手で持たせる ⑨リセットボタンを押し、フィルムをスタートポジションにセットする ⑩フィルムポジション、スタートポジションの緑のランプを確認する ⑪スイッチON			・顔が著しく上下しないようにする ・咬合平面と床面が平行 ・頭を動かさないように言う
4 Dental	①メインスイッチを入れる ②患者誘導 ③撮影部位のボタンを押し、時間をセットする ④フィルムを固定させ、2等分法でコーンの位置を決める ⑤スイッチON			・フィルムノッチが歯冠を向くように ・表、裏を間違えないように ・患者にしっかり指で押させてもらう ・下顎の場合は上を、上顎の場合は下を少し向いてもらう

小項目	手　順	道具	場所	留　意　点
5　レントゲン現像	①現像機のスイッチを入れる ②緑のランプが消えるのを確認する ③クリーナーを流す ④手を入れて、中にフィルムがないかを確認する ⑤ふたを開け、カセッテ等を中に入れ、ふたをしっかり閉める ⑥スイッチを一番上にあげ、ローラー作動 ⑦現像 　1. カセッテのふたを開け、フィルムを取り出し、フィルム挿入口に入れる 　2. ローラーに引っ張られる感じがしたら、手を離す ⑧フィルムの入れ換えをする ⑨カセッテを取り出し、シールを貼っておく ⑩現像が終わり次第、現像機のスイッチを一番下に下げておく			・光が入らないようにしっかり閉める ・フィルムがまがって入らないように注意 ・フィルムがまがらないようまっすぐ入れる ・フィルムがローラーの中に入ったのを手で確認してからふたを開ける ・OFFにしてしまわないようにする

項目2：TBI

目 的
- 口腔衛生
- 装置装着後の口腔衛生

特に注意すべき点
- ブラッシングの重要性を理解していただく
- プラーク（汚れ）の口腔内での要因を理解していただく
- あまり厳しく指導し過ぎないように

作業手順

小項目	手順	道具	場所	留意点
①前準備	①カルテ・歯磨きの仕方の用紙・歯磨きカレンダー・検査用紙・歯ブラシの選び方を受付に出しておく 綿棒の用意			
②ビデオを観せる（TBIコーナー）	②・名前を呼び保護者と一緒にTBIコーナーに座ってもらう ・15分程度のビデオを観せる（TBI用ビデオ） ・保護者を待合室に戻す（5人の場合はユニットに上がってもらい、保護者は椅子に）			・ビデオの重要な内容を把握してもらう 　・虫歯の原因 　・どこに汚れがつくか ・ビデオは巻戻しておく
③口腔内の染め出し	③・患者の口腔内の染め出しをする（綿棒・レッドコート使用） ・1度だけうがいさせる			・3人以上で行う ・うがいは1度だけ（汚れている部分まで流れてしまうのを防ぐため）
④写真撮影（写真コーナー）	④・撮影用の椅子に順に座らせる ・口腔内正面の写真を1枚撮影する			・フィルムノートに名前を書く
⑤口腔内チェック	⑤・順番にユニットに座らせる ・個別に口腔内の汚れをチェック（ミラー・ピンセット・検査用紙・赤鉛筆）			・汚れの部位の把握 ・口腔内の状態（平均より良いか悪いか）

小項目	手順	道具	場所	留意点
↓ ⑥ブラッシング指導 ↓ ↓ ↓ ↓ ↓ ↓ ↓ ↓ ↓ ↓ ↓ ↓ ↓	⑥・一日何回ブラッシングするかなど検査用紙に基づいて質問していく ・普段行っている方法で磨いてもらう ・保護者に入ってもらう ・歯磨きの方法の用紙に基づき話をする 　（低学年は保護者を中心に話す） 　（高学年以上においては本人を中心に話す） ・話が終わったら保護者に待合室で待ってもらう			・どのくらいの時間磨いているか ・普段の磨き方はどうか ・保護者(特に低学年)にはしっかり理解してもらう必要あり 　・磨く時間 　・磨く場所（口腔内） 　・磨く順番 　★汚れている所を見せる 　★ブラッシングの重要性 　・来る時は必ず歯ブラシ歯磨きカードを持ってくるように言う 　・歯磨きカードの記入（小学生）
⑦歯磨き開始 （約10分） ↓ ↓ ↓ ↓ ⑧終了	⑦・本人にTBIコーナーで磨いてもらう ・磨いている間に本人の注意点、保護者の態度をTBI用紙に書き込む ・磨き終わったら元のユニットに座ってもらう ・口腔内のチェック ⑧カード・歯ブラシを渡し、帰す			・言われたとおり磨けているかチェック ・磨けていなかった所のチェック ・もう一度歯磨きの重要性を簡潔に話す ・TBI用紙はカメラ台の引き出しに入れる

第2章 自費トーク・マニュアル

2.1 患者応対トーク・マニュアルの作成

2.1.1 患者サービスと応対マニュアル

　患者サービスの向上を図るうえで、スタッフによる患者応対、特に応対話法が重要な役割を占めることはあらためて指摘するまでもありません。
　1人でも応対の悪いスタッフがいれば、患者に不満を抱かせ不評を買うことになり、このような状態を放置していると自院の悪い評判が地域社会に広まってしまうことになります。
　こうしたことを防ぐには、患者応対接遇のためのスタッフ教育が必要になりますが「スタッフの誰もが同じように、同じレベルの応対サービスが提供できるという、**歯科診療所として均質な応対サービスが確保できている**」ということがより重要な意味を持ちます。
　このような役割・効果を発揮するのが、応対話法のためのトーク・マニュアルであり、自院独自の患者応対のためのトーク・マニュアルを作成することによって、歯科診療所として均質な患者応対サービスが提供できることになります。
　歯科診療所の場合スタッフは2～3年という短いサイクルで入れ替わるケースも多く、このような場合マニュアルを開発しておけば仮にスタッフが入れ替わっても、短期間に一定レベルの患者応対能力をつけさせることができるという効果もあります。
　トーク・マニュアルを開発しておくことによって、スタッフが入れ替わるたびに教育をやり直さなければならない非効率性を解消できますし、新人スタッフでもマニュアルさえ覚えれば最低限の患者応対が維持でき、スタッフの早期戦力化が可能になるというメリットもあります。
　以上のように患者応対のためのトーク・マニュアルを開発・実施することにより、次のような効果が生まれてきます。

> ①歯科診療所として一定レベル以上の均質な患者応対サービスが確保できる
> ②スタッフ教育の効率化を図ることができる

　「受付応対のためのトーク・マニュアル」や「電話応対のためのトーク・マニュアル」の開発により、一定レベル以上の均質な患者応対が可能になる」ということが期待できます。
　自由診療への切り換えを図る場合、すでに述べたように「治療に関する十分な情報を患者に提供する」ということが重要なポイントになりますが、その情報提供を効率的に行うためには、自由診療についての説明トーク・マニュアルの開発も必要になります。
　特にスタッフがカウンセリングを行う場合、保険診療と自費診療の違い、自由診療の治療方法や使用する材料、費用の見積もりなどについて、十分な説明を行うことが求められ、そのためには「カウンセリングの場面で必要な「自費切り換え促進のためのトーク・マニュアル」を開発することにより、十分な情報を効率的に提供する」ということが可能になります。
　また、院長以外に歯科医師がいる診療所では、歯科医師の治療説明の標準化を図るために「歯科医師のための〈治療説明トーク・マニュアル〉を開発し、標準的なトークができるようにする」といったことも、診療業務の効率化を図るうえで効果的です。
　以上のようなマニュアルの開発により、一定レベルの患者応対サービスを効率的に実現することができますが、半面それぞれの患者に応じた個別の応対ができるのが理想であることはいうまでもなく、マニュアルがすべてではないというのも事実であり「マニュアルはあくまでも最低限のサービスのレベルを確保するためのものである」ということを認識しておくことも必要です。
　そうした観点からすればマニュアルは一度開発すればそれで終わりというわけではなく、定期的に見直しを行いよりレベルの高い患者応対の標準化を達成するために、マニュアルのリニューアルやバージョンアップに努めることが求められます。

2.1.2 マニュアル作成のポイント

　実際に患者応対や治療説明のためのトーク・マニュアルを開発するにあたっては、次のような作成上のポイントに注意して進めなければなりません。

> **POINT** ●トーク・マニュアル作成上のポイント
> ①どのような目的で何のマニュアルを作成するのかという点について、マニュアルを作成する人達全員が共通の意識をもって作成にあたる
> ②最初から完璧なマニュアルを目指すのでなく、とにかく完成させることに価値がある
> ③マニュアルを作成すること自体が目的でなく、日常業務を効率的に進めるための1つのステップがマニュアルの作成であり、最も重要なのは「作成したマニュアルをいかに上手に工夫して運用するか」ということである
> ④スタッフや医師全員が日常業務の中で困ったケースや改善が必要と考えられることについて自分の意見を出し合い、全員で話し合ったうえでマニュアルを完成させる
> ⑤作成したマニュアルは定期的に見直しを行い、適宜、追加修正を加えていく

　マニュアルをスタッフに作成させる目的としては、次のような2つのポイントがあげられます。

> **（1）スタッフや歯科医師に対する教育効果**
> 　スタッフや歯科医師自身に、それぞれの場面でどのように応対をすることが望ましいかを考えさせることによって、マニュアルを作成する過程を通して患者応対の教育になる。
>
> **（2）スタッフや歯科医師に対する動機づけ効果**
> 　自分たちが作成したものが自院独自のマニュアルとして採用されることによって、診療所運営に自分たちが参加しているという意識を持つことができ、自らの業務遂行に対する強烈な動機づけとなる。

　以上のようなポイントを踏まえたうえで、実際にマニュアルの作成に取り組んでいきます。

2.1.3　トーク・マニュアル作成の手順

　スタッフのトーク・マニュアル作成にあたっては、次頁に示したようなステップに基づき、スタッフ全員が意見を出し合って作成していきます。
　ここで重要なのは「一応完成したマニュアルに基づいて、ロール・プレイング（役割演技）を実施し、実際に使えるかどうかをチェックする」ということです。
　マニュアルに基づいてスタッフが患者とスタッフの役割を演じてみて、実際の応対のやりとりを演技してみることで作成したマニュアルに不備な点がないか、もっとよい応対方法がないかなどをチェックできるだけでなく、繰り返し実演することによりマニュアルの内容を確実に身につけることができるという効果があります。
　これ以外にもロール・プレイングのメリットとして、次のような点をあげることができます。

> (1) 話し方やしぐさ、態度など、本を読んだり講習を受けたりするだけでは指摘できない種々の欠点を是正することができる
> (2) 優れたスタッフの話法や態度などを全員に公開することができる
> (3) 実践的であるため、興味を持ちながら患者応対技術が体得できる
> (4) 見学者も積極的に批判や意見を出すことで、自分の反省と勉強ができる

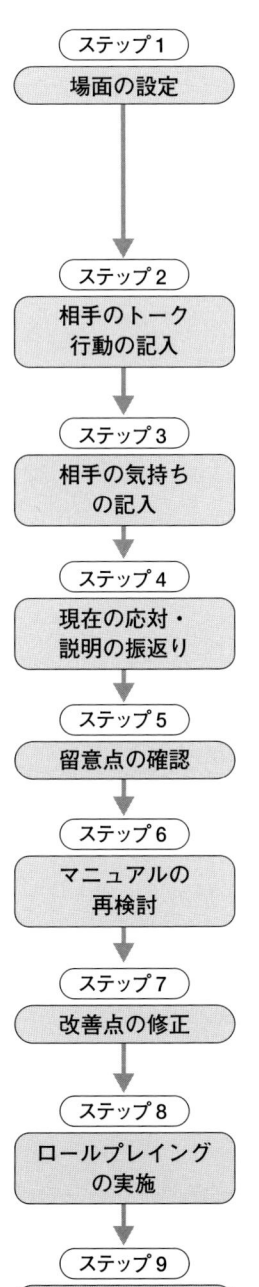

マニュアル作成のステップ

ステップ1　場面の設定

「マニュアル・テーマ抽出シート」（表11）に、
- ▶日頃スタッフや歯科医師が困っている応対や説明の場面
- ▶どのような対応や説明の仕方がよいのか分からない場面
- ▶費用説明など、やりとりや、その場の雰囲気が気まずくなりがちな場面
- ▶どのような言葉や説明がよいのか分からない場面
- ▶スタッフが新人の頃によく失敗した場面

などを書き出す

ステップ2　相手のトーク・行動の記入

抽出したそれぞれのテーマについて実際に患者と応対している場面や、説明をしている場面を想定する。そのとき、患者がどのような言動をとったか、その流れを考えて「マニュアルフォーマット」の「相手のトーク・行動」の欄に記入する

ステップ3　相手の気持ちの記入

ステップ2で記入した会話や行動をとる際に、患者がどのような気持ちかを全員で話し合い、想像して「マニュアルフォーマット」の「相手の気持ち」の欄に記入する

ステップ4　現在の応対・説明の振返り

抽出した場面について、現在どのような応対・説明の仕方をしているか、それぞれのスタッフが自分の方法を出し合い、現在の応対方法・説明方法で好ましいと思われものを具体的に「自分の心がけ・行動」「自分のトーク」の欄に記入する

ステップ5　留意点の確認

相手に対する行動を起こす際や、相手に説明をする際の注意すべき事柄があれば「留意点」の欄に記入する

ステップ6　マニュアルの再検討

完成した「マニュアルフォーマット」をもう一度見直し「マニュアルチェックリスト」（省略）の項目に沿って、行動やトークに問題点や改善点がないかを全員で再検討する

ステップ7　改善点の修正

「マニュアルチェックリスト」に沿って再検討した結果、問題点や改善点が見つかれば「どのように改善すればよいか」について検討し「マニュアルフォーマット」を修正する

ステップ8　ロールプレイングの実施

修正を加えたマニュアルに基づいて「ロールプレイング」を行う（ロールプレイングについては省略）

ステップ9　改善点の再修正

「ロールプレイング」を行った結果、行動やトークに不自然な点や改善したほうがよいと思われる点があれば、再度全員で話し合いマニュアルを修正する

↓

マニュアル完成

表11 マニュアル・テーマ抽出シート

マニュアル・テーマ抽出シート

相手は？

場所・状況は？

あなたの対応は？

困った点は？

マニュアル・フォーマット

応対場面	相手のトーク・行動	相手の気持ち

自分の心がけ・行動	自分のトーク	留意点

2.2　自費トーク・マニュアル事例集

2.2.1　患者に対して的確に説明を行うために

　自費率向上のために自由診療への切り換えを促進するには、「カウンセリング」が最も重要なステップになります。スタッフがこのカウンセリング業務を担当する場合は、

> ①自院の診療システムの説明（カウンセリングの導入）
> ②保険診療と自由診療の治療方法の違い（メリット・デメリット）
> ③自由診療の費用の説明
> ④自由診療のそれぞれの治療方法の説明

などについて、患者に対して的確に説明が行えるようなトーク・マニュアルの整備が求められます。

　こうした自由診療のためのトーク・マニュアルについて、当会が作成したマニュアルの事例を掲載しておきますので、これらの事例を参考にしながら2.1のマニュアル作成手順に基づいて、マニュアル作成に取り組んでみてください。

　その際、自院の自費率向上に最も効果的あるいは優先順位が高いと考えられるものから取り組むと効率的です。

　このトーク・マニュアルの作成で大切なのは、マニュアルそのものではなく「**自院独自のマニュアルを作成していくという過程であり、それがスタッフの教育も兼ねる**」ということです。

　この事例集をそのまま自院のマニュアルとして導入するのでなく、マニュアルのまとめ方やレイアウトの仕方で作業が行き詰まったとき、あるいはそれぞれのテーマで漏れがないかをチェックする場合などの参考としてご活用してください。

2.2.2　カウンセリング・トークマニュアル

　自費切り換えで最も重要な「カウンセリング」の導入を図るには「初診患者に対して自院の診療システムを説明し、カウンセリングの役割と内容について患者の理解を得る」ということが重要なポイントになります。

　そのためにはまず「自由診療スイッチング・ツール」の中から、

> ▶「治療システムのご案内」
> ▶「初診の患者へのご案内」

などの説明ツールを活用し、カウンセリングに対して患者の理解が得られやすいように準備しておきます。

　そのうえで、初診患者にカウンセリングの説明を行いますが、このカウンセリング導入のためのマニュアルでは、初めて患者がカウンセリングの説明を受ける際に抱く疑問や質問を想定したポイントを踏まえたトーク内容を作成します（トーク事例参照）。

POINT　●患者の抱く疑問や質問を想定すること
①診療システムの流れの説明（カウンセリングの役割）
②カウンセリングの内容
③カウンセリングの所要時間
④カウンセリングの費用（無料）
⑤カウンセリングを希望する患者への対応
⑥カウンセリングを断った患者への対応

　さらにカウンセリング実施のためのトーク・マニュアルでは「患者のデンタルIQを高め、最もよい治療方法を患者に選択してもらうために十分な情報の提供を行う」という観点から説明ツールを活用しながら、

保険制度の範囲と制限について	検査結果の説明
自由診療のメリットについて	治療必要箇所の説明
費用について	治療方法の各論の説明（別掲）

といった内容について、わかりやすく効率的なトークを行うことがポイントになります（トーク事例参照）。

カウンセリング（H歯科医院の事例）

応対場面	相手のトーク・行動	相手の気持ち	自分の心がけ・行動	自分のトーク	留意点
受付手続き 紹介・勧誘			カウンセリングは初診の成人には必ず勧める	「○○さんは、初めてですので、こちらをお読みいただけますか？」 「今度、○○歯科では"カウンセリング・サービス"を始めたのですが、○○さんもお受けになりませんか？」	
質問	「カウンセリングって？」	内容によっては受けてみようかな	カウンセリングの3つの資料について説明する	「カウンセリングについて簡単にご説明いたします。これは3つの資料を使ってより細かい検査を行い患者さんと担当医が話し合うというものです。3つの資料とは、1つは［レントゲン写真］2つめは［歯型の模型］3つめには［お口の様子を写した写真］です」	
			治療システムの流れ、治療の日程について説明する カウンセリングは、治療とは別に1日、日程をとる	「カウンセリングのときにはこのような資料を用いて、お口の中の健康についてじっくり話し合うことになります。お時間もかかりますので、治療とは別の日におとりいただくことになります。これも予約制になっておりますので、今日のお帰りのとき、それから次の診療の時にお約束をおとりになってください」	
			カウンセリングで実施することを説明	「カウンセリングをお申し込みされますと、次の診療のときに、歯の型どりや写真撮影を行います。今日はとりあえず、お痛みのところだけ応急の手当をすることになります。ですから、カウンセリングは次のときになります」	

・352・

応対場面	相手のトーク・行動	相手の気持ち	自分の心がけ・行動	自分のトーク	留意点
質問	「どういうことですか?」	もう少しわかりやすく説明して欲しい	カウンセリングの主旨についてもう1度説明する	「はい、ご説明いたしますと、患者さんのお口の状態をみて、どのような治療をしていくか、どのようなお手入れが必要かなど、たとえば「痛いところだけを治したらよいのか、または全体的に治したほうがよいのか」などを担当の先生と患者さんとで話し合い、お口の中の健康について計画的に考えようという時間を設けたものです」	嫌な顔をせず、丁寧に説明する
	「お金とられるんでしょ?」	金儲け主義だろう	無料ときっぱり言う	「いいえ、こちらは無料で行っております」	
	「どのくらい時間がかかりますか?」		1時間が目安	「だいたい1時間くらいかかります。治療よりも長い時間になることもありますので、治療のお約束とは別のお約束をさせていただくことになります」	
	「曜日や時間が決まっているんですか?」		毎日	「毎日行っておりますが、こちらも予約制となっております」	
	「どの先生がやってくれるんですか?院長ですか?」		院長だけでなく、すべての先生が行うことを説明する	「院長をはじめとして、○○さんの担当の先生が行います。ご希望がありましたらお受けいたします」	
	「子供も一緒にそれを受けられるの?」		子供はカウンセリング時には席をはずしてもらう	「患者さんと1対1のお話し合いの場ですので、お子様はその時間の間、こちらの担当者がお預かりしてお世話いたします。ご安心ください」	
	「これを受けないとよく診てもらえないのですか?」	どうしても受ける必要があるのか	誤解のない回答をする	「そんなことはありません。ご希望の場合は、治療の途中でも相談は受けられます。このカウンセリングでは、今痛んでいるところだけをみるのではなく、口の中全体について細かくみます。病院での人間ドックと同じですね」	

応対場面	相手のトーク・行動	相手の気持ち	自分の心がけ・行動	自分のトーク	留意点
質問	「写真は何のためにとるのですか?」		資料による説明とだぶっても口頭で説明する	「こちらの資料をご覧になってください。患者さんの多くは日頃ご自分の歯をよ〜くみることはないようなんですね。写真を使ってご自分自身がご自分の口の中を一目で見て、今どういう状態になっているか、確認していただきたいと思っています。それから、治療が終わってきれいな歯になったとき、比較していただくためにも記録として残すためにも写真をおとりします」	
	「レントゲン写真は小さいのですか?」		オルソのメリットを説明する	「この場合は、大きい方のレントゲンです。ご存知のように、歯科のレントゲンは大小2種類があります。小さい方は、細かく見ることができますが、1人の患者さんのお口の状態ということで見るのは難しくなってしまいます。カウンセリングでは、痛いところの一部分だけを治療しようというのではなく、お口全体の健康管理をしていくことが目的ですから、全体的に捉えることのできる、大きい方のレントゲンをとらせていただきます」	
			口腔内に入れるかどうか心配な人には説明する	「お口の中には入れませんので、安心してください」	
	「模型をつくるのはどうしてですか?」		模型をつくってもらうことに慣れていない患者さんが多いので、目的を正しく説明する	「レントゲンや写真は平面上のものなので、どうしても立体的な噛み合わせやお口のバランスをみることが難しいんですね。そのために、歯の型をとって模型をつくってみます」 「患者さんのお口の中をそのまま形にして、外に取り出して見るのと同じです」	
	「どうやって申し込んだらいいですか?」		受付で予約をとることを説明する	「お受けになる際には、予約をおといします。受付の方でカウンセリング希望とおっしゃってください」	

応対場面	相手のトーク・行動	相手の気持ち	自分の心がけ・行動	自分のトーク	留意点
質問	「しばらく考えてみたいんですけど」		資料は必ず渡すこと	「はい、かまいません。こちらが今説明したようなことがまとめられている資料ですので、お時間のあるときにお読みになってください。いつでも受け付けていますので、決められたら、受付でおっしゃってください」	
申込受付	「申し込みたいんですが」			「はい、それでは予約をおとりしますね。診療とは別のお約束になりますが、よろしいですね」	

応対場面	相手のトーク・行動	相手の気持ち	自分の心がけ・行動	自分のトーク	留意点
カウンセリング検査			カウンセリングに必要な3つの資料について、再度確認する	「今日は、○○さんのカウンセリングのための検査を先に行います。カウンセリングには、レントゲンと、写真と、模型の3つの資料を使うことを説明したと思いますが、今日は先にレントゲンをとりますね」 「レントゲン室へどうぞ」 「次に、お口の写真をとります」 「歯型の模型をつくりますので、型をとります」	

応対場面	相手のトーク・行動	相手の気持ち	自分の心がけ・行動	自分のトーク	留意点
応急処置のある場合			カウンセリング検査は終了したことをはっきりさせる 応急箇所の治療に入ることを説明する	「検査の方はこれで終わりですので、今日はこの前痛んでいたところの治療の続きをしますね。その後、お痛みはございませんでしたか？ もうすぐ〈担当の先生がまいりますので、しばらくお待ちください〕	
応急処置終了後				「次のご予約の日はカウンセリングだけになります。お大事にどうぞ」	

応対場面	相手のトーク・行動	相手の気持ち	自分の心がけ・行動	自分のトーク	留意点
カウンセリング当日			保険の制度について範囲・制限があることを強調する	受付で「初診の方へのご案内」(283頁) を渡す。(301,302 (※) の内容を読みながら説明する) 「こちらに目を通していただけますか？ 今日は、まず初めに保険診療と保険外診療の違いについてご説明することになります。当院では、患者さんの納得のいくよい治療を行なっていきたいと思っていますが、その時、どうしても『保険と保険外』という見方ができます。 ここには、その違いがわかりやすく書かれています。『保険』では、患者さんにとって安く早く治療ができますが、最善の材料や治療方法を用いてできない場合があります。一方、『保険外』、つまり自費での治療になりますと、よい材料や治療方法で使うことができますが、保険よりも患者さんの負担する金額は大きくなります。 このようなことが書かれていますので、お読みになっておまちください」	
			患者さんに情報を提供することが目的である	「今日は、◯◯さんはカウンセリングの日ですね。こちらをお読みになってお待ちください。今日は、歯科の治療、それからお口の健康といったことを広くご考えてご説明することになりますので、保険と保険外の違いなども含めて、◯◯さんにいろいろと情報を提供することになります。カウンセリングとは、そもそも歯科の専門家としての立場から患者さんに直接情報を提供させていただく場所ですので、説明も多くなります。貴重なお時間を無駄にしないために、こちらをあらかじめ読んでおいてください」	

・ 358 ・

応対場面	相手のトーク・行動	相手の気持ち	自分の心がけ・行動	自分のトーク	留意点
質問	「カウンセリングというのは、高い治療の説明のことなんですか?」		治療方法は1つではなくいろいろな方法がある場であって、選択するのは患者さん自身である	「いいえ、保険とか保険外とかいった枠にこだわらずに、よい治療についての正しい情報を提供する場です。いろいろな治療方法やいろいろな材料があることをわかっていただいて、その上で患者さんに最終的にどう治していくかを決めていただきたいと思っています。最後に決めるのは患者さん自身です。いくつかの正しい情報の中から、ご自身が最もよいと思われるものを選んでいただければよいと思っています」	

応対場面	相手のトーク・行動	相手の気持ち	自分の心がけ・行動	自分のトーク	留意点
カウンセリングルームにて自由診療のメリットの説明				受付で「初診の方へのご案内」（283頁）を渡す。 「お待たせいたしました。 今日は、カウンセリングですね。カウンセリングの意味はおわかりいただいていますか?」	
	[はい]		カウンセリングの主旨が理解されていなかったらもう1度説明する	「保険と保険外の違いはおわかりいただいていると思いますが、まずはじめに保険外（自費）ではどんな治療ができるかを、簡単にご説明しておく方が良さそうですね」	
	「保証されている、とはどういうことですか?」 「保険よりも長持ちするんですか?」		破損した場合には、無償で修理する。基本的には家電製品の保証と同じだが、先生の指示する手入れをきちんとすることが条件となることを説明する	「つくったものがこわれてしまった場合などに、無料でつくり直しますよ、という意味のものです。ご家庭でお使いのテレビや洗濯機なども保証期間というのはありますよね。基本的にはそれと同じです。ただ、家電製品の場合も無料で説明されたお手入れをされているように、歯の場合も先生から説明されたお手入れをしていただくことが必要な条件になります。これさえ、守っていただければ、保険外の場合、2年間は保証されます」	
			長くもたせることができる快適性+耐久性がポイントである	「患者さんとの協力のうえで、長くもたせるようにすることができるんですね。患者さんと私たちの共同責任体制で治療に臨むことができるわけです。それから、保険の治療の場合ですと、耐久性に比べて快適性だけでなく快適性も大いへんよくなりますから喜んでいる患者さんは多いですよ」	

応対場面	相手のトーク・行動	相手の気持ち	自分の心がけ・行動	自分のトーク	留意点
	「保険の場合は長くもたせてくれないのですか?」			「いいえ、そういうわけではないのですが、先ほども説明しました通り、材料や治療の仕方に制限がありますので、長くもたせるような治療をするのが難しいのです。保険外(自費)なら、こういう制限にしばられずによい治療ができるんですけどね。保険だと難しいんですよ」	
口の中の金属について				「それから、こちらもご覧ください。材料だけをとりあげてみても、保険外(自費)の方がからだにいいんですよ」	
費用について			保険外(自費)が高いのは誤解。考え方を変えるように説得する	「治療費についてもこちらにまとめていますがよく考えてみると、保険外治療は決して高くはないんですよね。2年間は保証されていて、そして快適なわけですから。このようなケースですと、1食10円にも満たないわけですよね」	
	「でも、やっぱり保険とは桁が違いますよね。どうしてそんなに高いのですか?」		306(※)の説明をもう一度するそれでもわからない場合は保険制度(負担割合が極端に少ないこと)を説明する	「保険の場合ですと、診療費用の大半を国が負担しているわけです。1万円の治療の場合でも、○○さんの場合は3,000円だけの負担ですみます。これを保険を使わなければ10割、つまり1万円払わなければなりません。保険に比べて保険外は割高に感じるのは当然のことですよね」	

応対場面	相手のトーク・行動	相手の気持ち	自分の心がけ・行動	自分のトーク	留意点
	「高いお金を払えば、優先的に早くやってもらえるんでしょう。忙しいし、金に糸目はつけないから早くやってよ」		高額治療になればなるほど、製作時間もかかることを説明する	「『早く仕上げる』ことに対して高い費用をご負担いただいているわけではありません。高額の治療になればなるほど、製作精度も高いものが要求され、製作時間が長くかかるのが実際です。ですから、保険外の方がつくるのには時間がかかるとお考えいただいた方がよいと思います」	
	「支払いは一括ですか?」	一括払いだと無理だな	3回の分割が原則であることを説明する	「3回の分割のお支払いを基本としています。自費での治療についてはご契約を交わしていただきますので、そのときに3分の1、それから型をとった時に3分の1、そして技工物ができあがって入ったときに最後の3分の1の金額をお支払いいただきます。一度のご負担は少なくなると思います」	
検査結果の説明			〈先生から説明〉	「検査の結果を説明いたします。◯◯さんの場合、若いところがすんでいるところがこのように、何ヶ所もあります......このレントゲンは、このようにお口の様子を一目でみることができます」	
			3つの資料の、それぞれの使用目的を説明しながら、検査結果をわかりやすい言葉で説明する	(オルソパントを照らし、説明する)「写真でみても、こことここの歯肉の色が違っているのが分かりますね」(写真をみせる)「噛み合わせの様子をこの歯型でみてみましょうね」(模型をみせる)	

応対場面	相手のトーク・行動	相手の気持ち	自分の心がけ・行動	自分のトーク	留意点
治療必要箇所の説明				「こうやってみますと、○○さんの場合、こことここはきちんと治療しておかないと危険なところですね。しかも、ここは口を開けたときに見えやすいところですから、かぶせるものの色も少し考えた方がよいでしょうね。それから、こことここも虫歯になりやすいところですから、早めによい治療をしておいた方がいいですね」	
			先生と衛生士（アシスタント）の間で事前に打ち合わせができている旨を伝えることによって、安心感を与える	「こことここの治療の方法には、○○と○○○の方法があります。これについては、衛生士（アシスタント）と事前に打ち合わせておきましたので、衛生士（アシスタント）の○○さんから詳しく説明を受けてください。私には聞きにくかったところもあるでしょうし○○さんに何でも聞いてください」	
				（カウンセリング担当者交代 ○○衛生士へ）	

※著者 （注）トーク事例にある「301」「302」などの番号は、H歯科医院が説明ツールに付けている番号です。

2.2.3 自費治療説明トーク・マニュアル

　カウンセリングの場面は、それぞれの患者に最も適していると考えられる治療方法を提示することになりますが、それぞれの治療方法について的確な説明を行うために次のような治療方法に関するポイントを踏まえたトーク・マニュアルを作成します。

> **POINT** ●患者に最も適した治療方法を提示する
> ①治療方法と治療効果
> ②使用する材質とその特徴（他の材質との違い）
> ③費用の概算（詳しい費用見積りは、別途見積り書を提示）
> ④治療に要する通院回数や通院期間
> ⑤予後経過の説明

この治療方法の説明にあたり、

> スタディモデルやパノラマ、デンタル、モニター・カメラ活用
> スイッチング・ツール類（治療説明ツール）

などのツール類を活用し、患者の理解が得やすいようにします。

　こうした備品や説明ツールの効果的な活用のために、トーク・マニュアルを開発する際「どのステップで、どのツールを、どのように使用するか」という手順を付記しておくと効果的です。

治療説明マニュアル【C4】

〈口腔内の状態と治療方法の説明〉

※この診療所では、効果的なカウンセリングを行うため、カメラ、CD、モニターを利用

No.1

ステップ	説明手順	説明トーク	留意点
①模式図による説明	▶模式図を写真に撮り、モニターに映して説明する。 ※歯の構造とむし歯の進行について説明する。	「これは歯の断面を示しています。歯はこのように歯ぐきの中に埋まっている部分と、口の中に出ている部分があります。ご存知かも知れませんが、歯はこのように3つの層に分かれています。 一番外側がエナメル層といって一番硬い部分です。その下が象牙質といって次に硬い部分です。一番奥に神経があります。そして、この部分が歯の根になります」 「むし歯は歯垢の中にあるバイ菌によって引き起こされる病気ですが、むし歯は外側のエナメル質からだんだん奥へ向かって進んでいきます」 「あなたのこの歯のむし歯は外側のエナメル質から象牙質、神経を突き破って、歯の根の深い部分まで達しています」	▶エナメル質を指す ▶象牙質を指す ▶神経、根を指し示しながら説明する ▶患者さんは専門家でないことを忘れない ▶カリエスが進んでいる根を指し示す

No.2

ステップ	説明手順	説明トーク	留意点
②外観写真による説明	▶7カット（顔全体、側面、口腔内正面、上顎、下顎、左右側面）と患部のアップ写真を撮る。 ▶モニターに患部のアップ写真を映して、患部を指し示しながら状態を説明する。	「この部分がむし歯で歯のほとんどが溶けてなくなっています」	▶患部を指し示す
③スタディモデルによる説明	▶スタディモデルを見せ、むし歯の状態を立体的に説明する。	▶「この部分が、むし歯で歯が溶けてなくなっています」	▶患部を指し示す
④パノラマによる説明	▶パノラマを見せて、外観写真でわからない内部の様子を説明する。	「黒い所がむし歯です。このように歯のほとんどがむし歯におかされていてやわらかくなっています。黒い部分を取ってしまうとほとんど自分の歯は残りません」	
⑤デンタルによる説明（TV説明）	▶デンタルによりカリエスの部分を拡大してみせる。	「治療としては歯を抜くしかありません。抜いた後は1ヶ月位すると、肉が盛り上がってきますから、そこに何かを入れなくてはいけません。	

・366・

ステップ	説明手順	説明トーク	留意点
⑥模式図による説明	▶模式図を写真に撮り、モニターに映したものを示して説明する。	「このまま歯と歯の間を抜いたままにしておくと、上下や両隣の歯が隙間を埋めるように寄ってきますので、歯並びが悪くなります。歯並びが悪いと歯と歯の間に食べ物のかすがたまりやすくなり、むし歯や歯槽膿漏が起こる原因になります。また、頬の形のことですが、歯が内側から支えていますから、こけないで今のような形をしているのです。したがって、歯が抜けたままにしておくと、支えがなくなるので、その部分の頬がこけてきて、口がゆるんできます」 「歯を抜いた所に入れる方法としては2通りあります。固定性のブリッジと取り外し可能な義歯があります」	▶歯の咬む役目と同時に、歯列を保つことを強調する

ステップ	説明手順	説明トーク	留意点
	▶ブリッジの説明をする。	「ブリッジというのは、まず、歯のない部分の前後の歯を削って、それぞれかぶせ物をします。そして、かぶせ物をした両側の歯を支えにして、真ん中に人工の歯をいれます。3本を橋のようにつなげるわけです」	
	▶義歯の説明をする。	「義歯による治療の場合は、前後の歯に、入れ歯を止めるためのバネをかけ、入れ歯をいれます。これは、取り外し可能です」	
	▶ブリッジと義歯の特徴を、対比させながら説明する。	「ブリッジの方は、セメントで歯に固定しますから安定感があり、動きがありませんので、よく噛めます。それに対して、義歯の方はバネの弾力がありますから動きます。ですから、噛みにくいという欠点があります。また、義歯はバネが口の中に出っぱっていますので慣れるまでは違和感があります。ブリッジは余分な物がありませんので、口の中に違和感がありません。しかし、ブリッジは健康な歯を削らなくてはいけないのですが、義歯は健康な歯を削らなくて済みます」	▶基本的にはブリッジを勧める
		「どちらになさいますか。ご家族の方にもご相談されて次回までに考えておいてください。機能や使い勝手を考えれば、基本的にはブリッジをお勧めします」	

治療説明マニュアル [クラスプデンチャー] No.1

ステップ	説明手順	説明トーク	留意点
①外観写真による説明（TV活用）	▶7カット（顔全体、側面、口腔内正面、上顎、下顎、左右側面）と患部のアップ写真を撮る。 ▶モニターに欠損のアップ写真を映して、欠損部を示しながら状態を説明する。 ▶欠損部分を指摘する。 ▶鉤歯を指摘する。	「この部分に歯がありませんから義歯を入れます」 「義歯の入れ方には2通りあります。1つはクラスプデンチャーといってここにバネをかけます。もう1つはコーヌスデンチャーといってバネのないものです」 「義歯を支えるために、こことここにバネをかけます」	▶両方説明して、患者さんに選択してもらう
②スタディモデルによる説明	▶欠損部分を確認する。 ▶設計（鉤歯の選択、プレートの位置と種類）について、えんぴつで記入しながら説明する。	「この部分に歯がありませんから義歯を入れます」 「義歯を支えるために、ここととここにバネをかけます」 「こことここをつなぐために、ここにプレートというものをこのように渡します」	▶外観写真はTVに映したままにしておく

No.2

ステップ	説明手順	説明トーク	留意点
③パノラマによる説明 ※鈎歯・問題点の指摘	▲バネをかける歯が弱く、かぶせるか、または連結する必要がある場合は、パノラマでその歯の状態を説明する。（カリエス、ペリオ等）	〈カリエスの場合〉 「この歯に入れ歯を支えるためのバネをかける必要がありますが、現在のままでは虫歯がありますので、治療をしたうえでバネをかけます」 〈歯槽膿漏〉 「歯槽膿漏があるために、歯がぐらついていますので、今のままでは支えることができません。そこで隣の歯と連結して補強したうえでバネをかけます」	
④デンタルによる説明	▲鈎歯の状態を見せる。（鈎歯のカリエス、ペリオの状態を確認する）	パノラマによる説明と同じ。	▲簡単に済ませる
⑤模式図による説明	▲その患者の症例に似た模式図（写真）を見せる。	「このような物を入れますので、最初は違和感があるかもしれませんが、多くの人は1ヶ月くらいで慣れます」	▲主にプレート等を指す

・370・

治療説明マニュアル［コーヌスデンチャー］

ステップ	説明手順	説明トーク	留意点
①外観写真による説明（TV活用）	▶7カット（顔全体、側面、口腔内正面、上顎、下顎、左右側面）と患部のアップ写真を撮る。 ▶モニターに患部のアップ写真を映して、患部を示しながら状態を説明する。 ▶欠損部分を指摘する。	「この部分に歯がありませんから義歯を入れます」	
②スタディモデルによる説明（模式図も利用）	▶コーヌスの説明	「残っている歯を削って形を整え、その上にさらに歯の形をした金属のフタをかぶせます。それを義歯と連結させて義歯の支えに使います」 「このような義歯の支え方は、茶筒と外ぶたの関係と同じです。本体に外ぶたが精密にフィットするように、金属同士の摩擦で義歯を固定します。つまり、バネの代わりの役目をするわけです」	▶同時に模式図をTVに映しておく

治療説明マニュアル【ゴールドインレー充填】

ステップ	カウンセリングトーク	ツール
①現在の口腔状態の説明	ここに白くなっている部分がありますよね。これがむし歯になっていた部分なんです。	◆X線写真
②治療内容の説明	今日は、ここを削って、悪くなっているところを取り除きました。それで、これからの治療ですが、まず神経を守るために薬を入れ、かぶせる金属が入りやすいように形を整えます。 その後に、きちんと型を取って金属の詰めものを入れることになります。実際に入れてみてちょうどよう合うように調整すると具合がよくなると思いますよ。	
③治療期間の説明	あと、2回来ていただいて、感じがよければ治療は終わりです。詰めた後、慣れていただければいいですし、ちょっと合わないようでしたら調整しましょう。	
④保険診療と自由診療の違い	ところで、詰める金属ですが、いくつかの種類の材料があるんです。 こちらのような材料ですと、年数がたつと、どうしてもすり減ったり、すき間ができたりします。 こちらは、金を使った材料なんですが、熱にも強いですし錆びたりしないんで長持ちします。欠けたり、すき間からまたむし歯になったりすることがないんで、長い目でみたらいいかもしれません。	◆銀合金の見本 ◆ゴールド・インレーの見本
⑤治療費用の説明	〈"いくらくらいかかるんですか?"〉 こちらは保険外になりますが、〇〇円でできます。	

治療説明マニュアル［メタルボンド］

No.1

※この診療所では、カウンセリング・サポートツールとして、[口腔レポート]、
[診療のご案内]、[自由診療見積書]を利用
《レポート：口腔レポート、《案内》：診療のご案内、《見積書》：自由診療見積書

場合・場面	相手の言葉	具体的トーク	留意点
①切り出し方		今、治療しているところは今度型を取ることになるのですが、かぶせるものについて少し説明させていただきます。	▶自由診療を勧めるためでなく、治療についての説明をするという姿勢で。 →★《レポート》の治療箇所を指しながら、《案内P.○》を見せる。
②保険診療と自由診療の違いの説明		保険診療では、国で決められた値段ですので比較的安くできるのですが、やはり治療内容に限界があります。銀色のものをかぶせますので場所によっては見た目がよくないといえるでしょう。	▶保険診療は最低限必要な治療しかできないので、患者さんの全ての要望に応えられないことを分かっていただく。《決して安物という印象を与えてはいけない》 →★《案内P.○》
		自由診療では、保険診療の制限からはずれますので目立たなくできるとか、身体への影響が少ないといえます。	▶自由診療は高価だが制限がない＝要望に応えられる《案内P.○》の自由診療の説明部分を見せながら ▶この時点で、いらないという人、関心がなさそうな人には、無理をして説明を続けない。 →★《案内P.○》
	いくらかかるの？	自由診療ですと、1本○万円から○万○千円の間で3種類あります。	▶最初に値段の幅を示しておけば、興味のある人は3種類についての説明を全部聞いてくれると思われる。 →★《案内P.○》

場合・場面	相手の言葉	具体的トーク	留意点
③材料による違いの説明		○○さんの場合、大きく２つの方法があります。１つめは硬質レジン前装冠というもので、金属のフレームに白いプラスチックを接着したものをかぶせる方法です。これですと歯と同じ色ですので目立ちません。 ２つめはメタルボンドといわれるもので、プラスチックではなく、セラミックを焼き付けたものをかぶせる方法です。プラスチックですと水を吸ってしまうので色が変わったり、すり減ったりする場合があるのですが、メタルボンドではそういうことはほとんどありません。	▶硬質レジン前装冠と比べたメタルボンドのよさ ①色が変わりにくい ②すり減りにくい　→★《案内P.○》
④メタルボンドの材料の説明		メタルボンドの金属のフレームには白金加金と金銀パラジウム合金の２種類があって、白金加金の方が比較的セラミックとの密着性が高く、身体への影響が少ないといえます。	▶白金加金のよさ ①セラミックの密着性が高い ②身体への影響が少ない
⑤価格の説明		お値段はこのようになっております。お支払方法などはまたご相談にのりますので、よくお考えになってください。	※《見積書》の説明したものに丸をつけ、番号、名前、日付、説明日、担当者名を記入して受付にまわす。（受付でコピーをして渡す） ▶決定を急がせず、迷っているようであれば、次回に返事を聞かせてもらう。

第3章 自費率向上のための経営改善手法

3.1 自費率向上のための経営改善施策

3.1.1 自費率向上の前提条件ってなに？

歯科診療所が自費率向上に取り組む場合、その前提条件として、
①十分な患者数が確保できている
②患者の愛顧化ができている
③患者サービスのレベルが高い
④治療技術のレベルが高い
といったことが求められます。

このうち①の患者数については、自費率向上の基本的な考え方としてすでに示したとおり、

> 自由診療収入＝保険患者数×自由診療移行率×患者単価（自由診療）

という数式から仮に自由診療移行率が向上しても、患者数が減少傾向にあるのを放置していれば自費率は改善されないので改善の対象になります。

また②の患者愛顧化については「**愛顧患者は自院のファン層であり、愛顧患者が多いほど患者紹介の件数も増え新患獲得につながる**」という増患の視点から①の改善施策の1つになるとともに「**自由診療患者による紹介患者は自由診療移行につながりやすい**」ことから、自由診療移行率の向上につながる重要な施策になります。

この患者愛顧化の指標になるのが「**無断キャンセルや治療中断の患者数**」であり、こうした無断キャンセル・治療中断が多く発生している場合、改善の優先課題になります。

③の患者サービスについては「**患者サービスの善し悪しが診療所選択のファクターとなり、患者減少や無断キャンセル・治療中断の要因になる**」

・375・

ということから①の患者数や②の患者愛顧化とも密接な関連性があり、改善課題の1つとなります。

　この患者サービスのレベル向上で重要なのは「スタッフの患者応対のレベル向上を図る」ということと「歯科医師のいわゆる〈インフォームド・コンセント〉の徹底」が重要なテーマとなりますが、こうしたサービス向上を図るための教育として「応対マニュアルの開発により、患者応対（話法）の標準化を図る」という方法が有効な施策になります。

　④の治療技術の向上に関しては、

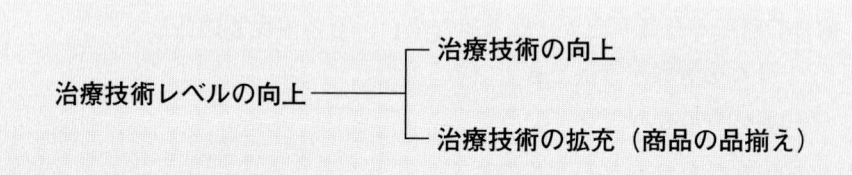

治療技術レベルの向上 ─┬─ 治療技術の向上
　　　　　　　　　　　└─ 治療技術の拡充（商品の品揃え）

といった2つの方向性があり、それぞれの方向性でどのように治療技術の向上を図っていくかを検討する必要があります。

　そのためには、表12のような「治療技術向上対策検討シート」に基づき、「**治療技術レベルの向上、治療技術の拡充に関する目標を立て、その目標を達成するために"いつまでに""なにを"行うか**」といった目標計画を策定し、実行していくという施策をとります。

　治療技術の向上は歯科診療所の診療方針と密接に関連することから「**診療方針の中において自由診療をどのように位置づけ、どのような方向性に基づいて自由診療サービスを提供するか**」といった基本方針を明確にし、他の歯科医師やスタッフに対しても基本方針やビジョンを明確にし、その周知徹底を図ります。

　こうした基本方針を踏まえたうえで、

> 今後3年間に"どのような（専門領域の）治療技術を、どのレベルにまで"向上させるか

といった視点から、「治療技術向上対策検討シート」を策定していきます。

表12　治療技術向上対策検討シート

治療技術向上対策検討シート

		3年後のあるべき姿	到達目標	担当者	実行スケジュール <　年　月　〜　月　年> <　年> <　年>
治療技術の向上について	治療技術レベルの向上	治療方針の確認 ●治療内容のとらえ方	●治療内容について		
		治療技術拡充のとらえ方 ●治療技術の拡充	●治療技術の拡充について		
		専門領域のとらえ方 ●専門領域の拡充	●拡充すべき専門領域		
教育・研修計画	院内研修	●すでに行っている院内研修	●予定している院内研修		
	院外研修	●すでに行っている院外研修	●予定している院外研修		

3.2 患者サービス向上のための施策

3.2.1 それぞれの場面での患者応対のあり方を明確に

　スタッフの患者応対向上については、マニュアル作成で触れたように「応対マニュアルや業務マニュアルの作成による患者応対・応対話法の標準化」が有効な施策になります。

　しかし患者サービスの向上には、応対向上だけでなく「受付から診療・会計に至るまでの患者の受診行動のあらゆるステージにおいて、適切な質の高いサービスが提供できている」ということが求められます。

　スタッフによる患者応対がよくても、歯科医師の治療が乱暴であったり、治療説明が不十分であったり、あるいは治療費に関して十分な説明がなされていなければ、患者サービスが十分に行えているとはいえません。

　したがって、表13のような「患者サービス・チェックリスト」により、サービスの各ステージとサービス実施担当者について、それぞれの場面での基本的な患者応対のあり方を明確にし、それが実際に行えているかをチェックしていきます。

　こうしたチェックに基づき、患者サービスについての自院の課題を明確にするとともに、その改善施策に取り組むことになります。

　たとえば、複数の歯科医師がいて、治療説明にバラツキが見られるというような場合には、

> **治療説明トーク・マニュアルによる歯科医師の治療説明の標準化**

といった改善施策が必要になります。

　また、スタッフの入れ替わりがあり、十分なスタッフ教育ができていない場合などは「マニュアル開発によるスタッフ業務の遂行手順の標準化」といった改善施策も必要になります。

　以上のような、応対マニュアル・業務マニュアルについて、その開発が必要なテーマと考えられるものを整理すると表14のようになります。

表13 患者サービス・チェックリスト

	機能・役割	サービスの内容	担当者	判定
受付	▶フロント機能 ▶患者情報収集 ▶院内情報提供 ▶患者管理	・診療所の顔としての好印象 ・保険証・診察券の確認 ・問診票の作成 ・歯の保険・治療に関する情報提供 ・待ち時間の表示 ・リコール管理 ・紹介患者チェック、紹介者へ連絡	スタッフ	○△× ○△× ○△× ○△× ○△× ○△× ○△×
診察	▶治療サービス ▶良質な医療 ▶適切な説明	・患者の痛みを取り去る緊急処置 ・適切かつ良質な治療方法・計画の提示（保険・自費） ・「説明と同意」に基づいた治療 ・患者の不安を取り除き安心感を与える治療説明・指導 ・診療内容と費用の関係の説明	歯科医師 (スタッフ)	○△× ○△× ○△× ○△× ○△×
会計	▶料金の受領 ▶適切な説明 ▶サービスの明示	・料金の徴収 ・入金管理、督促 ・領収書、保証書の発行 ・アフターケアの説明	スタッフ	○△× ○△× ○△× ○△×

表14　患者応対・院内業務マニュアルの開発テーマ

1. 業務マニュアルの開発

(1) スタッフ業務
- ▶患者管理　　　＝アポイント管理、治療中断・キャンセル患者管理、リコール管理
- ▶患者データ管理＝カルテ・問診票の作成・管理、診療実績データ管理
- ▶出納管理　　　＝診療報酬請求、現金出納管理、自費入金管理
- ▶対外折衝　　　＝出入り業者、学会関係などの患者以外との対外折衝管理

(2) 診療補助業務
- ▶診療補助　　　＝患者誘導、診療補助手順
- ▶診療準備　　　＝治療器具セット、後片付け、保管

(3) 院内環境整備
- ▶整理整頓　　　＝院内備品類の整理整頓
- ▶院内清掃　　　＝玄関、待合室、診察室、トイレ
- ▶保全管理　　　＝ガス、電気、水道等の保全管理

2. 患者応対トーク・マニュアルの開発

(1) 患者応対トーク
- ▶受付応対
- ▶電話応対
- ▶中断・無断キャンセル防止
- ▶リコール（検診説明）
- ▶患者紹介依頼
- ▶料金説明（保険診療、自由診療）

(2) 治療説明
- ▶診療補助　　　＝患者誘導、診療補助
- ▶カウンセリング＝治療説明、自費治療費説明

治療トーク・マニュアルの事例

項目	質問	説明	留意点
耐久性	●はずれやすいのはどちらですか。 ●保証されるとはどんなことですか。 ●何年もちますか。 ●自由診療の冠は保険より長くもちますか。 ●自由診療の冠の方がむし歯になりにくいですか。	●自費治療の方が当然ながらもちします。むし歯の治療に違いがあるわけではありませんが、かぶせる材料が違うのです。自由診療の場合材料のよいものを使いますし、手間のかけ方も違います。	
人体への影響	●金が多いと体によいのですか。 ●金属アレルギーはありますか。	●金は体によくも悪くもありませんが、金の割合が高いと体にあまりよくない他の金属の割合が減るということです。○○さんの口の中には、△△と××が入っているのが見えますか。入れたときにはもっとピカピカだったでしょう。でも少しずつ溶けてさびていき、そのさびが体の中に入っていくのです。だからといってすぐに病気になったりするわけではありません。食品添加物のようなものです。合成着色料や、合成保存料などないほうがよいことはご存知ですね。 ●あります。医学的には保険の金属は余りよくないのですが、すぐにどうなるということは稀です。しかし化粧品で荒れやすい人や、リュウマチなどでお医者さんにかかっている人は20Kのほうが安心ですね。	●鏡を渡して、口腔内を見せる。
保険でできない	●何故、前歯は保険がきかないのですか。 ●保険で白い歯はないのですか。 ●保険でできないのですか。	●保険ですと色の種類が少ないので、自分の歯の色になるかどうかわかりません。また、白くできる部位も限られてきます。 ●保険では予防や審美性を高めることはできませんので、できる範囲が限られています。	●テンポラリーを見せる。 ●現在の患者の補綴物を見て説明する。
パラとゴールド	●パラとゴールドはどう違うのですか。	●一般的に保険で使われる金属は12％金銀パラジウム合金といわれており、これには12％のゴールドが含まれています。しかし精密なものを作るには、40％以上のゴールドが含まれていないと金の特性が生かされません。ゴールドが40％以上含まれる金属は歯肉になじみやすいのです。また、歯の硬さによくフィットする冠やつめものができます。また、金属アレルギーも金属の中で一番少ないといわれています。	●相手のデンタルIQを考えておこなう。 ●実物模型を見せる。

スタッフ業務マニュアルの事例

患者さんの誘導

ステップ	手　順	留　意　点
①チェア着席	▶（チェアに座りなれない方が多いので）初診の方や子供、お年寄りには座り方をお話しする。 トーク：「お尻から腰を降ろしてスリッパを脱いでください。できるだけ深く腰掛けてください」 ▶エプロンをかける。 トーク：「エプロンをかけますね」「前を失礼しますね」 ▶めがねをかけている人には外してもらう。 トーク：「眼鏡は外しておいてください」「しばらくお待ちください」 ▶主訴について話す患者がいれば、聞いておいて後で先生に伝えるか、メモをカルテにはさんでおく。 トーク：「先生にお伝えしておきます」「先生がまいりましたら、そのようにおっしゃってください」 （聞いたことに自信がもてない場合）	▶特にお年寄りの場合はチェアーのひじおきを動かして、座りやすいようにする。 ▶子供（およそ6才未満）には子供用のエプロンを使用。 ▶汚れていたり、しわだらけになっていたら新しい物に取りかえること。 ▶めがねは手前の台の上に置いてもよい。 ▶外れたかぶせ物や壊れた義歯を持参していれば、ワゴンの上にわかるように置いておくこと。
②次の患者の入室	▶先生が1人の患者を診ているとき、次の患者に同様に着席してもらう。 トーク：「もうしばらくお待ちください」	▶最初の患者は①番、次の患者は②番に誘導する。後は空いているチェアーに着席していただく。 ▶基本的には1台とばして座ってもらう。 （術者の人数、患者の診療内容によってはこれにあてはまらない）

なお、別マニュアル「歯科診療所のための患者応対マニュアル事例集」の中から「患者迎え入れ」「患者誘導」「会計」の３つの場面のケーススタディの事例を抜粋しておきますので、参考にしてください。

受付応対ケーススタディ①

ケース：患者迎え入れの場面

場　所	受　付	相　手	患者の山下さん
場面・状況	あなたが受付に座って事務をとっているとき、何度か治療に来られたことのある患者の山下さんが入って来られました。		

スタッフのみなさんはどのように山下さんを迎え入れ、どのような受付をしますか。

【ケーススタディのポイント】

▶ 場面や状況を具体的にイメージする
▶ マニュアル作成のステップに基づいて、スタッフ全員で話し合いを進め「患者の迎え入れ」についてマニュアルを完成させていく
▶ マニュアルの作成自体が目的ではなく、スタッフ自らの手でマニュアルを作成する過程がより重要であるということを認識したうえで取り組む

受付応対ケーススタディ① 〈患者の迎え入れ〉

応対場面	相手のトーク・行動	相手の気持ち	自分の心がけ	自分のトーク	留意点
患者を迎え入れるとき	玄関から入って来られる	おっくう（あと何回で終わるかな） 不安（痛くされないかな）	「暗い」「こわい」といったマイナスの印象を与えない すがすがしい気持ちで、リラックスして診療にのぞんでもらえるように、さわやかに温かく迎え入れる 立ち上がり、笑顔で挨拶をする	「おはようございます」 「こんにちは」 「こんばんは」	午前11時までは 「おはようございます」 午前11時以降は 「こんにちは」 外が暗くなってきたら 「こんばんは」 先にこちらから声をかける
再来または再診の患者の場合		（覚えていてもらえるかな）	相手の名前を呼びかけ、様子を尋ねる	「○○さん、その後いかがでしたか？」（歯を抜かれた後などに） 「○○さん、今日はどうされましたか？」	できるだけ相手の名前を呼ぶ お年寄りにはゆっくりと大きな声で話す
電話で予約して来られた患者		（きちんと予約できているかな）	ノートで名前を調べ、確認をする	「お電話をいただいていた○○さんですね」	
初診患者の場合	「はい」	不安（予約していなくても診てもらえるかな） 期待（早く痛みをとめてくれないかな）	新患かどうかの確認をする	「こちらにお越しになるのは全く初めてですか？」 →「保険証を確認する例には「保険証を確認する」 （注：この記入例には「保険証を確認する」のページついていません）	再初診の場合もあるので注意する
再初診患者の場合			以前来られていた時期を尋ね、以前のカルテを探す	「どのくらい前にお見えになっていましたか？」 「ここ2、3年の間にお見えになっていますか？」 「以前の診察券は、お持ちですか？」	

受付応対ケーススタディ②

> **ケース：待合室から診察室まで誘導の場面**

場　所	待合室→診察室	相　手	患者の山下さん
場面・状況	受付が済み、待合室で待っていた山下さんを診察室に誘導することになりました。		

今日は新患が多かったり治療が予定より長引いたりで山下さんには予約時間を少し過ぎて待ってもらっています。
山下さんをどのようにして呼び、誘導すればよいでしょう。

【ケーススタディのポイント】

▶場面や状況を具体的にイメージする
▶マニュアル作成のステップに基づいて、スタッフ全員で話し合いを進め「待合室から診察室までの誘導」についてマニュアルを完成させていく
▶マニュアルの作成自体が目的ではなく、スタッフ自らの手でマニュアルを作成する過程がより重要であるということを認識したうえで取り組む

受付応対ケーススタディ② ＜待合室から診察室までの誘導＞

応対場面	相手のトーク・行動	相手の気持ち	自分の心がけ	自分のトーク	留意点
待合室から診察室へ患者を誘導するとき	いらだち怒り	不安（痛くされないかな）（どちらに行けばいいのかな）（待ち時間が長くて疲れたな）		「○○さん、お待たせしました。どうぞお入りください」	同じ苗字の患者がおられるときは、フルネームで呼ぶ
長く待たせた場合			相手の患者にご迷惑をかけたことに対し、誠意をもって対応する	「○○さん、たいへん長い時間お待たせして申し訳ございません。どうぞお入りください」	
			患者に注意をはらいながら、3歩前を歩き、チェアまで案内する	「今日はこちらになります」	
			チェアを手で指し示し、患者と目を合わせる	「院長がすぐに参りますので、こちらにおかけになってお待ちください」	患者が入って来られたら診察室内の各スタッフも挨拶する

受付応対ケーススタディ③

ケース：会計の仕方の場面

場　所	受　付	相　手	患者の山下さん
場面・状況	患者の山下さんの治療が終わり会計をすることになりました。今日はレントゲンを撮ったので、治療費が少し高めになっています。 どのように会計をすればよいでしょう。			

【ケーススタディのポイント】

▶ 場面や状況を具体的にイメージする
▶ マニュアル作成のステップに基づいて、スタッフ全員で話し合いを進め「会計の仕方」についてマニュアルを完成させていく
▶ マニュアルの作成自体が目的ではなく、スタッフ自らの手でマニュアルを作成する過程がより重要であるということを認識したうえで取り組む

受付応対ケーススタディ③ <会計の仕方>

応対場面	相手のトーク・行動	相手の気持ち	自分の心がけ	自分のトーク	留意点
会計の仕方	「わかりました」	（治療が終わって疲れた） （早く帰りたい） （あと何回来ないといけないのかな）		「○○さん、お疲れ様でした。今日は△△の治療をしました。レントゲンを撮りましたので、金額が少し高くなっているのですが、○円になります」	まずねぎらいの言葉をかける 治療費が高額になった（3,000円以上）場合はこちらから先にことわっておく

· 388 ·

3.3　無断キャンセル・治療中断防止対策

3.3.1　無断キャンセル・中断への適切な応対

　無断キャンセルや治療中断患者が多く発生している場合、基本的にその歯科診療所に対してなんらかの不満を抱いている患者が多いと考えなければなりません。

　歯科医療もサービス業の中の一業種として捉えると「**サービス業は生産と消費が同時に行われる**」というのが特徴です。

　来院患者はその日の治療が終わるまでは一応、（歯科医療という）サービスを消費（受診）しますが、仮にこのときのサービスになんらかの不満があると再び同じサービスを消費（再来）しようとはせず、サービスの消費を中止するか新たなサービス提供者（他の歯科診療所）を探すことになります。これが無断キャンセルや治療中断患者になるわけで、こうした患者に対して適切な対応を取らずに放置していると「**その患者が不満に感じた点が、その診療所の悪い評判として口コミによって広がる**」という結果になりかねません。

　したがって、無断キャンセル・治療中断が多い場合、まずその改善施策に取り組むことが優先課題になりますが、こうした改善対策にあたっては、

> 「診療実績管理表」（次頁参照）によって、月次ベースの無断キャンセル・治療中断の発生状況についてデータ管理を行う。

ということが必要です。
　そのうえで、次の２つの視点から改善施策に取り組みます。

（1）無断キャンセルが発生した場合にできるだけ速やかに再来院を促す施策を講じ、治療中断にいたらないように防止する
（2）治療中断や無断キャンセルの理由になっていると考えられる要因を抽出し、その改善施策を検討し実施する

SAMPLE　診療実績管理表の事例

		1月	2月	3月	4月	5月	6月	7月	8月	9月	10月	11月	12月	平均
(1)	患者総人数(レセプト+自費のみ)	288	275	297	259	317	344	344	299	320	333	323	349	312
(2)	初診患者数	124	128	135	111	170	169	144	143	122	149	151	148	141
(3)	・新患(紹介有り)	26	27	33	24	38	39	34	31	42	38	45	32	34
(4)	・新患(紹介無し)	41	38	43	35	48	50	40	36	21	46	35	48	40
(5)	・再初診	57	63	59	52	84	80	70	76	59	65	71	68	67
(6)	再診患者数	146	126	138	139	131	155	166	132	167	163	154	163	148
(7)	診療件数(患者総延べ人数)	704	639	768	550	687	798	709	697	803	786	823	873	736
(8)	自由診療人数	18	21	24	9	16	20	34	24	31	21	18	38	23
(9)	保険診療人数(レセプト枚数)	270	254	273	250	301	324	310	275	289	312	305	311	290
(10)	医業収入	5,428,370	4,249,080	5,551,730	4,212,980	4,147,400	5,173,700	5,200,530	4,630,750	6,033,160	5,764,070	5,952,880	5,643,060	5,165,643
(11)	保険診療収入	3,434,750	3,002,100	3,480,230	3,120,680	2,985,100	3,615,840	3,876,530	3,398,760	3,987,660	3,998,770	4,076,340	3,988,760	3,580,460
(12)	自由診療収入(入金ベース)	1,993,620	1,246,980	2,071,500	1,092,300	1,162,304	1,557,860	1,324,000	1,231,990	2,045,500	1,765,300	1,876,540	1,654,300	1,585,183
(13)	延べ診療時間	142.5	135.0	165.0	165.0	142.5	157.5	172.5	150.0	165.0	180.0	172.5	165.0	159.4
(14)	診療日数	19.0	18.0	22.0	22.0	19.0	21.0	23.0	20.0	22.0	24.0	23.0	22.0	21.3
(15)	予約患者数	798	734	845	628	756	844	776	789	838	854	907	908	806
(16)	キャンセル・連絡有り	65	64	62	72	54	64	64	61	49	57	55	48	60
(17)	キャンセル・連絡無し	48	65	30	36	35	36	37	50	46	32	51	34	42
(18)	急患数	19	34	15	30	42	28	34	19	60	21	22	47	31
(19)	中断患者数	23	28	27	22	28	23	34	10	26	9	12	19	22
(A)	自由診療収入比率	36.73%	29.35%	37.31%	25.93%	28.02%	30.11%	25.46%	26.60%	33.90%	30.63%	31.52%	29.32%	30.41%
(B)	初診患者比率	43.06%	46.55%	45.45%	42.86%	53.63%	49.13%	41.86%	47.83%	38.13%	44.74%	46.75%	42.41%	45.20%
(C)	新患比率	54.03%	50.78%	56.30%	53.15%	50.59%	52.66%	51.39%	46.85%	51.64%	56.38%	52.98%	54.05%	52.57%
(D)	紹介比率	38.81%	41.54%	43.42%	40.68%	44.19%	43.82%	45.95%	46.27%	66.67%	45.24%	56.25%	40.00%	46.07%
(E)	時間当たり収入	38,094	31,475	33,647	25,533	29,105	32,849	30,148	30,872	36,565	32,023	34,509	34,200	32,418
(F)	患者1人当たり月間保険診療点数	1,272	1,182	1,275	1,248	992	1,116	1,250	1,236	1,380	1,282	1,337	1,283	1,238
(G)	患者1人当たり月間自由診療単価	110,757	59,380	86,313	121,367	72,644	77,893	38,941	51,333	65,984	84,062	104,252	43,534	76,372
(H)	患者1人当たり月間診療回数	2.44	2.32	2.59	2.12	2.17	2.32	2.06	2.33	2.51	2.36	2.55	2.50	2.36
(I)	診療1人当たり保険点数	488	470	453	567	435	453	547	488	497	509	495	457	488
(J)	1日当たり診療件数	37.1	35.5	34.9	25.0	36.2	38.0	30.8	34.9	36.5	32.8	35.8	39.7	34.8
(K)	時間当たり診療件数	4.94	4.73	4.65	3.33	4.82	5.07	4.11	4.65	4.87	4.37	4.77	5.29	4.63
(L)	時間当たり保険点数	2,410	2,224	2,109	1,891	2,095	2,295	2,247	2,266	2,417	2,222	2,363	2,417	2,246
(M)	キャンセル率	14.16%	17.57%	10.89%	17.20%	11.77%	11.86%	13.02%	14.07%	11.34%	10.42%	11.69%	9.03%	12.75%
(N)	無断キャンセル率	6.02%	8.86%	3.55%	5.73%	4.63%	4.31%	4.77%	6.34%	5.49%	3.75%	5.62%	3.74%	5.23%
(O)	中断率	7.99%	10.18%	9.09%	8.49%	8.83%	6.69%	9.88%	3.34%	8.13%	2.70%	3.72%	5.44%	7.04%
(P)	診療効率(診療件数/予約患者数)	88.22%	87.06%	90.89%	87.58%	90.87%	94.55%	91.37%	88.34%	95.82%	92.04%	90.74%	96.15%	91.14%

3.3.2　無断キャンセル対応システムの構築

　無断キャンセル・治療中断対策の基本としては、無断キャンセルが発生した場合の対応策について業務設計をしておきます。
　図8の「無断キャンセル患者対応システム・フロー図」に基づいて「スタッフが速やかに無断キャンセル患者に対して再来院を呼び掛けるシステムを整備し「中断患者管理表」（表15）によって患者管理を行う」という方法をとります。
　この無断キャンセル患者対応システムのポイントは、次のような点があげられます。

①無断キャンセルが発生した時点で（予約時間15分経過後ぐらいか、当日分をまとめて）、速やかにその患者に電話連絡を取る
②電話では来院日であったことを告げ、来院しなかった理由と来院する意思を確認する
　（理由を記録しておく）
③来院する意思が確認できれば、その場で次回のアポイントを取る
④明らかに来院する意思がない場合は、無理強いせずに「しばらく期間を置く」という程度にとどめ、患者の意思を尊重する
⑤電話をかける際、決して非難めいた口調にならないように留意し、患者の言い分を十分に聞き満足のいくように相談に乗るという姿勢を示す
⑥完治するまで治療を継続することが重要であり、治療期間の間隔が空いてしまうとそれだけ治療が長引くことを訴える

図8 無断キャンセル患者対応システム・フロー図

```
患者が来院予定日に来院しなかった                    中断患者管理表

① 「中断患者管理表」に患者氏名等を記入             *①②

② 院長のチェック（電話連絡の必要な患者か）

③ 電話連絡をする    中断患者管理表に連絡日を記入   *③
                    治療段階を確認し記入            *⑤

④ 患者の来院の意思を確認                          *④


   来院の意思がある

   来院の意思がない   暫く来院の期間を置く
                    ＊無理強いをしない

⑤ 再予約が取れればアポイント帳に記入

⑥ 電話連絡の結果を「中断患者管理表」に記入         *⑥

⑦ 患者が来院したら「中断患者管理表」にチェック     *⑦
```

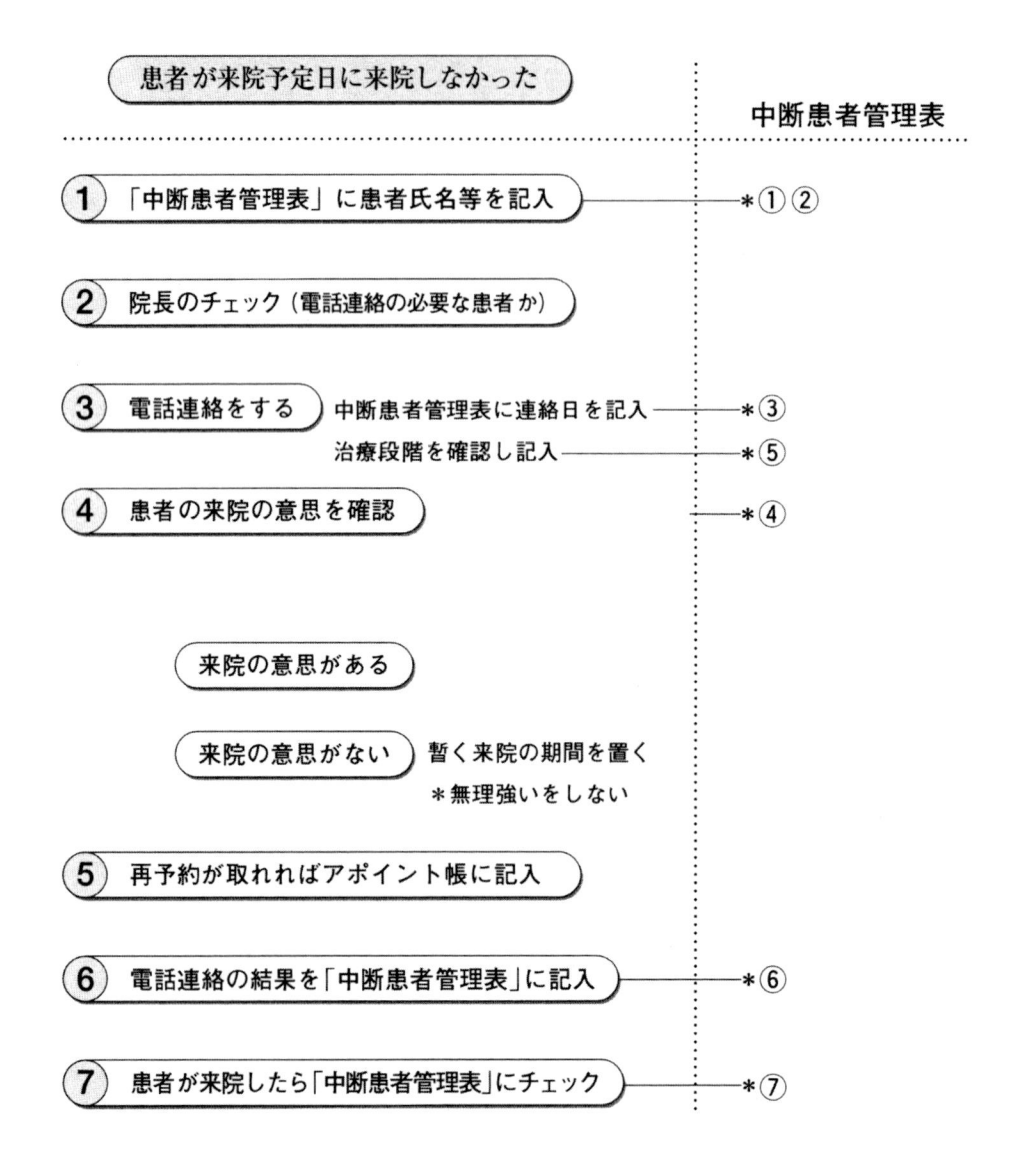

　このシステムで重要なのは「無断キャンセルがどのような理由により、どのような治療段階で多く発生しているか」という傾向を把握するということです。

　そのためには、表15の「中断患者管理表」に「④理由」「⑤治療段階」という欄を設定し、

> ▶電話を入れる前にカルテから治療段階を確認しておく
> ▶電話の際に理由を確認し管理表に記入する

というステップで明らかにします。

そうすることでどのような治療段階でキャンセルが多く発生しており、どのような理由が多いかを把握するようにします。

スタッフが実際に無断キャンセル患者への対応を行う場合、**表16**の「**治療中断理由別対応ポイント**」に基づいて、それぞれのパターンに対応したトークのポイントを整理します。そして、

> 無断キャンセル患者に対応するトーク・マニュアルを開発し、効果的なトークを標準化しておく

ということによって効率的な応対ができるようになります（「無断キャンセル患者対応標準トークの事例」参照）。

表15　中断患者管理表

〈　　　月中断患者管理表〉

記入者：

①氏名	②連絡先	③連絡日	④理由	⑤治療段階	⑥対応	⑦来院
	住所 電話　　（　　）					
	住所 電話　　（　　）					
	住所 電話　　（　　）					
	住所 電話　　（　　）					
	住所 電話　　（　　）					
	住所 電話　　（　　）					
	住所 電話　　（　　）					
	住所 電話　　（　　）					
	住所 電話　　（　　）					

＊④中断理由　　　：1)「不具合がなくなったから」 2)「治療内容に対する不満」3)「治療期間に対する不満」 4)「応対に対する不満」 5)「治療費が高い」 6)「忘れていた、急な仕事・用事ができた」

＊⑤(最終)治療段階 ：a．応急処置終了　b．根管治療の途中　c．スケーリングの途中　d．次回充填予定　e．次回セット　f．義歯修理終了　g．主訴終了　h．次回チェック　i．次回抜歯　j．その他

表16　治療中断理由別対応ポイント

中断・転院理由のパターン	特徴的なパターン	対応のポイント
1. 表面上の不具合がなくなったから（痛みや腫れが引いた）	応急的な治療が終わった患者に多い	完全に治療しないと、いずれもっと悪くなることを警告、アポイントを取る
2. 治療内容や治療技術に不満（「痛かった」「痛くない歯を削られた」）	通院開始から間もない患者や、担当歯科医師が変わった場合	やむを得ない痛みの場合は説明する、処置・調整のための来院を促す
3. 治療期間に不満や不安がある	治療期間の説明不十分で長くかかるとわかった	治療期間について説明、適切な期間の相談をする
4. 接遇・応対に不満がある（待たされた等）	通院後、短期間の患者に多い	治療途中にあることを訴え、優先的なアポイントを取る
5. 費用に対する不満（自由診療を勧められた、いつもより費用が高い）	自由診療を勧めた患者に多い	材料や治療方法により費用が異なることを説明、相談のためのアポイントを取る
6. 忘れていた、急な仕事や用事ができた	明確な理由がない場合の言い訳にも使われる	相手を避難する態度を避け、アポイントを取り直す

無断キャンセル患者対応標準トークの事例（1）

NO.1-1

1 予約キャンセル患者への電話

場面・場合	（相手の言葉）	電話トーク	留意点
自宅にいる本人への電話	"RRRR……"	「もしもし、○○さんのお宅でしょうか。こちら◇◇歯科（の△△）と申しますが、□□さんいらっしゃいますか？」	●「もしもし」は「おはようございます」（〜AM11：00）に替えてもよい
	「はい、私です。」	「□□さんですね。昨日、○時にお約束をおとりしておりましたが、いかがなさいましたか？」	●こちらが待っていたことを、さりげなく（→押し付けになってはいけない） ＊悪い例：「時間をあけて待っていたのにこないのは困りますよ。」
	「うっかりしていました。」「用事があったので…」	「そうですか。その後、お痛みはございませんでしたか？まだ治療が途中ですので、また痛くなることがあってはと思って、お電話差し上げたのですが。」	●患者の治療や痛みの心配をして、電話しているという姿勢を貫く。
	「それはどうもすみません。」	「次回のお約束はどうなさいますか？今でしたら、××日の×時などならとりできますが、いかがいたしましょうか。」	●アポイント帳を見て、空いている時間で、できるだけ近い日時を示しながら、アポイントをとるか否かは患者に決めさせる。

・396・

無断キャンセル患者対応標準トークの事例（2）

NO.1-2

1　予約キャンセル患者への電話

場面・場合	（相手の言葉）	電話トーク	留意点
勤め先へ電話する	「はい、△△会社でございます。」	「もしもし、こちら◇◇歯科（の△△）と申しますが、□□さんお願いできますでしょうか。」	● 相手は仕事中。忙しいかもしれないので、時間が空いているかどうかを確認する。
	「少々、お待ちくださいませ。」		
	ⅰ) 本人 「はい、□□ですが。」	「はい。」 〔以下、NO.1-1と同じ。〕	
	ⅱ) 多忙 「いま、ちょっと、とりこんでいて……」	「そうですか。それではお手すきのときにこちらにお電話願えませんでしょうか。」	
	ⅲ) 外出、不在 「□□は外出しておりますが……」	「そうですか。それでは、お帰りになりましたら、お電話を頂戴したいのですが。」	● 無理にアポイントをとろうとしないこと

3.3.3 中断防止のための改善施策

　治療中断や無断キャンセルを引き起こしていると考えられる要因を抽出し、その改善施策に取り組むことが根本的な中断防止対策になりますが、すでに述べたように「治療中断患者や無断キャンセル患者が発生している状況について、その傾向や特徴を中断理由別・治療段階別にデータを整理する」というデータ管理を行います。

　そのためには、先の「中断患者管理表」によって月次ベースの中断患者データを取り、さらにこのデータを表17の「中断患者発生の推移管理グラフ」に集計し、月ごとの中断患者の発生状況の推移を把握します。

　このデータから、

> （1）どのような治療段階での中断が多いか
> （2）どのような中断理由が多いか

といった全体の傾向を明らかにしていき「**中断が多く発生していると見られる治療段階にある患者に対して、今どのような治療段階にあり、これからどのような治療が必要かを十分に説明**」します。また「**仮に表面上の不具合がなくなっていても治療は完了しておらず、治療を中断することによって、結果的には歯の状態は以前より悪くなり、さらに治療期間が延びたり費用が余計にかかる**」ということを患者に十分理解させるように働きかけます。

　中断防止のための患者啓蒙を行うには、治療説明ツール（「治療説明マニュアル」参照）を活用し「**今日行った治療の説明**」と「**次回行う予定の治療の説明**」について、患者の理解が十分に得られるようにするということが中断防止対策として重要です。

　また、中断理由については「**患者の一方的な都合による理由・診療所側の何らかの要因による理由**」というように分けることができ、このうち診療所側の要因による場合は、その改善施策に取り組まなければ根本的な中断防止にはなりません。

　患者の理由として考えられるものをパターン化し、その理由を引き起こす要因になっていると考えられる診療所側の原因を整理したのが「**パターン別中断要因検討表**」（表18）です。

この表をもとに先の中断理由に関するデータから、どのパターンに該当するかを確かめることで、改善すべき課題を抽出することができます。
　すなわち、この表の診療所側の原因としてあげられているものが、その診療所にとっての改善課題ということになりますが、こうした課題で複数のパターンに共通するものを抽出すると、次のようなポイントがあげられ、中断防止のために重点的に取り組むべき改善課題ということになります。

> **POINT** ●改善すべき課題を抽出します
> ①治療説明に関する課題
> ②患者指導・患者啓蒙活動に関する課題
> ③治療計画立案・提示に関する課題
> ④患者接遇・応対に関する課題

表17　中断患者発生の推移管理グラフ

月	1	2	3	4	5	6	7	11	12
中断患者数									
中断率(%)									
中断理由 1位 2位 3位									

※各月ごとに、中断理由の1）〜6）で多かったもの上位3つを集計する。

表18　パターン別中断要因検討表

理由別パターン	診療所側の原因
① 表面上の不具合がなくなった（痛みや腫れがひいた）	▶ 患者のデンタルIQが高められていない ▶ 患者指導、患者啓蒙が不十分
② 治療内容や治療技術に不満（「痛かった」「痛くない歯を削られた」等）	▶ 歯科医師の治療技術レベルが低い ▶ 治療計画が十分に立てられていない ▶ 患者本位の計画になっていない ▶ 治療説明が不十分 ▶ 勤務医管理が徹底していない
③ 治療期間に不満や不安がある	▶ 治療計画が患者本位になっていない（診療所側の都合を優先させている） ▶ 患者のデンタルIQが高められていない ▶ 治療説明が不十分
④ 接遇・応対に不満がある（待たされた、歯科医師が怖い、応対が悪い等）	▶ 治療時間の時間管理が不十分 ▶ 待ち時間の説明が不十分 ▶ 治療説明が不十分 ▶ スタッフの教育が不十分（応対、業務遂行） ▶ 勤務医管理が徹底していない ▶ 院内環境の整備が不十分（施設設備の老朽化対策が遅れている、掃除・整理整頓を徹底していない）
⑤ 費用に対する不満（自由診療を勧められた、いつもより請求額が高かった）	▶ 治療説明が不十分 ▶ 費用に関する説明が不十分（歯科医師またはスタッフ） ▶ 勤務医管理が徹底していない ▶ 患者のデンタルIQが高められていない
⑥ 忘れていた、急な仕事や用事ができた	▶ 患者のデンタルIQが高められていない ▶ 患者指導、患者啓蒙が不十分

3.4　患者紹介システムの構築

3.4.1　患者の愛顧化を図る前提となるもの

「患者紹介システム」とは、来院患者に対して積極的に他の患者を紹介してもらうように働きかけるためのシステムで「中断患者対策」と同様に自費率を向上させるうえで重要な施策となります。

この患者紹介システムを構築するにあたっては「他の患者（知人や身内の人）を紹介してくれるような、自院の愛顧患者をつくり出す」ということが重要なポイントになりますが、こうした患者の愛顧化を図る前提として、

> ①治療技術レベルが高いこと
> ②患者サービスが優れていること
> ③院内環境が整備されていること（清潔なイメージ）

などといった基本的な要件が求められます。

患者紹介システムの構築に取り組むにあたり、治療中断や無断キャンセルが多く発生している場合は、患者の愛顧化を図るのが難しい状況にあることから「**中断患者対策に優先的に取り組むか、患者紹介システムと同時に進める**」といったことも必要になります。

以上のことを前提条件として患者紹介システムを構築するには、来院患者に対して他の患者を紹介してもらうための働きかけを行う紹介依頼の流れを設計し、スタッフが紹介のための働きかけを効率的に行えるようにしておく必要があります。

愛顧患者獲得のための施策とは？

　患者紹介システムを構築するうえで重要なポイントになるのは「自院の愛顧患者をいかに多く獲得するか」という点につきますが、そのための施策としては、

> ① 潜在的な愛顧患者に対する「メリット」の創造と、それによる真の愛顧患者への移行
> ② 定期的なコンタクトの維持による愛顧患者への動機づけと愛顧患者管理

ということがあげられます。
　潜在的な愛顧患者とは、デンタルIQが高く歯科医師や衛生士の指示に従い、アポイントに正確でリコール（検診）にも応じる患者のことです。
　具体的には患者に対してなんらかのメリットを与えるということになりますが、このメリットとしては、

> ① 贈り物をする（歯ブラシ、歯磨、その他のツール類）
> ② 特典を与える（自由診療料金の値引き、無料検診、院長やスタッフとの交流会、健康教室などの場への招待など）

といったことが考えられます。
　これらのうち、歯科診療所が自主的に何らかの交流会や健康教室のような会合を開き、潜在的な愛顧患者と見られる患者を招待すれば、患者にとっても歯科医師などと個人的に交流できる場が与えられたことで、メリットやステータスを感じるものです。

このシステムの流れを示したのが図9の「患者紹介システムの業務フロー図」ですが、次のような点がポイントになります。

> **POINT** ●**患者紹介システムの流れで大切なこと**
> ①紹介を依頼する（愛顧）患者の選定（歯科
> 　医師・スタッフと患者との信頼関係の醸成）
> ②紹介依頼トークの標準化
> ③紹介者と紹介患者の管理
> ④紹介患者に対する応対・治療
> ⑤紹介者への紹介のお礼（礼状の送付、院長・
> 　歯科医師によるお礼の言葉）

このポイントからも明らかなように「患者紹介システムはスタッフだけで運営できるものでなく、患者との信頼関係の醸成や、紹介患者に対する治療場面などで歯科医師の協力が不可欠」であり「患者紹介システムについて、院内の全員がその流れを十分に理解し協力をする」ということが重要です。

図9　患者紹介システムの業務フロー図

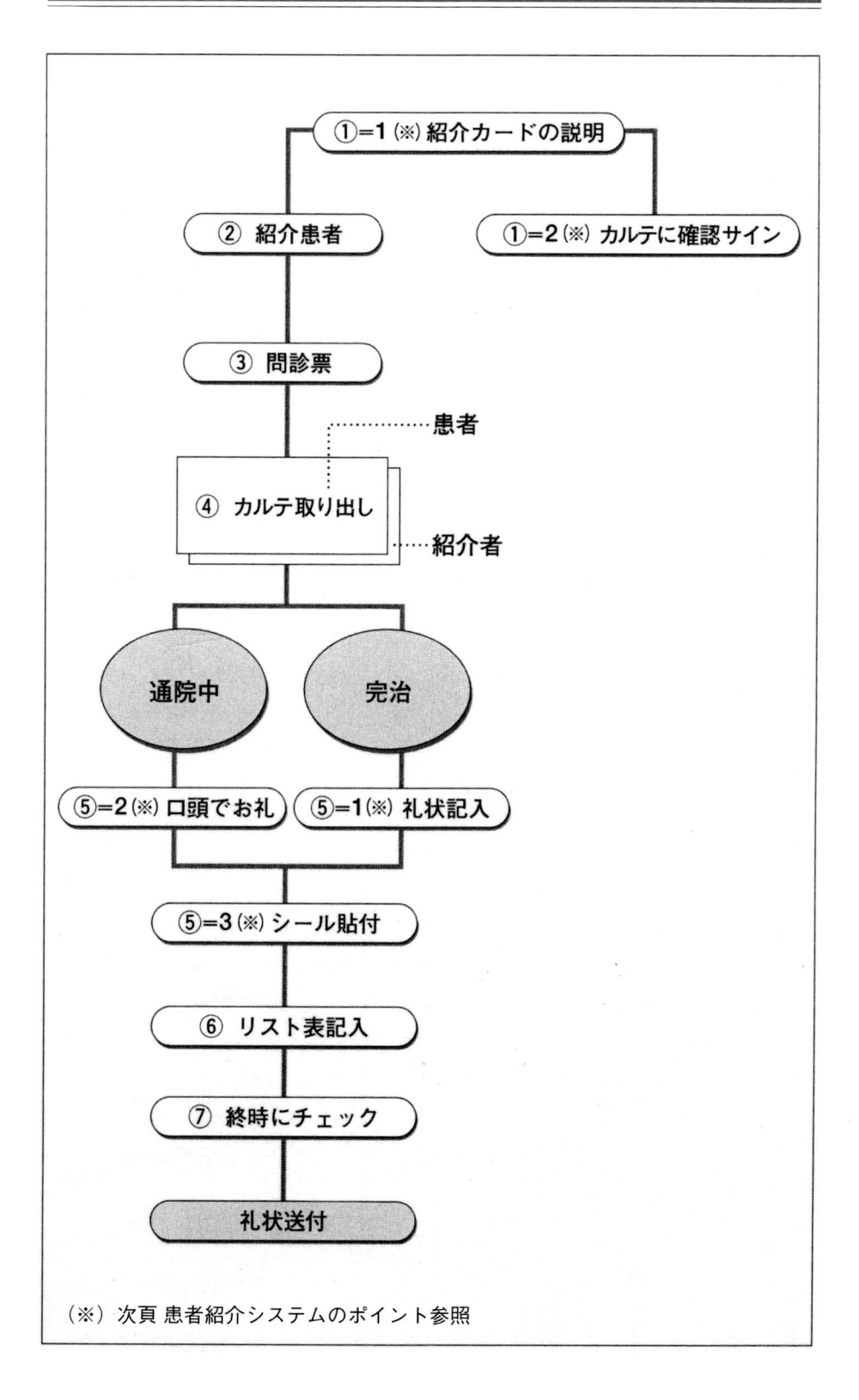

- ① =1（※）紹介カードの説明
- ① =2（※）カルテに確認サイン
- ② 紹介患者
- ③ 問診票
- ④ カルテ取り出し（患者／紹介者）
- 通院中 ／ 完治
- ⑤ =2（※）口頭でお礼
- ⑤ =1（※）礼状記入
- ⑤ =3（※）シール貼付
- ⑥ リスト表記入
- ⑦ 終時にチェック
- 礼状送付

（※）次頁　患者紹介システムのポイント参照

3.4.2 患者紹介システムのポイント

患者紹介システムの各ステップにおけるポイントをあげると、次のようになります。

1 紹介の依頼

a. 患者への紹介依頼は受付スタッフ（歯科衛生士、助手）が担当する
b. 患者紹介を依頼する対象者を選定するにあたって
　▶ **商店主、各種団体役員（婦人会、自治会、老人会会長など）の地域住民と接触の多い人物は有力なターゲット**
となり、このような人物が来院した場合は優先的にアポイントを入れたり、さりげない贈り物をして特典を与え愛顧化を促進させる
c. 紹介依頼をするタイミングとしては、
　▶ **患者の満足度が最も高い治療完了時に行うのが効果的**

2 紹介患者に対する対応

a. 紹介患者には"特別扱い"であるという印象を与える
　▶ 紹介されて来院した患者は問診票の紹介欄で確認し"特別扱い"であるという印象を与えるようにする
例：「○○さんは、△△さんのご紹介ですね。△△さんにはいつもお世話になっているんですよ」といったトークで、紹介者と関連づけながら積極的に紹介患者とのコミュニケーションを図る
b. 紹介者に対する感謝の気持ちを紹介患者に伝える
　▶ 紹介者と紹介患者は何らかの親しい関係にあると考えられることから、紹介してもらった感謝の気持ちを紹介患者に伝えることにより紹介者にも伝わる

3 紹介に対するお礼

紹介に対するお礼を伝えるには、電話と礼状送付および口頭（紹介者が通院中の場合）の3つの方法が考えられる

① **電話によるお礼**
- ▶特にシンパ度が高い顔馴染みや、院長やスタッフと友人関係にあるなど診療所と特に親しい関係にある人を対象にする

例：紹介患者が来院した日に電話を入れ『今日、○○さんがお見えになりました。ご紹介いただきましてありがとうございました』といったお礼を述べる

② **礼状によるお礼**
- ▶紹介患者が完治した時点で礼状を出し、継続して紹介してもらえるように依頼する
- ▶紹介してもらった患者の数により礼状のパターンを分け、紹介が多い場合は院長直筆の礼状を送るなどの工夫をする

③ **口頭によるお礼**
- ▶紹介者が通院中の場合は、紹介者が来院した折りにお礼を伝える（話法は電話と同じ）

　以上の紹介システムの基本的な流れに基づいて、実際にスタッフが紹介依頼の業務を行うための手順を業務マニュアルとして標準化することで、より効率的なシステムの運営ができます。

　次頁以降に、標準的な紹介システム業務マニュアルの事例を紹介しておきますので、これを活用され自院に適した紹介システムのための業務マニュアルを作成してください。

患者紹介システム業務マニュアルの事例

業務フロー	業務進行上のポイント	基本トーク・関連ツール	担当
①=1 紹介カードの説明	**初回紹介依頼** 治療途中段階で、一度紹介の依頼をする（会計時） ＊初回の依頼は患者の自院に対するシンパ度がある程度高まった段階を狙って行う 例：治療の特定段階（主訴終了時点etc.）、または来院回数（カルテが2頁目に入った時点）を目安とする	紹介カード 紹介カードを渡す 「お友達やお知り合いで歯の悪い方をご存知でしたら、一度私どもにご相談にいらっしゃるように、この紹介カードを切ってお渡しください」	スタッフ
	2回目紹介依頼 治療完了時点で再度紹介の依頼をする（会計時）	「長い間お疲れ様でした。また何かありましたら、気軽にお電話してください。それから、歯の悪い方をご存知でしたら、このカードを渡してあげてください」	スタッフ
①=2 カルテの確認	▶紹介カードの説明をしたら、カルテ上部に設けたチェック欄にサインする	カルテ	スタッフ
②紹介患者来院	▶紹介カードを確認	「○○さんのご紹介でいらしたんですね。いかがなさいましたか」	スタッフ
③問診票記入	問診票からカードの有無、紹介者名、来院理由をチェック a. カードがあり、紹介者名も記入してある場合 b. カードはあるが、紹介者名がない場合 ＊名字だけしか分からない場合は住所（市町村名、番地等）を確認する c. どこにもチェックがない場合は来院理由を確認する（アシスタントが問診票に記入）	問診票 「○○さんのご紹介ですね。今日はいかがなさいましたか」 「どなたかのご紹介ですね。ご紹介者のお名前はお分かりになりますか」 「どちらの○○さんでしょう」 「どのようにして、私どもをご存知になりましたか。どなたかのご紹介ですか」	スタッフ

業務フロー	業務進行上のポイント	基本トーク・関連ツール	担当
④カルテの取り出し	▶ 診察の際に、紹介者のカルテも一緒に取り出す	▶ カルテ	スタッフ
⑤=1 紹介者が完治している場合	▶ 紹介礼状に紹介者の住所氏名を記入	▶ 礼状パターン1 　=紹介患者1～3人 ▶ 礼状パターン2 　=紹介患者5人以上 ▶ 手書きパターン 　=紹介患者4人の場合	スタッフ 院長
⑤=2 紹介者が通院している場合	▶ 紹介者の直近来院日に口頭でお礼を述べる	「△△さんをご紹介いただきまして、ありがとうございました」	院長・スタッフ
⑤=3 紹介者のカルテにシールを貼る	▶ 礼状発送、あるいは口頭のお礼が済んだら、紹介者のカルテに「礼状発送済み」「口頭お礼済み」のシールを貼る	▶ カルテ ▶ 礼状発送済みシール ▶ 口頭お礼済みシール	スタッフ
⑥紹介者リストに紹介者名を記入	▶ 礼状を準備したら、その都度紹介者リストに紹介者名を記入する ＊記入担当者が休み、または早退等のときは、受付日誌で確認のうえ翌出勤日に記入する ＊紹介患者数が4人になったときは、ハガキリストを院長に渡し、手書きの礼状を書いていただく(特別のお礼の意味を持たせるため)	▶ 紹介者リスト ▶ 受付日誌 ▶ 紹介者リスト ▶ 手書きパターン礼状	スタッフ 院長
⑦終礼時にチェック	▶ 礼状を発送するとき、リストの記入がされているかどうかを確認 ＊チェック表にチェック欄を設けて、終礼時にチェックする	▶ 紹介者礼状 ▶ 紹介者リスト ▶ 終礼時チェック表	スタッフ 院長

患者紹介システム用ツール類の整備

　患者紹介システムを効率的に運営するには、すでに見たようにいくつかのツール類の作成が必要です。そこで必要なツールをあげますと、

> ① 紹介カード
> ② 紹介者リスト
> ③ 紹介者向け礼状
> ④ カルテ
> 　（紹介カードの説明をしたかをチェックする欄を設ける）
> ⑤ 終礼時チェック表
> 　（終礼の際に、業務チェックを行うリストに紹介に関する
> 　チェック欄を設ける）
> ⑥ 紹介シール
> 　（付箋に「礼状発送済み」「口頭お礼済み」と記入しておく）

などですが、参考資料として次頁以降に①から③の標準的なツールを例示しておきますので、自院独自のものをつくる際の参考にしてください。

「紹介カード」と「紹介者向け礼状」の事例

1) 紹介カードの事例

例1 両面タイプ。表面を自由につくり、裏には医院の地図を入れることができる。

―――――― さまを紹介します。

この方は、私の（ 友人・家族・同僚・上司・先輩・その他 ）
ですので、大切に治療してください。
私の名前は、―――――― です。

（ 裏面には、医院の地図を入れる ）

例2 片面タイプ。掲載できる情報は少なくなるので、シンプルにまとめる。手頃な大きさにまとめることができる。

ご紹介　○○歯科医院　TEL 000 (00) 0000

―――――― さまを○○歯科医院に紹介します。

氏名 ――――――

3) 紹介者向け礼状の事例

- 1回紹介 ―― 印刷パターン1 (a)
- 2
- 3
- 4 ―― 手書きパターン (b)
- 5
- 6
- 7回以上 ―― 印刷パターン2 (c)

印刷パターン1 (a)

拝啓、時下ますます御健勝のこととお喜び申しあげます。
この度は、―――――― 様をご紹介くださいましてありがとうございました。
月　日に来院されましたので、ご連絡いたします。
ご期待に添える様、スタッフ一同全力を尽くしたいと思っております。今後とも、どうぞよろしくお願いいたします。
まずはお礼まで。

敬具

平成　年　月　日

院長
歯科医院
TEL.

手書きパターン (b)

ご紹介ありがとう！

―――――― さんが現在、当院に来てくださっています。ご紹介ありがとうございました。―――――― さんの歯の具合はいかがですか？またいつでも、気軽に当院へいらしてくださいね。

院長
歯科医院
TEL.

印刷パターン2 (c)

時下益々御清栄のこととお慶び申しあげます。
―――――― 殿　当院へ来院されました。
今後私共は、歯と口腔の治療・処置を通して歯の健康を維持するための手助けをしていく所存です。
取り急ぎ御礼方々ご報告申し上げます。

敬具

平成　年　月　日

院長
歯科医院
TEL.

紹介者リストの事例

紹介者リスト　No.＿＿＿＿

紹介者氏名 No	住所 〒	日付	来院患者氏名 No ※会家他	礼状	担
TELEPHONE （　）	勤務先名	生年月日	No　会家他		
趣味・特徴・気づいたこと　など			No　会家他		
			No　会家他		
			No　会家他		
			No　会家他		

紹介者氏名 No	住所 〒	日付	来院患者氏名 No ※会家他	礼状	担
TELEPHONE （　）	勤務先名　内・外	生年月日	No　会家他		
趣味・特徴・気づいたこと　など			No　会家他		
			No　会家他		
			No　会家他		
			No　会家他		

紹介者氏名 No	住所 〒	日付	来院患者氏名 No ※会家他	礼状	担
TELEPHONE （　）	勤務先名　内・外	生年月日	No　会家他		
趣味・特徴・気づいたこと　など			No　会家他		
			No　会家他		
			No　会家他		
			No　会家他		

※会＝会社　家＝家族　その他

第4章 自費率向上成功事例集

　これまでの章で、自費率向上のために取り組むべき施策や、経営改善の手法について述べてきましたが、注意してもらいたいのは「それぞれの診療所によって、改善すべき課題や優先的に取り組むべき施策は異なる」ということです。

　自費率向上を図るうえで、その診療所の経営課題は何か、またどのような施策に取り組むべきかといった判断は、コンサルタントが的確な診断に基づいて課題を抽出し、その改善施策を打ち出すべきことであり、院長自らが自院の課題や改善施策を把握するのは難しい面もあります。

　本章では当会が実際に診断・指導を行い自費率向上に成功した歯科診療所の事例を取り上げ、個々の診療所が自費率向上のためにどのような課題を抱え、どのような施策に取り組んだかを紹介しその結果どのような成果を上げたかを確認していくことにします。

　これらの事例の中から、自院の改善すべき課題や取り組むべき施策の参考になるものを見出していただければ幸いです。

4.1　自費率38%から51%に〈G医院のケース〉

4.1.1　効率的な自費カウンセリングの確立が課題

　G医院は都内でも下町に属する区に立地し、駅から歩いて10分ぐらいの商店街の裏側に位置します。医師は院長1人（36歳）、歯科衛生士が3人、チェア3台の標準規模の診療所で開業4年目を迎えています。

　院長としては「健康の回復、維持、増進のための歯科診療を行う」という経営方針のもとに「咬合に関する自由診療サービスの提供を目指す」という診療方針を持っており、実際に入れ歯と小児矯正の患者が多いのが特徴になっています。

　平成23年における1ヶ月平均の経営状況を見ると、次頁のようになっています。

> - ▶ 保険点数　　　　　　　　約28万点
> - ▶ 患者数　　　　　　　　　約190人
> - ▶ 延べ治療件数　　　　　　460件
> - ▶ 1件あたりの保険点数　　　600点程度
> - ▶ 自由診療収入　　　　　　180万円弱
> - ▶ 自費率　　　　　　　　　38％程度

　この診療所の課題としては、次のような①～④の点が指摘されていましたが、カルテ調査および診療実績データなどから、⑤～⑧のポイントが明らかになりました。

> ① 治療機器関係に設備投資をしているため、月平均500万円程度の安定した医業収入の確保が必要
> ② 経営方針にあるように自由診療中心の診療サービスを提供することで、自費率を40％以上に高めたい
> ③ 歯科衛生士の活用が十分にできておらず、本来の業務より雑用が多くなっているがもっと責任のある仕事を任せたい
> ④ 将来矯正歯科に力を入れていくために小児検診を行っているが、そのために他の患者の診療ペースが乱れることがあり、特に自由診療に時間をかけることが難しい状況から、小児患者および自費患者のための診療時間帯を設け（特定の時間帯に来院するように）患者誘導を行いたい
> ⑤ 来院患者については初診患者比率（初診患者÷患者総数）が40％以上と高く、保険別では国保患者が多い
> ⑥ キャンセル患者の割合が15％以上と比較的高くなっている
> ⑦ 自費率は40％近くを維持しており、院長の感覚としては「自費説明をした患者の約80％は自費切り換えに成功している」というが「自由診療移行率」（自費患者数÷初診患者数）で見ると、18％弱にしかならない
> ⑧ 治療計画書を作成しておらず「場あたり的なカウンセリングしかできておらず、本当に患者が納得して自由診療に切り換えているのかどうかはわからない」と院長自らも認めており、高額の**自費治療を提示した患者が転院してしまったケースもある**という

以上の点から「自費切り換えのためのカウンセリング・システムが確立されておらず、効率的な自費移行が行えるシステムを確立し、自由診療移行率を高めることによりさらに自費率の向上を図ることができる」と判断することができます。
　具体的な改善施策としては、

> **POINT** ●**自由診療移行率アップのポイント**
> ①自由診療移行率アップのための施策
> ②スタッフ活性化のためのスタッフ・ミーティングの実施
> ③患者愛顧化のための施策

といった3つの施策に取り組みました。
　この診療所が現状でも患者数は多くアポイントが詰まっている状態にあり、今後も安定した医業収入を確保していくには「増患による保険診療収入の拡大より、自由診療収入の拡大を図ることのほうがより重要な課題である」と判断したことによります。
　ここでは、①と②の施策について詳しく見ていくことにします。

4.1.2　自由診療移行率アップのための施策

　図10は、この診療所の治療の流れを示したものですが、

> ▶20歳以上の患者に対して、歯科衛生士が歯槽膿漏の精密検査の受診を勧める
> ▶検査受診患者で衛生士の指導を継続している患者を自費患者候補として捉え、自費カウンセリングを行う

というステップを取っており、自由診療移行のためのカウンセリングを行うかどうかは、治療を進めていく過程で院長が判断する「いわゆる〈移行型〉の自費切り換え」を行っていました。
　こうしたステップを踏むことで、カウンセリングを行った患者の自費切り換えが80％（院長の感覚的な数値）にも達していたわけですが「自由診療移

・415・

行率」としては18%に満たないという結果になっていました。

　その結果、自費率をさらに向上させるには「**自費切り換えの対象となる患者層を見直すことにより、自由診療移行率のアップを図る**」という施策が考えられますが、この診療所の場合、治療の流れは現状のままで行うという院長の意向があり「**現行の治療の流れの中で、精密検査を受ける患者数を増やすことにより、自費カウンセリングの対象患者の増加を図るとともに、自費カウンセリングによる自由診療への移行率をさらにアップさせる**」という施策を取ることになりました。

図10　G医院の治療の流れ

■（初診）
① 問診
チェアサイドで衛生士が行いカルテに記入する

② レントゲン撮影

③ 治療方法の説明
レントゲンを見せながら口腔内全体の状態について説明をする

④ 治療
主訴部分の痛みを取る

▼

主訴終了、再診

■（再診）（2回目）
① 精密検査
20歳以上の患者を対象に衛生士が担当

「歯槽膿漏の検査をしてみましょう」

■（再診）（3回目以降）
① 治療効果の確認
治療経過をスライドに撮り随時患者に見せて信頼関係を強化する

「再発しにくい状態をつくりましょう」
「いつまでも自分の歯を大切にしたいですよね」

▼

自費カウンセリング　＊衛生士の指示を守っている患者を対象にする

そのための具体的な施策として、

> ①治療計画書の作成などによりカウンセリング・システムを確立する
> ②カウンセリング業務の一部をスタッフに移管し診療効率を高める

といったことを実施しました。
　このうち、①については次の4つのステップに基づいてカウンセリングのシステム化を図りました。

STEP1 診療体制の整備
- ▶「治療の流れ」（図10参照）を整理し、院長とスタッフのそれぞれの役割を明確にし、業務分担を決める
- ▶「治療の流れ」は基本的に現状を踏襲し、カウンセリングの場面では院長が患者に対し質問形式で進めていく

STEP2 自由診療に関する情報の提供
- ▶自由診療に関する十分な情報を患者に提供するための、トーク集とツール類の整備を図る
- ▶特に治療計画書の作成や患者啓蒙ツール類、見積書、支払い方法などについて整備する
- ▶自費説明トークを作成し、スタッフへの業務の移管を図る

STEP3 治療計画の提示方法の定着
- ▶2のステップによるトーク・ツール類の活用により、自費切り換えのための治療計画の提示方法の統一化を図り定着させる

STEP4 成果の確認と対策の検討
- ▶診療実績管理表による自由診療移行率データの確認・自由診療を拒否した患者に対してアフターフォローを行う

以上のようなステップで重要なポイントになるのは、

①自費カウンセリングの内容を明確にし、院長と歯科衛生士の役割を整理して分担を取り決める
②スタッフへの業務移管に必要な説明トーク・アクションの標準化を行う
③各場面で使用する効果的なツール類を作成する

といったことです。このうち、①のカウンセリングについては、

> 1）「なぜこのような症状になったか」について説明する
> 2）治療計画書の記入（あらかじめ記入しておく）
> 3）治療計画書の説明──以上の説明は院長が行う
> 4）ケース分けを行い、1歯単位の治療（クラウン、インレー、メタルボンド）については衛生士が説明を担当する

といった流れを標準化し、院長とスタッフの業務分担を取り決めました。

　また、このカウンセリングの流れに沿って「診療応対マニュアル」の作成によりトーク・アクションの標準化を行いました（次頁参照）。
　さらに「歯科衛生士は『歯周病治療の専門家』であり、患者の生活改善を図ることが衛生士の役割」という院長の考え方に基づいて、患者に対する歯科衛生士の役割について院内広報（貼り紙・パンフレット配布）を行いました。

歯周病のカウンセリングのためのステップとトーク・アクション

Q1「歯槽膿漏の原因は何だと思いますか」　→ No.
Q2「むし歯の原因は何だと思いますか」　→ No.
Q3「歯ブラシ指導を受けたことはありますか」　→ No.
Q4「顕微鏡を見たことはありますか」　→ No.

→ 顕微鏡を見せる→説明をする
　（1. 歯槽膿漏の原因　2. むし歯の原因）

→ 染めだし（説明）

→ プラークの説明「台所の隅がヌルヌルしているのと同じ」

→ 磨かなければ取れない

↓

「歯周病は、歯科医師と衛生士と患者が協力していかなければ治らない病気なんです」

「『歯周病治療の専門家』である衛生士の○○から、説明させていただきます」

↓

歯科衛生士登場（衛生士は院長の横で待機している）

↓

説　明

＊続くかどうか心配な患者は、院長が確認する

↓

回数を明示する（6回）

↓

（プラーク・コントロール）

（院長／衛生士）

③の効果的なツール類の作成については、

> ●診療申込書　　　●治療計画書
> ●治療説明ツール　●本日の治療／次回の治療

以上を整備しました。

　特に、新しい「治療計画書」（次頁）については「自由診療の治療費は価格ではなく費用である」という院長の考え方から、治療計画書＝見積り書としての性格を持たせ、自由診療の場合の費用概算が患者にわかりやすいように工夫をしました。
　この治療計画書を提示するにあたっては、

POINT　●治療計画書の提示のタイミングが重要
①根管治療中（4～8回目）に治療計画書を提示する
②患者に決断を急がせない
③費用概算を示すタイミングが重要であり、根充のときなどに行う
④自費候補と判断される患者には治療経過を報告する

といった点をポイントとし④の治療経過報告のためのツールは、新しく「**本日の治療／次回の治療**」を作成することにしました（次々頁参照）。

「治療計画書」

治療計画書

根管治療（基礎治療）　　　　　　　　　　　　　　　　　　　様

	部位	根管数	メタルコア	修復治療1	費用	修復治療2	費用
右上	18						
	17						
	16						
	15						
	14						
	13						
	12						
	11						
左上	21						
	22						
	23						
	24						
	25						
	26						
	27						
	28						
左下	38						
	37						
	36						
	35						
	34						
	33						
	32						
	31						
右下	41						
	42						
	43						
	44						
	45						
	46						
	47						
	48						

右上　18 17 16 15 14 13 12 11 ｜ 21 22 23 24 25 26 27 28　左上
右下　48 47 46 45 44 43 42 41 ｜ 31 32 33 34 35 36 37 38　左下

治療経過報告――「本日の治療／次回の治療」

_____ 様

本日の治療、お疲れさまでした。なお、次回のお約束時間までに「痛み」など心配なことがありましたら、いつでもご連絡ください。

本日の治療内容

1. 検査をしました
2. 麻酔をしました
3. 抜歯をしました
4. 歯周治療（ノーロー処置）をしました
5. 白い詰めもの（プラスチック）が入りました
6. 金属の詰めものを作るための型をとりました
7. 金属の詰めものが入りました
8. 金属の土台を作るための型をとりました
9. 金属の土台が入りました
10. 咬み合わせを記録しました
11. 冠（クラウン）を作るための型をとりました
12. 冠（クラウン）をかぶせました
13. 固定義歯（ブリッジ）が入りました
14. 義歯（入れ歯）の治療をしました
15. 歯の根の治療をしました
16. その他（　　　　　　　　　　　）

当院では診療を円滑に進め、皆様の待ち時間を短縮するために、診療にはアポイント制（予約制）を取り入れております。

あなた様とお約束した時間は歯科医師、スタッフ一同、あなた様のための準備をしてお待ちしております。急にご都合が悪くなったり、前もって都合の悪いことがお分かりになった場合は、どうぞお早めにご連絡をお願いいたします。再度予約をお取り直しいたします。急患でお待ちいただいている方のためにも事前のご連絡をお願いいたします。

一生快適な食生活が送れますように

当院では悪いところを治療するだけでなく、患者さんの健康の回復・維持・増進を図るために、歯周病、咬合病を中心とする口腔内全体の治療を行っております。

次回の治療内容

1. 検査をします
2. 抜歯します
3. 予防処置します
4. 歯周治療（ノーロー処置）をします
5. 白い詰めもの（プラスチック）を入れます
6. 金属の詰めものを作るための型をとります
7. 金属の詰めものを入れます
8. 金属の土台を作るための型をとります
9. 金属の土台を入れます
10. 咬み合わせを記録します
11. 冠（クラウン）を作るための型をとります
12. 冠（クラウン）をかぶせます
13. 固定義歯（ブリッジ）を入れます
14. 義歯（入れ歯）の治療をします
15. 歯の根の治療をします
16. その他（　　　　　　　　　　　）

歯科医院

4.1.3 スタッフ・ミーティングでスタッフの活性化

　G医院のスタッフ3人はいずれも歯科衛生士であり、院長も衛生士の役割を高く評価し、できるだけ衛生士本来の業務を分担させたいという意向がありました。

　院長はスタッフの患者応対やマナーの向上を図っていきたいと希望されていました。十分なコミュニケーションが取れないために応対向上を図れないでいるという現状でした。

　こうしたことから、応対向上や適切な業務移管のためにはスタッフの活性化が重要な課題として認識され「**スタッフ・ミーティングを実施し、院内の問題を話し合う場を設定する**」という施策を取ることにしました。

　このミーティングを定期的に実施（毎週水曜日の午後）することにより、院長もスタッフに対する要望や期待する役割・能力などについて、スタッフと話し合える場所と時間を確保することができたとのことです。

　このスタッフ・ミーティングの一例として、次のようなものがあげられます。

ミーティングの目的	スタッフの患者に対する啓蒙活動について ①ブラッシングについて患者の動機づけを行う ②患者の歯周病治療に対する理解を深める
完成物 準備されているもの 目標とする診療の流れ	①②を実行するためのツール類の作成 スライド、レントゲン、模型、イラストなど 　1）衛生士の説明 　2）名札の掲示 　3）院長から患者に紹介 ＊上記の流れで衛生士に有資格者としての重みを持たせる 　4）衛生士が「いつ」「何を」「どのように」（何を使って）行うかを検討する

以上のミーティング結果から、衛生士本来の業務の1つとして患者啓蒙・指導に関する業務分担を明確にすることができ、スタッフ自らが患者啓蒙のためのツール類の作成を行うことになりました。

　スタッフ・ミーティングの結果、かねてから課題であった患者誘導について「小児患者の検診を特定の診療時間帯に誘導することにより、他の患者の診療への影響を抑制する」という改善施策に取り組むことになり、患者誘導のための患者応対マニュアルの開発も行いました（次頁）。

　自費率の向上を図るうえで重要なスタッフへの業務移管も、このスタッフ・ミーティングを通して実現されつつある段階で、具体的には「クラウン、インレー、メタルボンドといった1歯単位の治療および根管治療に関する治療説明の業務移管、およびリコールに関する説明の分担をする」ということになっています。

　こうしたスタッフ・ミーティングの実施により、スタッフの活性化に成功し自由診療移行率アップのための施策も、スタッフの協力により実行に移せたというのが最も大きな成果といえます。

患者応対マニュアル

検診時間の患者応対トーク例

場面・場合	具体的トーク
①次回の治療までの間隔が長くなる場合	「申し訳ないのですがただ今小学生の検診が入りアポイントが取りづらくなっております。また、院内が落ちつかずご迷惑をおかけすると思います。予約が少し延びてしまいますが、この時期を外したほうが○○さんも落ちついて受診できると思いますので、ご了承いただけますか。」
②1回の治療時間が長くなる場合 （治療回数が少なくなる）	「申し訳ないのですが小学生の検診の時期にあたりまして、アポイントが取りにくく、ごちゃごちゃして落ちつかないと思いますので、一回の治療で出来るだけのことを行いたいと思っております。」
③1回の治療時間が短くなる場合 （治療回数が多くなる）	「申し訳ないのですが小学生の検診が入っておりまして、あまりお時間をお取りしづらい状況ですので、一回の治療時間が短くなってしまいます。」
④時間帯を変更していただく場合	「申し訳ないのですが小学生の検診が入っておりまして、ご迷惑をおかけすると思います。別の時間帯ではいかがでしょうか。」 「学校の検診もこの時期だけですので、ご理解いただけないでしょうか。」

成果の確認

　以上の施策の他に患者愛顧化＝ファン層の拡大、中断防止のための施策、および原価管理の徹底に取り組んだ結果、6ヶ月経過後の診療実績は次のようになりました。

平成23年1～6月度における6ヶ月の診療実績（重点管理指標より抜粋）

	6ヶ月の合計	1ヶ月あたり平均
医業収入	36,458千円	6,076.3千円
保険診療収入	17,565千円	2,927.5千円
自由診療収入	18,893千円	3,148.8千円
患者総数	1,245人	207.5人
自費率	51.8%	51.8%

　以上のように、半年間で自費率は目標の40%をオーバーし、50%以上という成果を得る結果となりましたが、その要因としては次のようなことが考えられます。

> ①カウンセリングの流れを明確にし院長と衛生士の業務分担を決め、トーク・アクションの標準化やツール類の整備ができた
> ②歯科衛生士の役割を患者にアピールし健康指導・患者啓蒙等の本来の業務にスタッフが能力を発揮し始めた
> ③スタッフ・ミーティングによって院長とスタッフのコミュニケーションがよくなり、歯科衛生士としての自分の果たすべき役割を認識し、標準トークやツール類の作成にスタッフ自らがあたった

4.2　自費率24%から30%に〈O歯科医院のケース〉

4.2.1　新規開業で2億5,000万円借入

　O歯科医院は都市近郊の住宅街に6年前に開業、チェア4台、歯科医師3人、衛生士2人、助手3人という規模。

　院長（36歳）は自己資金に乏しかったものの、立地条件が住宅街に位置し周辺に有力な競合診療所もないことから、開業当初から患者吸引は容易であるという判断に基づいて、銀行から2億5,000万円の借り入れを行い開業に踏み切りました。

　しかし借入金2億5,000万円を返済していくには、年利率1.2％として20年返済でも、年間約1,400万円の返済金額となります。

　O歯科医院に対する地域住民の評判は開業当初から上々で、3ヶ月目には来院患者も1日平均20人を超えていましたが、年間約1,400万円という返済金額はO歯科診療所の平均年間可処分所得を上回っており、十分な収益性を確保するのが困難な状況でした。

　こうしたことから、O歯科医院の課題は「**診療効率を高め医業収入を増やすことによって、借入金返済に十分耐えられる収益性を確保する**」ということになります。

　そのための施策としては「**診療効率化によって、1日あたり診療できる患者数の増加を図る**」ことと「**患者単価アップ、特に自由診療収入を高めることで診療単価を上げる**」といったことが考えられます。

　しかし、診療効率の向上にあたっては、院長自身から、

> ▶予約制が徹底できておらず、無断キャンセルや急患が非常に多い
> ▶勤務医の診療スピードが遅い
> ▶チェア台数が少ない

などといった課題があることが指摘されました。

・428・

このうち勤務医の診療スピードについては、院内研修や外部研修への参加などにより治療技術を高めていくしかなく、またチェア台数を増やすことはさらに借入金が増えることになり、現状では困難であるという結論に達しました。

こうしたことから、診療効率化にあたっては「①無断キャンセル防止による予約制の徹底で診療効率を高める」ということを重点的な取り組み施策をすることにしました。

また医業収入の向上を図るための診療単価アップという施策についてはO歯科医院の場合、自費切り換えのためのカウンセリング・システムの整備が十分に行われておらず、こうしたシステムを導入することで自費患者の増加を図ることは十分に可能であると判断でき「②カウンセリング・システムの導入により自由診療収入の拡大を図る」という施策にも取り組みました。

4.2.2 無断キャンセル防止のための施策

予約制は患者側にとっては待ち時間が少なくて済むというメリットがあり、診療所側にとって来院患者をコントロールすることができ診療の効率もよくなるというメリットがあります。

しかし、予約制が徹底されていないと、無断キャンセルの発生によって診療効率は悪くなってしまいます。

そこで、無断キャンセルの発生について調査したところ「無断キャンセル率は20％弱に達しており、予約診療制の診療所で適正とされる5％以下という指標を大幅に上回っている」という実態が明らかになりました（＊5％という数値は経験値）。

さらに「どのような患者が無断キャンセルしているのか」、「無断キャンセル患者がその後どの段階で中断してしまっているのか」といった点について調査を進めると「無断キャンセル患者のほとんどは後で急患として来院しており、無断キャンセルが多いのはO歯科医院に不満を抱いているわけではない」、「無断キャンセルから中断患者になっているのは、根管治療の段階に集中している」といったことがわかりました。

こうしたことから、具体的な無断キャンセル・治療中断防止対策として、次のような施策に取り組むこととしました。

> ①アポイントの取り方を変更することによって、患者にとって都合のよい時間にアポイントを入れる
> ②初診時に患者に対して患者啓蒙を行うために口腔レポートを作成し提示する（次頁）
> ③根管治療に入る前に、患者に対して十分な説明を行い動機づけを行うために根管治療に関する説明ツールを作成し提示する（次々頁）

　こうした施策によっても無断キャンセル率はほとんど低下しないまま推移したため、次に院内調査を実施し無断キャンセルの原因を明らかにすることにしました。
　このアンケート調査の結果、患者の半数以上が30分以上待たされても「待ち時間が気にならない」と答えていることがわかりました。
　こうしたことから、この診療所の周辺住民は予約制による待ち時間の短縮というメリットよりも、多少待たされても自分の行きたいときに受診できる方がよいと考える患者が多いものと考えられます。
　このような調査結果から、この地域で無理に予約制を徹底させるのはかえって無断キャンセルを増やし、患者減少の要因にもなりかねないという判断を行い、

> ▶予約制の徹底は当面見送る
> ▶治療説明ツールの活用は継続し、患者のデンタルIQを高めていくことにする

という方針に切り換えることとしました。

口腔レポート

口腔レポート

_____ 月 _____ 日

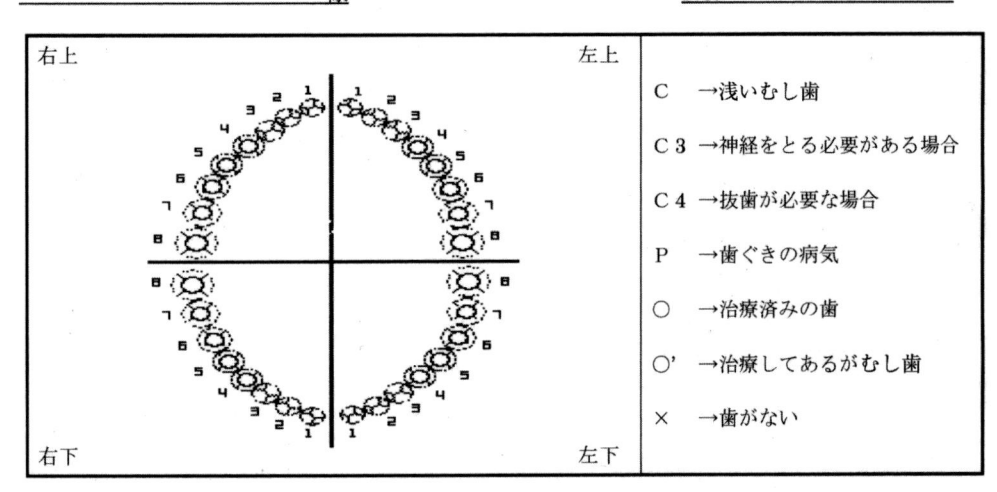

_____ 様　　No._____

C	→浅いむし歯
C3	→神経をとる必要がある場合
C4	→抜歯が必要な場合
P	→歯ぐきの病気
○	→治療済みの歯
○'	→治療してあるがむし歯
×	→歯がない

右上／左上／右下／左下

部　位	治療内容（※）	回数
☐ / ☐	1・2・3・4・5・6・7・8	
☐ / ☐	1・2・3・4・5・6・7・8	
☐ / ☐	1・2・3・4・5・6・7・8	

※基本的な治療内容　　　　　通常の治療回数
1- 金属をつめる　　　　　　2〜3回
2- 冠をかぶせる　　　　　　2〜3回
3- 歯の色と同じものをつめる　2〜3回
4- 根の治療をしたあと、かぶせる　5〜6回
5- 抜歯する　　　　　　　　2回
6- ブリッジにする　　　　　2〜3回
7- 義歯にする　　　　　　　5〜6回
8- 除石する　　　　　　　　5〜6回

＊状態によって治療方法・回数が変わることがあります。

歯科医院

治療説明ツール

> むし歯の進行の程度は深さによって、次の4つの段階があります

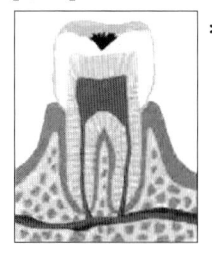

【C1】
＊歯の一番外側の層に留まっているむし歯です。
まだ痛みはありません。

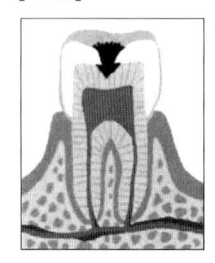

【C2】
＊歯の一番外側から二番目の層の象牙質まで進んでいます。冷たいものがしみたりします。

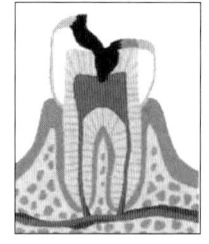

【C3】
＊もはや神経までむし歯が進行しています。
ズキズキした痛みが出てきます。

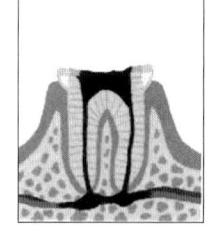

【C4】
＊いよいよひどくなってついに神経が腐ってしまいます。それでも放っておくと根だけになってしまいます。

歯の根の治療（根管処置）は次のようなステップで進みます。

①神経をとる　　②消毒する　　③神経を取った後の根管（歯の根）を埋める。

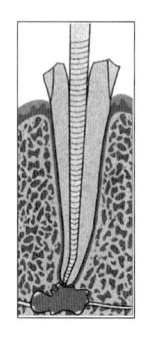

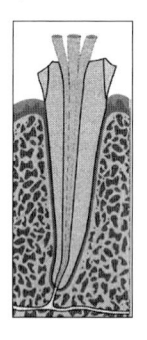

＊消毒しても、空洞を埋めなければまた悪くなります。
＊奥歯の場合は、1本の歯に根が2～3本あります。それを1本1本処置していきますから、やや時間がかかりますが、大切な治療です。
＊必ず、きちんと最後まで通院してください。

4.2.3　カウンセリング・システムの導入

　432頁の施策では、直接的な効果が見込めないことが明らかになったことから、O歯科医院にとって自費率向上が収益性改善のための重要なテーマになりました。

　自由診療に関する経営データとしては、平成23年の時点で、

> ▶ 年間自由診療収入約1,750万円
> ▶ 年間平均自費率23.8%

ということになっており、自費率について平成23年6月実施の中医協「医療経済実態調査」データと比較すると、全国平均11.7%よりも大幅に上回っていることがわかります。

　しかし、自費率26.1%は自費切り換えのための施策を何ら打ち出していない状態での数値であり、カウンセリング・システムを整備することで、さらに自費率の向上は可能であると判断することができました。

　そこで、自費切り換えの手順の見直しから着手しましたが「**主訴部分の応急処置が済み、保険治療のまま進めるか自由診療に移行するかという段階で、院長の判断で自費候補の患者に自費説明を行う**」というステップで行っており、こうした手順には次のような問題があることが明らかになりました。

> （1）自費候補の患者の判断を院長自身が行っているがその判断基準は明確なものではなく、自費切り換えが可能な患者を保険診療で済ましている可能性がある。
> （2）自費カウンセリングは院長が担当しており、適切な業務分担（スタッフへの業務移管）ができておらず診療効率が悪い。

　このような問題点に対して、次の4つの改善施策に取り組みました。

> **POINT** ●4つの改善施策
> ①基本的に、来院患者（初診患者）全員に対してカウンセリングを行うこととし、保険診療・自由診療の選択を患者に行わせる
> ②効率的な自費カウンセリングを行うために、治療説明ツールや価格一覧表などを作成する
> ③カウンセリングをスタッフに業務移管するために、説明トーク・アクションの標準化を行う
> ④保証書の発行、支払い方法の設定、医療費控除についてのお知らせなど、自費切り換えを促進するための仕組みづくりを行う

そして、4つの改善施策に取り組むためにまず治療の流れを、図11のように変更することとしました。

この治療の流れでポイントとなるのは、次のような点です。

> ▶初診時に担当医が必要なしと判断した患者以外はカウンセリングを勧め、患者の希望を確認する
> ▶希望患者には、次のトークで説明を行う
> ▶「今症状の出ている部位以外にも治療が必要な箇所がありますので、よろしければ、その部位を含めた治療のやり方を次回に説明いたしますが、どうなさいますか」
> ▶患者がカウンセリングを希望した場合は、カウンセリングのためのアポイントを取る
> ～以上の説明は主治医が担当する～
> ▶カウンセリングの担当者（衛生士）を決め、患者に担当者を知らせておく
> ▶2回目来院時に、カウンセリング・チェアで自費治療の説明を行う（治療計画の提示）
> ～以上の説明は担当の衛生士が行う～
> ▶患者が治療計画に同意すれば、主治医に引き継ぎ治療に入る

これまでに触れた取り組みを進める中で「以前に比べ、より多くの患者にカウンセリングが行えるようになった」、「カウンセリング業務を歯科衛生士に移管することで、歯科医師の診療効率も低下せずにすんだ」という成果を獲得することができました。

　特に、衛生士によるカウンセリングの業務分担にあたっては、治療説明のためのトーク・アクションをマニュアル化（次々頁）し、説明トークやツール類の効果的な活用の仕方を標準化するとともに「**診療終了後、院長が次の日に予定されているカウンセリングについて、担当の衛生士に対してレビューを行う**」という方法をとることにより、より効率的な業務移管を行うことに成功しました。

図11　O歯科医院の治療の流れ

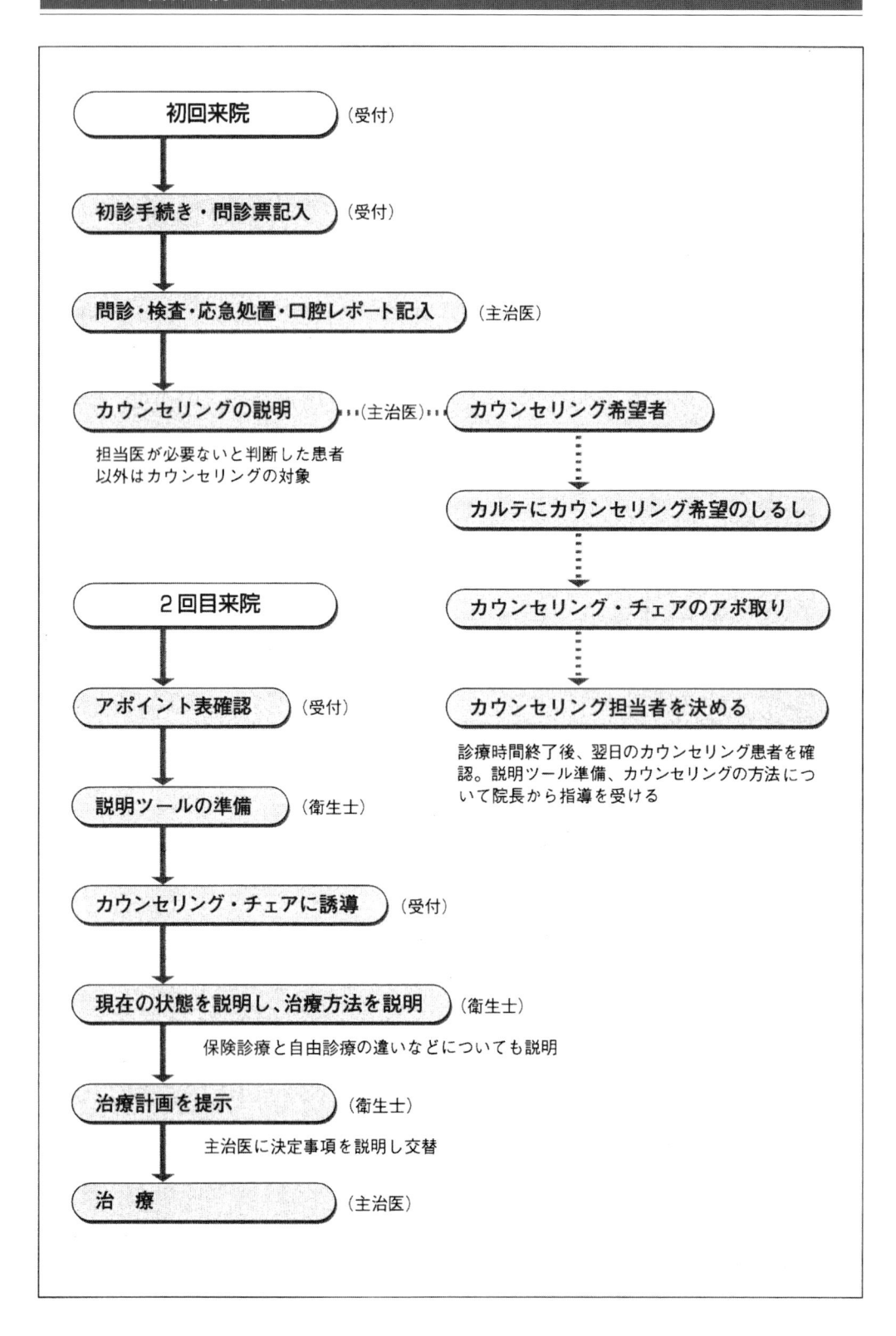

```
初回来院　（受付）
  ↓
初診手続き・問診票記入　（受付）
  ↓
問診・検査・応急処置・口腔レポート記入　（主治医）
  ↓
カウンセリングの説明　……（主治医）……　カウンセリング希望者
                                              ↓
担当医が必要ないと判断した患者               カルテにカウンセリング希望のしるし
以外はカウンセリングの対象                     ↓
                                              カウンセリング・チェアのアポ取り
                                              ↓
2回目来院                                    カウンセリング担当者を決める
  ↓
アポイント表確認　（受付）                    診療時間終了後、翌日のカウンセリング患者を確
  ↓                                          認。説明ツール準備、カウンセリングの方法につ
説明ツールの準備　（衛生士）                  いて院長から指導を受ける
  ↓
カウンセリング・チェアに誘導　（受付）
  ↓
現在の状態を説明し、治療方法を説明　（衛生士）
       保険診療と自由診療の違いなどについても説明
  ↓
治療計画を提示　（衛生士）
       主治医に決定事項を説明し交替
  ↓
治　療　（主治医）
```

治療説明トーク・アクションの例

場合・場面	相手の言葉	具体的トーク	留意点
①切り出し方		今治療している部分は次回型をとってかぶせることになりますので、そのかぶせるものについて説明させていただきます。	自由診療を勧めるためでなく、治療についての説明をするという姿勢。
②保険診療と自由診療の違いについての説明		保険診療では国が決めた値段ですので比較的安くできます。でも、やはり治療内容に限界があり、銀色のものをかぶせますので場所によっては見た目がよくないこともあります。	保険診療は最低限必要な治療しかできないので、患者のすべての要望に応えられないことをわかっていただく。しかし、決して安物という印象は与えない。
		自由診療では、保険診療の制限からはずれますので、身体への影響が少ないといえます。	自由診療は高価だが制限がなく、要望に応えられる。
	自由診療だといくらくらいかかるの	一本○万円から○万○千円の間で3種類あります。	この時点で関心を示さない患者には説明を続けない。
③材料による違いの説明		□□さんの場合は2つの方法があります。1つ目は、硬質レジン前装冠というもので、金属のフレームに白いプラスチックを装着したものです。これですと歯と同じ色ですので目立ちません。 2つ目は、メタルボンドというもので、セラミックを焼き付けたものをかぶせる方法です。プラスチックですと水を吸収して変色したり、すり減ったりする場合がありますが、メタルボンドにはそういうことがほとんどないのです。	最初に値段の幅を示しておくと、関心のある患者は、説明を全部聞いてくれる。 硬質レジン前装冠と比べたメタルボンドのよさを整理しておく。 1.変色しにくい 2.すり減りにくい

4.2.4 成果の確認

以上のような改善施策への取り組みによって、平成23年から24年への経営状況の推移は以下のようになっています。

■平成23年から24年における1ヶ月あたり診療実績の推移（一部抜粋）

	平成23年	平成24年	趨　勢
医業収入	6,130千円	7,560千円	123.3%
保険診療収入	4,666千円	5,367千円	115.0%
自由診療収入	1,464千円	2,193千円	149.8%
総患者数	375人	443人	118.1%
自費率	23.8%	29.0%	

この診療実績データによると「1ヶ月あたりの平均医業収入は1年間で23.3%上昇しており、特に保険診療収入が15%の伸びであるのに、自由診療収入は約50%と著しく上昇している」、「自費率も30%近くにまで達し、総患者数の伸びによる収益性向上を上回る形で収益性を向上させている」ということがわかります。

こうした成果を上げた要因としては、

> ①カウンセリングの対象となる患者を見直しより多くの患者に対してカウンセリングを行うとともに、説明ツール類の整備などにより自由診療移行率を高められた
> ②説明トーク・アクションの標準化、院長によるカウンセリング・レビューなどにより、診療効率を低下させずにカウンセリング業務のスタッフへの移管に成功した

といった点が重要なポイントです。

4.3　自費率20%弱から35%に〈C歯科医院のケース〉

4.3.1　診療規模に限界、単価アップがポイント

　C歯科医院は院長に非常勤医師1名、スタッフ3名、チェア数2台の診療所で、開業3年目に現在地の都内駅前テナントビルに移転するという経緯をたどっています。

　立地条件はよいのですが競合診療所が多数存在し、そのため1日平均患者数が20人に達せず収益性がなかなか安定しないという状況にありました。

　したがってC歯科医院にとって収益性の安定化が最優先課題となり、そのための施策としては基本的に、

> ①患者増数対策
> ②診療単価のアップ

といった2つの方向性があげられます。

　この診療所の場合「チェア数が2台という制約条件から患者数のキャパシティーに限界がある」ということから、安定した医業収入を確保するには「増患対策は安定した患者数の確保を目的とし、②の診療単価アップ、特に自費率向上に取り組む」という方針を立てました。

　この診療所の来院患者分布調査データによると「来院患者の80％以上が半径500m以内から来院している」ということがわかり、このことから地域密着型の診療所経営を目指すことを基本方針とし「C歯科医院は○○地区の「健康発信基地」である」という経営方針を打ち出すこととしました。

　以上のようなポイントを踏まえて、

> ①地域密着型の歯科診療所として、地域住民（＝来院患者）のデンタルIQを高める啓蒙活動によって来院患者の愛顧化（＝ファン層）を図り、愛顧患者の口コミによって紹介患者の増加を図る
> ②患者啓蒙活動を通して自費切り換えを促進し、自費率の向上を図る

という施策に取り組むこととしました。

4.3.2 患者啓蒙活動による愛顧患者化

来院患者の愛顧化を図るための施策としては、患者啓蒙活動によって患者のデンタルIQを高めることを目的に①と②の方法を中心に取り組み、他にもC歯科医院には地域の母子患者が多く来院しているということから③と④といった患者組織化のための施策（計画化）についても検討を行いました。

①治療説明ツールの整備
②コミュニケーション・ツールの作成
③母親教室の企画
④子供歯科クラブの企画

①の治療説明ツールの整備は「治療の過程を通して患者に十分な説明を行うことにより、患者の教育・啓蒙を図りデンタルIQを高める」ということを目的に、

> ▶「口腔レポート」を作成し、現症の説明と治療回数の見積りを行う
> ▶治療説明ツールを整備し、それぞれ適宜患者に配布する
>   ＊治療説明ツールは「抜歯後の注意」「シーラント」「フッ素塗布」「麻酔」「サホライド」「義歯セット後の注意」などのテーマで、わかりやすく内容を説明したリーフレットを作成
> ▶「治療完了通知書」を作成し、治療終了後の注意や検診の必要性を訴求する

などのツール類の活用により、口腔状態の説明や治療方法の説明、治療終了後の歯の健康維持に対する啓蒙などを行うようにしました。

②のコミュニケーション・ツールの作成は、毎回テーマ設定を行い月1回のペースで院内広報ツールを発行することとしました。

　テーマについては毎回、院長が中心になって歯の病気や治療方法、予防法などについて患者にもわかりやすい内容になるように工夫し「地域住民にとって歯のホームドクター的な役割を果たす」という自院の方針を患者にアピールするようにしました。

　③の母親教室については「健康発信基地」として地域住民が健康に暮らすための援助を行うという観点から、地域住民特に母子の歯の健康維持に貢献するために患者の組織化に取り組むということを目的にしたもので、具体的には、

> ▶ 来院患者の中から母親約50人に対して院内アンケートを実施し、子供の歯に関する意識、検診への興味、母親教室への興味などについての意識調査を行い、その調査結果を院内ニュースで報告することで母親教室に対するニーズを掘り起こし興味を喚起する
> ▶「お母さん歯科教室のご案内」を院内に張り出し参加者を募る
> ▶ 母親のための歯科教室の開催

といった方法で啓蒙活動を展開しました。

　④の子供歯科クラブは、母親教室を発展させた形で、

> ▶ 0～7歳の小児を対象に年2回の小児歯科検診、母親教室への参加、母親の歯科検診などのサービスを行う歯科クラブを組織化する
> ▶ 小児の歯の健康管理・病気予防・早期治療にあたり、患者の組織化を図る

という内容の企画で、現在、組織化に向けて活動中です。

口腔レポート

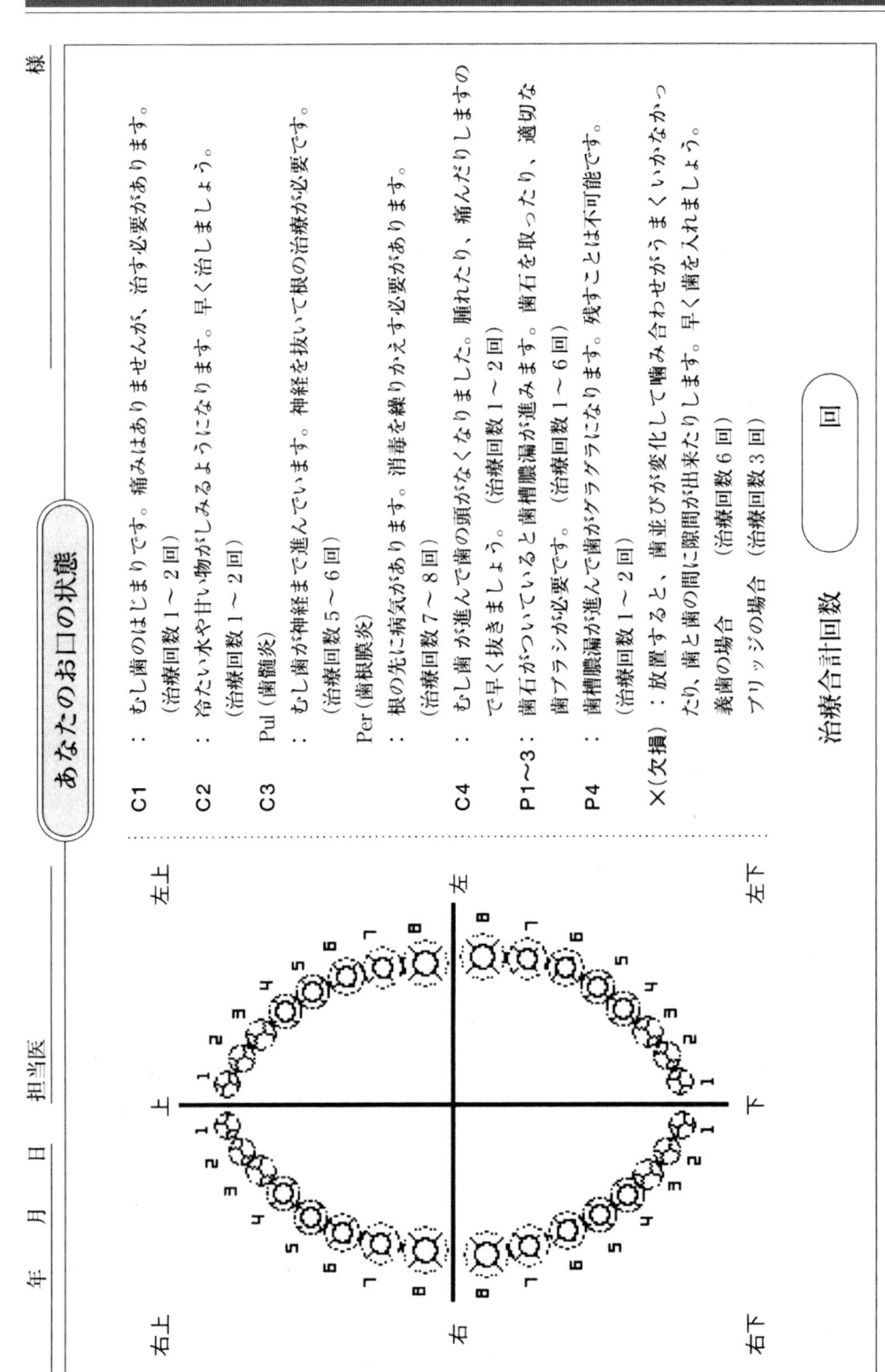

あなたのお口の状態

年　月　日　担当医　　　　　　　　　　　　　　　様

C1 ： むし歯のはじまりです。痛みはありませんが、治す必要があります。
　　　（治療回数 1～2 回）

C2 ： 冷たい水や甘い物がしみるようになります。早く治しましょう。
　　　（治療回数 1～2 回）

C3　Pul（歯髄炎）
　： むし歯が神経まで進んでいます。神経を抜いて根の治療が必要です。
　　　（治療回数 5～6 回）
　　Per（歯根膜炎）
　： 根の先に病気があります。消毒を繰りかえす必要があります。
　　　（治療回数 7～8 回）

C4 ： むし歯が進んで歯の頭がなくなりました。（治療回数 1～2 回）
　　　で早く抜きましょう。

P1～3 ： 歯石がついていると歯槽膿漏が進みます。腫れたり、痛んだりしますので、歯石を取ったり、適切な歯ブラシが必要です。（治療回数 1～6 回）

P4 ： 歯槽膿漏が進んで歯がグラグラになります。残すことは不可能です。
　　　（治療回数 1～2 回）

X（欠損）： 放置すると、歯並びが変化して噛み合わせがうまくいかなくなったり、歯と歯の間に隙間が出来たりします。早く歯を入れましょう。
　　　義歯の場合　（治療回数 6 回）
　　　ブリッジの場合（治療回数 3 回）

治療合計回数　　　回

＊歯の状態によって、ご説明した治療方法と変わることもあります。

リーフレット

◆ 麻酔をしました ◆

● 麻酔は量によりしびれている時間は異なりますが、約1～2時間効いています。その間唇や、頬、鼻がしびれていますからご注意ください。

● しびれている部位をさわっても感覚がないため、唇を噛んでしまうことがあります。麻酔がきれるまで、食事は避けてください。

＊次の来院時までに何か変わった
　ことがあれば　ご連絡ください。　　　お大事に　　　　○○歯科

▶ むし歯の進みぐあい「C1」

● 歯の一番外側の層（エナメル質）のごく浅いところまでのむし歯をC1と呼びます。

● ほとんど痛みはありません。

● この段階なら削ってつめるだけの簡単な治療ですみます。

　　　　　　　　　　　　　　　お大事に　　　　○○歯科

▶ むし歯の進みぐあい「C2」

● 初期のむし歯を放っておくとむし歯は外から二番目の層である象牙質に進みます。

● その段階のむし歯をC2と呼びます。

● 熱いものや冷たいものがしみたり、何の刺激もないのに一時的に痛んだりします。

● 治療は二回以上かかります。

　　　　　　　　　　　　　　　お大事に　　　　○○歯科

治療完了通知書

◆ 治療が終了しました ◆

- 食べた後はよく歯をみがいてください。

- むし歯は知らないうちにできてしまいます。
  歯の汚れ（歯垢）をそのまま放置しますと、歯みがきでは取れない歯石に変わってしまいます。

- 歯石は、むし歯や歯周病の原因になります。そしてむし歯や歯周病により、口臭がひどくなることがありますのでご注意ください。

- 当院では定期的な検診によって、それらの点をチェックしてまいります。

- 今後歯が痛んだりつめたものが取れたりしたときは、いつでもご連絡ください。
  また、定期検診は〇〇月頃をご予定ください。お電話でご予約の上ご来院ください。

お大事に
〇〇歯科

▶ 抜歯後の注意

- 今日は、入浴・飲酒・激しい運動は避けてください。

- 傷口を吸ったり、強いうがいはしないでください。

- 唾液に少量の血液が混じっていても心配はありません。出血が多い場合は、ガーゼなどを20分くらい強く噛んでいてください。

- お渡しした薬は指示通りお飲みください。

- もし異常があれば遠慮なくお電話ください。

お大事に
〇〇歯科

お母さん歯科教室のご案内

◯◯◯こども歯科クラブのご案内

当院ではこの度、お子さんとお母様の歯の健康のために、

「◯◯◯こども歯科クラブ」

をつくりました。

入会資格：0〜7才までのお子さんとそのお母様

クラブ会員になっていただくと、

① 年一回の母親教室への参加
家族の歯の健康のためお母様にぜひ知っておいてもらいたいことや、歯の病気についての知識を勉強してもらいます。（約1時間半）

② 年一回のお母様の歯科検診
お子さんの歯の健康のためには、まずお母様の健康から。お母様の歯の検診を行います。

③ 6ヶ月に一回のお子様の歯科検診
早期発見早期治療、小さい頃の検診の習慣は将来に大きく役立ちます。

④ その他、歯についての情報を随時お届けします。

注）検診後、治療が必要な場合は別途治療費を申し受けます。

------キリトリセン------

「◯◯◯こども歯科クラブ」お申込書

お母様のお名前		S・H　年　月　日生		
お子様のお名前		H　年　月　日生	幼・保	
		H　年　月　日生	幼・保	
		H　年　月　日生	幼・保	
ご住所	〒　　　　　　　　　Tel　（　　　）			
ご職業	お勤め・パート・主婦			

4.3.3　自費切り換え促進のための施策

①の施策によって来院患者の愛顧化を図るとともに、自費切り換えを促進するための施策も打ち出し、自費率向上による収益性の改善にも取り組むこととしました。

具体的には次のようなものがあげられます。

> **POINT** ●**自由診療に関する説明ツールの整備**
> ①治療の流れの説明ツール
> ②保険診療と自由診療の違いの説明ツール
> ③自費治療の説明ツール
> ④治療価格表
> ⑤自由診療見積書
> ⑥保証書

この診療所ではスタッフが新人に入れ替わったこともあり、スタッフへのカウンセリング業務の移管が難しい状況にあり、

> ▶自費カウンセリング業務は当面、従来の治療の流れで歯科医師が担当する
> ▶カウンセリングを効率的に行うために「治療の流れの説明」と「自費治療の説明」を活用し、治療の流れと治療内容を分かりやすく説明できるようにした（次頁、次々頁）

また、自費治療費の見積書の作成をスタッフに分担させることにし、

> ▶自費カウンセリング業務の流れに沿った自費治療見積書の作成方法を標準化することにより自費見積りが効率的に行えるようにする

ということにしました（「自由診療見積書利用フロー図」）。

治療の流れの説明

神経まで達している場合の治療 ①【C3】

――Pul（歯髄炎）の場合――

- ● 麻酔をする
  削るときしみる恐れがある場合は、麻酔をします。

- ● 削る
  むし歯になっている部分を削ります。

- ● 神経をとる
  悪くなっている神経（歯髄）をとります。

- ● 消毒をする
  神経をとりのぞいた後の歯の根の中（根管）を消毒します。［根管治療］

- ● 根管をうめる
  根管を無菌の状態にした上で、とった神経のかわりにかたいゴムの薬をつめます。

- ● 土台をつくる
  消毒した根管をうめ、その上にかぶせる冠（クラウン）を支える土台をつくります。

- ● 型をとる

- ● かぶせる
  型をもとにつくった冠（クラウン）をかぶせます。

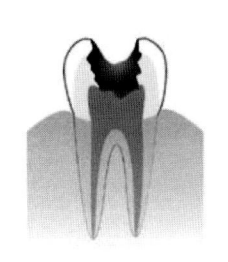

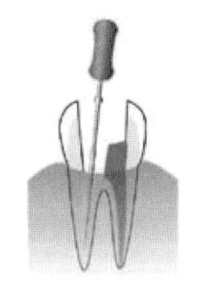

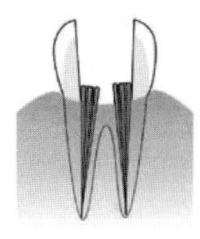

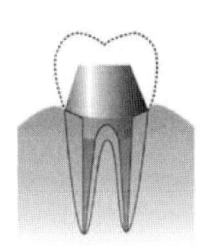

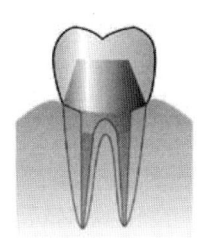

自費治療の説明

保険外診療では

*強度を保つのに必要な部分に各種金属を使用することによって、床を薄く丈夫につくることができ「発音」「触感」「熱感」等が良好となります。

*歯にバネをかける場合特殊な形態を与えることによって、食事の際の歯のゆすりを最小限に抑えることができ、健全な歯の負担を軽減することができます。

*より自然の歯に近い「色調」「形態」を持った人工歯を使用できますので、外見上の不自然さがほとんどなくなります。

① レジン床
　▶保険のものより床が強い
　▶バネがしっかりしている
　▶歯の色、形を選ぶことができる

② 金属床〈コバルトクロム床〉
　▶床の部分が金属でできているので薄くて丈夫である

③ チタン床
　▶コバルトクロムに比べ、かなり薄く軽く作ることができる

④ ゴールド20K
　▶金属アレルギーが起こらない
　▶耐食性に優れる

⑤ 特殊義歯〈コーヌスクローネ〉
　▶残っている歯に冠をかぶせ、その上に入れ歯を固定させる2重構造になっている
　▶バネ（とめ金）がないため見た目に義歯とわかりにくく、違和感が少ない
　▶支えている歯に不自然な力がかかりにくい

自由診療見積書利用フロー図

時期	内容＆留意点	ツール
説明日	・自由診療の説明を行う ： 歯科医師 or スタッフ 　＊保険診療と自由診療の違いを患者がイメージし易いように口腔説明ツールを用いて説明する ・見積書に記入する ： 歯科医師 or スタッフ ・説明日①⑥、整理番号②、患者名⑤、記入者名③④、合計金額⑪ を記入する **【自費治療決定の場合】**　　　　　　　　　　**【保留の場合】** ・契約日⑦を記入する ： 歯科医師 or スタッフ ・入金予定日⑨を記入する ： 受付 　　　　　　　　　　　　　　　　　　　・見積書をコピーする ： 受付 　　　　　　　　　　　　　　　　　　　　↓ 　　　　　　　　　　　　　　　　　　　・コピー原紙を患者に手渡す ： 受付	● 自費移行ツール ● 口腔レポート ● 自由診療見積書
次回	・見積書コピーをファイルする ： 受付　　・見積書コピーは契約決定時までに自由診療カルテと共に保存する ： 受付 **【自費治療決定の場合】**　　　　　　　　　　**【未決定の場合】** ・契約日⑦を記入する ： 歯科医師 or スタッフ　・契約日⑦に×印を記入する ： 受付 　　　　　　　　　　　　　　　　　　　　　　　↓ ・入金予定日⑨を記入する ： 受付　　　　　　　・ファイルする ： 受付	● 自由診療見積書専用ファイル
入金日	・入金日⑩を記入する ： 受付	
セット日	・セット日⑧を記入する ： スタッフ	

(注) フロー図の番号①〜⑪は次頁「保険外診療のご案内」に記入する箇所の番号

保険外診療のご案内

保険外診療のご案内　①　平成　年　月　日

| No. ② | ⑤　　　　様 | 歯科医師： ③ | スタッフ： ④ |

種類	材質	単価	部位	本数	パターン1	パターン2	パターン3	備考
インレー 1級	金合金 40~50%	20,000	87654321|12345678 87654321|12345678					
	20K	30,000	87654321|12345678 87654321|12345678					
	白金加金	35,000	87654321|12345678 87654321|12345678					
インレー 2級	金合金 40~50%	30,000	87654321|12345678 87654321|12345678					
	20K	35,000	87654321|12345678 87654321|12345678					
	白金加金	45,000	87654321|12345678 87654321|12345678					
クラウン	金合金 ・小臼歯 ・大臼歯	30,000 40,000	87654321|12345678 87654321|12345678					
	18K ・小臼歯 ・大臼歯	55,000 65,000	87654321|12345678 87654321|12345678					
	白金加金 ・小臼歯 ・大臼歯	70,000 80,000	87654321|12345678 87654321|12345678					
メタルボンド	ノンプレシャス	75,000	87654321|12345678 87654321|12345678					
	セミプレシャス	80,000	87654321|12345678 87654321|12345678					
	プレシャス	90,000	87654321|12345678 87654321|12345678					
	カラーレス	+5,000						
総義歯	レジン床	100,000	87654321|12345678 87654321|12345678					
	金属床	200,000	87654321|12345678 87654321|12345678					
	金床	500,000	87654321|12345678 87654321|12345678					
局部義歯	レジン床 ・片側 ・両側 ・10歯以上	60,000 80,000 100,000	87654321|12345678 87654321|12345678					
	金属床 ・片側 ・両側 ・10歯以上	100,000 150,000 200,000	87654321|12345678 87654321|12345678					
	金床	300,000 ~ 500,000	87654321|12345678 87654321|12345678					
クラスプ	18K	1歯あたり 25,000	87654321|12345678 87654321|12345678					
	白金加金	1歯あたり 30,000	87654321|12345678 87654321|12345678					
バイオブレンド		1顎 20,000						

ご説明日	ご契約日	セット日	ご入金予定日	ご入金日	合計			
⑥	⑦	⑧	⑨	⑩	⑪			

＊治療費は、型どりまでに、一括にてお支払いください。ローンのお取扱いもしておりますのでご相談ください。
　歯の状態によって治療方法、費用等が変わることもあります。
＊単価は各診療所で設定してください。

第4章 自費率向上成功事例集

3 自費率向上の経営手法と改善事例

あ と が き

●マーケティング志向の経営の実践

　中央社会保険医療協議会が2年ごとに行う医療経済実態調査（平成25年6月）によると、全国の歯科診療所の8割強を占める個人立歯科診療所の1ヶ月当たり医業収入は3,518,000円で、前回の同報告と比べ0.8％増、医業費用との収支差額は0.1％増、医療法人でも医業収入は0.6％増、収支差額は0.9％増となっています。

　一方、自費診療収入は、個人では1ヶ月当たり約498,000円から約484,000円へ、2.8％減となっており、医療法人でも約1,338,000円から約1,299,000円へ、2.9％減と、減少傾向の結果になっており、歯科診療所経営全般の伸び悩み傾向が語られがちです。

　歯科の領域は首都圏では既に20年以上も前からサバイバルの時代に入っており、一方で少子高齢化やグローバル化といった経済社会の構造変化の中で、毎年大学歯学部の入試が行われています。

　文部科学省が調べたところによると、全国17の私立歯科大学や歯学部のうち、平成23年では約6割が定員割れになり、平成25年においても5校が定員割れになったことがわかりました（平成25年5月17日文部科学省教育課調べ）。

　歯科診療所を取り巻く経営環境も、診療所数の増加に伴う競争の激化に加えて、景気の悪化による受診抑制等によりますます厳しい状況になってきています。

　「よい治療さえしていれば患者さんはくる」という時代は、遠い昔の話になってきました。

　このような時代において、とりわけ重要なことは、患者を待つという姿勢でなく、積極的に患者を獲得する方法を考え、自院の患者に働きかけていくということです。すなわち、「マーケティング志向の経営を実践する」ということです。

●サービスを受けて頂いて、初めてその価値が評価される

　ところで、マーケティングとは、どのような活動をいうのでしょうか。

　さまざまな定義の仕方がありますが、簡単に申しますと、「顧客のニーズ（必要性）やウォンツ（欲求）を満たすことを意図する一連の活動」と定義できます。

　その一連の活動の中でも、特に歯科診療所経営における要諦として、次の

2つのことが挙げられます。

> ▶「患者満足度の追求」……良い医療サービスの提供
> ▶「患者がくる仕組みづくり」……トライアルユースの促進リピート率の向上

「患者満足度の追求」という視点は、今日のように競争が激化している経営環境下では、決定的に重要な要素になります。ただし、それは、「良い治療をする」ということだけを指しているのではありません。

電話応対、受付から始まって、診断、治療、そして会計を終えて帰るまで

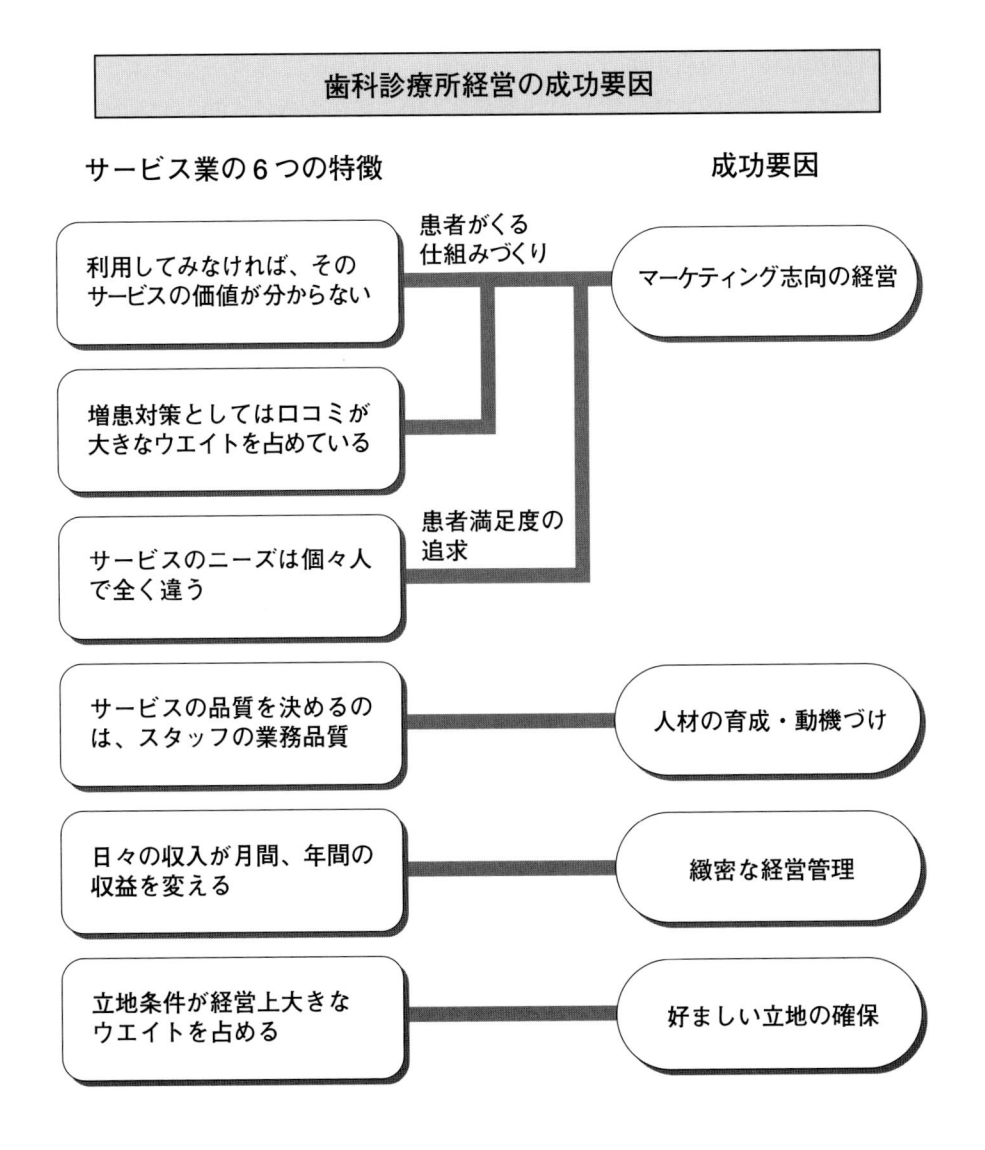

歯科診療所経営の成功要因

サービス業の6つの特徴 / **成功要因**

サービス業の6つの特徴		成功要因
利用してみなければ、そのサービスの価値が分からない	患者がくる仕組みづくり	マーケティング志向の経営
増患対策としては口コミが大きなウエイトを占めている		
サービスのニーズは個々人で全く違う	患者満足度の追求	
サービスの品質を決めるのは、スタッフの業務品質		人材の育成・動機づけ
日々の収入が月間、年間の収益を変える		緻密な経営管理
立地条件が経営上大きなウエイトを占める		好ましい立地の確保

いかに快適にスムーズに診療を受けられるか、また、治療の説明や啓蒙といった情報提供を含めてどれだけの付加サービスが得られるか、という歯科診療全般のサービスを求めるようになってきているのです。

したがって、自院が提供している医療サービスに患者が満足しているかどうか常に関心を持ち、不満足な点があれば即刻改善し、「患者満足度を高めていく」ことが最重要になってきています。

次に、「患者が来る仕組みづくり」という視点は、患者が自院を選択し来院してくれるように積極的に患者及びキーマンに働きかけていくということです。

これは、歯科診療所をサービス業として、あるいは事業として位置付けた時に初めて出てくる視点です。

歯科診療所を「歯科治療サービスを提供して対価を得るサービス業」と位置付けた時、サービス業の第一の特徴は、〈サービスを受けて頂いて初めてそのサービスの価値が評価される〉ということになります。

したがって、どんなに優れた治療技術・サービスがあっても患者が来院してくれなければ、その良さを知らせることはできません。

そこで、まずは、トライアルユース（試用）で、多くの方々に来院して頂くように、考えうるあらゆる施策を検討しておく必要があります。

●医療計画は診療所経営にどのような影響を及ぼすのか

近年、医療環境も大きく変化してきています。特に、昭和60年に始まった第一次医療法改正に医療計画制度が導入されて以来、初めての全面的な見直しにより平成19年に第五次医療法改正が施行され、平成20年、医療計画 ─ 医療連携ネットワーク ─ が全国一斉に始まりました。

この医療計画では、具体的な医療機関等の名称をはじめ、医療提供施設の医療機能を地域住民や患者に公表することになります。しかもこれは、各都道府県が各医療機関等がもつ機能情報を集約した「医療機能情報提供制度」とリンクしている情報です。

そして医療機関が都道府県に届け出た自院の情報、具体的には職種別のスタッフの数や診療内容、手術件数、専門医数などの項目について、インターネットを通して地域住民や患者にホームページで公表しています。

それでは、医療計画が診療所経営にどのような影響を及ぼすのかというと、まず、患者の受診行動の変化が考えられます。計画に施設名が載り、都道府県からのお墨付きを得たところに患者が集中する可能性があります。制度が

始まって既に8年が経過していますが、年月の経過とともに医療計画が地域住民に浸透していけば、さらに影響が出てもおかしくありません。

この医療連携ネットワークには、歯科診療所も参加して歯科の往診ネットワーク診療を提供していく体制づくりも必須と考えます。

さらに、診療所経営を安定させていくためには、一度来院して頂いた患者に継続して来院して頂くこと、すなわちリピート率（継続使用）向上が重要になります。

そのため、治療途中で転院しないように患者の満足度を高めるとともに、治療が終わった患者に対しても、歯の健康教室に参加して頂くなど、できるだけコミュニケーションができる関係を築いておくことが大切になります。

● 「患者が次々と来院する理想的な状態」とは？

ところで、先生が描いておられる診療所経営の理想的な状態とはどのようなものでしょうか。おそらく「自院が、地域住民に高い評価を得て、診療圏の中で、よい評判が生まれ、その評判が評判を呼んで、特に集患活動を行わなくとも自然と患者が次々と来院してくれる」そんな状態ではないでしょうか。

しかし、良い評判とは、あくまでも患者が作り出してくれるものです。自院は良い治療サービスを提供していると、いくら胸を張っていても、それを患者自身が感じてくれ、周りに伝えてくれなければ、良い評判は生まれてきません。

その前段階として必要なことは、自院の存在を地域住民に広く認知してもらい、実際に来院してもらうことです。患者に来院してもらえなければ、自院の治療サービスの内容も理解してもらえないからです。

それでは、患者が次々と来院するような理想的な状態にするには、どのような仕組みを作っていけば良いのでしょうか。

仕組みを考える上でのポイントは、患者の来院を促進していくために、「誰に働きかけていかなければならないか、そしてこれらの人々に対してどのような働きかけをするかを明らかにする」ということです。

ここで真っ先に働きかける対象としては、「診療所」が直接働きかけることのできる「患者本人（自院の来院患者）」ということになります。

次に、「地域の潜在患者」があります。

来院する患者のほとんどは、自分本人だけの判断ではなく、企業や学校などの紹介、あるいは知人・友人（愛顧患者）、地域の有力者からの評判を聞い

た上で来院することが多いので、働きかけるべき対象にぜひ加えて頂く必要があります。

　このように、歯科診療所のマーケティングは、与えるべき歯科医療の充実がその基礎にあってこそ考えられるものと思われます。そこで、歯科医療の学識的研鑽と並んで、いかにして多くの来院患者を迎えるかについて、工夫し、努力していかなければならないと考え、ここにノウハウ集として本書を発刊する運びとなりました。本書をご購読の先生方の中には、そのうちのいくつもの項目を既に実践済みか、あるいは不要の先生もおられることと思います。

　しかし、このノウハウの中の一つでも有効なものがございましたら、本書に十分見合う価値があるものと自負しております。

一般社団法人 全日本医療経営研究会
医業経営コンサルタント　渡邉滋巳

一般社団法人 全日本医療経営研究会

　「全日本医療経営研究会」は、医業経営コンサルタントや税理士、ファイナンシャル・プランナー等によって組織された非公益かつ非営利を目的とする社団法人で、『医療経営ニュース』(隔月刊)、『Dental Clinic』(隔月刊)、『メディカルニュース』(月2回)、『病院経営ニュース』(月2回)などの情報提供、医業経営セミナーの開催、医業経営相談などの活動を行っています。

　また、歯科医師会や医師会等での講演活動も積極的に行っており、現在、歯科開業医・開業医、病院長、勤務医など全国に3,000名を超える会員が加入しています（平成26年1月現在）。

　主な著書として、『診療所中期経営計画策定マニュアル』『歯科診療所のための開業マニュアル』『患者応対マニュアル事例集』『診療所スタッフのためのモチベーション向上パーフェクトブック』『診療所のための患者満足度診断マニュアル』『歯科診療所のための診療効率化改善マニュアル』『診療所人事戦略マニュアル』等があります。

　グループに、多くの歯科医師・医師、医業経営者が直面するリスク・マネジメントや資産形成、あるいは相続・医業承継対策をサポートするファイナンシャル・プランナーによるグループ「インターメディック株式会社」、及び健康・医療・介護・年金など日々の暮らしに密着した、ミドルシニア世代のための医療と暮らしの情報誌を発行している特定非営利活動法人『暮らしと絆』があります。

一般社団法人　全日本医療経営研究会
〒103-0012 東京都中央区日本橋堀留町1-5-7 YOUビル5F
TEL：03-3667-0294　FAX：03-3664-5778
http://www.zen-ikei.co.jp
Ⓒ全日本医療経営研究会　　本誌掲載記事の無断転載を禁じます

歯科診療所経営のマーケティングリサーチ戦略
『CD収録図表一覧』

■第1部　患者数増加の実践プログラム

2.1.1	診療実績管理表フォーマット／10 受診申込書事例／12 患者数実績管理表フォーマット／15
2.1.3	資料：患者数増加取り組み検討シートフォーマット／22
2.2.2	自院患者の地域別・性別・年齢別構成シートフォーマット／30 来院患者分布調査結果の問題点抽出シート／37 来院患者分布調査結果の問題点整理シート（事例）／38 「来院患者分布調査結果の問題点抽出シート」を活用して問題点を整理してください。／39
3.1.3	無断キャンセル患者リスト／49 予約連絡待ち患者リスト／53
3.1.4	無断キャンセルが発生しやすい治療段階での治療説明ツール事例／58
3.2.2	口腔内全体の状況を説明するツール事例／62 初診来院時から患者への治療説明の流れの事例／63 症状や治療の進め方をわかりやすく伝えるためのツール事例①／65 症状や治療の進め方をわかりやすく伝えるためのツール事例②／66 SAMPLE 歯周病の説明ツールの事例／68 SAMPLE 予防処置の患者説明ツールの事例①／70 SAMPLE 予防処置の患者説明ツールの事例②／71
3.3.2	SAMPLE　リコールマニュアル事例／76 SAMPLE　リコール受付時の説明ツール事例／80 リコール確認電話トーク事例／82 リコール管理表フォーマット／85 リコール説明トークマニュアル事例／92 ロールプレイングチェックシート／93

3.3.4	院内アンケートフォーマット事例／104 治療期間の目安を伝えるツール事例／114
3.4.2	紹介者リスト事例／120 礼状事例／122 紹介業務マニュアル事例／124
3.4.3	SAMPLE　診療所案内事例／126 SAMPLE　診療方針・院内掲示事例／128
3.4.4	染め出し錠剤付き　むし歯チェックリスト／130
3.4.5	事業所歯科検診アプローチツール事例／134
4.1	患者数増加検討シート　フォーマット／141
5.1.1	無断キャンセル患者への啓蒙トークマニュアル事例／147 無断キャンセル電話管理表フォーマット／150
5.4.1	応対マニュアル例／161

■第2部　患者満足度の診断・向上・改善戦略

5.1.3	（事例7）〈予約診療PRの一例〉／210 （事例8）キャンセル、中断を防ぐためのツール／211
5.2.2	（事例9）受付対応チェックシート／216
5.3.2	（事例10）口腔レポート／225
5.4.2	（事例12）院内環境整備チェックシート／232 （事例14）スタッフ業務チェックシート／234
7.1.1	無断キャンセル・中断患者管理リスト／245
7.2	診療実績管理表／248
実践フォーマット集／249	

■第3部　自費率向上の経営手法と改善事例

1.2.2	自由診療スイッチング・ツール 事例①：受診申込書／279
	自由診療スイッチング・ツール 事例②：治療システムのご案内／280
	自由診療スイッチング・ツール 事例③：初診の方へのご案内／281
	自由診療スイッチング・ツール 事例④：口腔レポート／282
	自由診療スイッチング・ツール 事例⑤：治療方法のパターンカード／283
	自由診療スイッチング・ツール 事例⑥：保険・自費別治療方法の説明／284
	自由診療スイッチング・ツール 事例⑦：治療計画書／285
	自由診療スイッチング・ツール 事例⑧：自由診療見積り書／286
	自由診療スイッチング・ツール 事例⑨：治療承諾書／287
	自由診療スイッチング・ツール 事例⑩：自費支払い説明書／288
	自由診療スイッチング・ツール 事例⑪：入金管理表／289
	自由診療スイッチング・ツール 事例⑫：自費支払い計画書／290
	自由診療スイッチング・ツール 事例⑬：自由診療移行管理表／291
	自由診療スイッチング・ツール 事例⑭：自由診療保証書／292
	自由診療スイッチング・ツール 事例⑮：リコール予定表／293
	自由診療スイッチング・ツール 事例⑯：リコール管理表／294
	自由診療スイッチング・ツール 事例⑰：リコールカード／295
	自由診療スイッチング・ツール 事例⑱：プラークコントロール・シート／296

1.2.3	治療計画書／303
1.2.4	表4　ご入金方法について／308 表5　支払い確認書／308 表6　自由診療入金管理表／309
1.2.5	保証書の事例／312 リコール管理表／315
1.2.6	表7　月度診療実績管理表／318 表8　「診療実績管理表」フォーマット／320
1.3.2	図5　アポイント・ブックの事例／327
1.3.3	表10　業務マニュアル・フォーマット／336
2.1.3	表11　マニュアル・テーマ抽出シート／348 マニュアル・フォーマット／349
3.1.1	表12　治療技術向上対策検討シート／377
3.3.2	表15　中断患者管理表／394
3.3.3	表17　中断患者発生の推移管理グラフ／400
3.4.2	紹介者リストの事例／412
4.1.2	「治療計画書」／422 治療経過報告―「本日の治療／次回の治療」／423
4.2.2	口腔レポート／431
4.3.2	口腔レポート／442 リーフレット／443 治療完了通知書／444 お母さん歯科教室のご案内／445

《最新版》
歯科診療所経営のマーケティングリサーチ戦略
2014年8月6日　　　　　　　　　　　　　　　　　　　　初版発行

監修／一般社団法人　全日本医療経営研究会
著者／渡邉　滋巳
発行・発売　　創英社／三省堂書店
〒101-0051　東京都千代田区神田神保町1-1
Tel：03-3291-2295　Fax：03-3292-7687
印刷／製本　　三省堂印刷株式会社

©Shigemi Watanabe, 2014　　　　　　　　　　　Printed in Japan
ISBN978-4-88142-851-1
落丁、乱丁本はお取替えいたします。